고통의 비밀

The Painful Truth

—— 통증에 관한 오해와 진실 ——

고통의 비밀

몬티 라이먼 지음 · 박선영 옮김

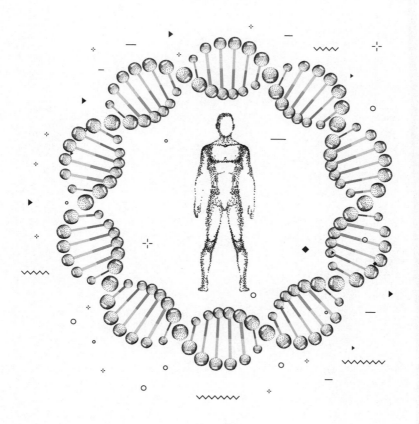

상상스퀘어

나의 아내 한나에게 이 책을 바칩니다.

통증은 인간이 경험하는 보편적인 경험이자 지극히 개인적인 경험이다. 그런 의미에서 통증에 관한 진실을 전하는 좋은 방법 중 하나는 실제 사례를 이용하는 것이 될 것이다. 이 책의 자료를 수집하는 과정에서 인터뷰한 사람들의 이야기는 모두 당사자의 허락을 받았으며 책을 구상하기 전에 알게 된 사람들의 이야기는 이름과 장소명을 변경하여 비밀 유지 의무를 준수했다. 모든 의사는 자신이 돌보는 환자에 대해 비밀 엄수의 의무를 지닌다. 고대 그리스 시대부터 내려온 의사들을 위한 도덕적 지침인 히포크라테스 선서에는 "치료과정 혹은 치료 외적인 상황에서 보고 들은 것은 어떤 일이 있어도 외부로 누설하지 아니하고 비밀을 지키겠노라"[1]라고 명시되어 있다.

나는 특정 분야의 통증 전문가가 아니고 경제적 이득을 목적으로 특별한 치료법을 홍보할 의도도 전혀 없다. 이 책은 만성 통증으로 고통받는 사람들에게 도움이 되고자 통증 과학과 만성 통증 환자들을 인터뷰한 결과를 토대로 통증 치료법에 관한 내 의견을 정리한 것이다. 이 책이 통증의 본질을 이해하는 데 많은 사람에게 도움이 되기를 바라며 이 책에 담긴 내 생각과 의견은 의학적 조언으로 이해하지 않기를 당부한다.

　때로는 말이 칼보다 아플 수 있다. 나는 통증으로 고통받는 사람들에게 통증을 더 악화시킬 수 있는 언어나 공격적인 표현은 최대한 사용하지 않으려고 주의했다. 영어로 '진통제'를 의미하는 단어로는 '페인킬러painkiller'가 많이 사용되지만, 나는 그보다 순화된 표현인 '통증완화제pain reliever'라는 단어를 주로 사용했다(한글로는 '진통제'라는 표현이 자연스러우므로 '진통제'로 통일한다―옮긴이주). 또한 오랫동안 계속되는 통증을 표현하는 단어로는 '만성 통증chronic pain'과 '지속적 통증persistent pain'이 있는데, 둘 다 같은 의미이지만 상태를 더 잘 묘사하고 사람들도 더 쉽게 이해하는 말이 '지속'인 까닭에 이 말을 더 많이 사용하는 추세다. 영어의 '만성chronic'이라는 단어는 시간을 의미하는 그리스어인 'chronos'에서 왔다. 하지만 이 단어는 실생활에서 많이 쓰는 표현이 아니고, 사람마다 다른 의미로 이해할 소지가 있으며, '영구적'이라는 의미로 받아들일 위험이 있어서 나는 '만성'보다는 '지속'이라는 표현을 주로 썼다(한글로는 '만성 통증'이 자연스러워서 주로 '만성 통증'으로 번역한다―옮긴이주). 다만 의학용어로는 '만성 통증'이 더 널리 쓰인다는 점에 유의하기 바라며 어떤 표현을 쓰더라도 같은 의미이므로 두 가지 표현에 다 익숙해지는 것이 좋겠다.

통증은 우리 몸을 보호하기 위한 반응이다

"다행히 신체상에는 아무 문제가 없습니다……."

우리는 통증에 대해 잘못 알고 있다. 상당히 도전적인 말이지만 대체로 사실이다. 여기서 말하는 '우리'란 우리 사회, 즉 의료계 안팎에 있는 사람 대부분을 말한다. 우리는 통증의 본질을 오해하고 있고, 그 오해로 수많은 사람의 삶이 망가지고 있다.

나는 대학을 갓 졸업한 수련의 시절, 그 오해가 어떤 결과를 초래하는지 목격할 기회가 많았다.

밤 9시, 급성기 내과 병동에서 정신없이 보낸 주간 근무가 끝날 무렵이었다. 해가 저문 지 한참 지나 병동 안이 인공조명으로 노랗게 물들어 있었다. 급성기 내과 병동은 잊기 힘든 곳이다. 각종 의료 장비에서 나는 소음과 사람들의 신음이 뒤섞인, 블랙 프라이데이의 할인 매장같이 정신없는 곳이었다. 나 같은 햇병아리 수련의는 온종일 응급실에서 새로운 환자들을 만났다. 환자들은 급성기 내과 병동으로 옮겨져 추가 검사를 받고 컨설턴트로 불리는 전문의의 최종 판단에 따라 입원 여부가 결정되었다. 그날도 나는 한 손에 서류 뭉치를 들고 환자에 관한 메모를 휘갈기며 전문의를 열심히 쫓아다녔다. 그 전문

의는 훌륭한 의사였지만 성격이 약간 급해서 내가 '신장 기능 모니터
링', '방광 검사', '가족 상담 준비' 같은 처치 계획을 쓰고 있으면 리스
트에 있는 다음 환자를 찾아 늘 어디론가 사라지곤 했다.

그날도 나는 환자 기록지를 쓰다 말고, 분주하게 움직이는 간호사
와 의료 카트를 피해 전문의를 찾으러 허둥지둥 달려갔다. 커튼과 링
거 폴대들 사이로 옆 구역을 살펴보니, 그는 다음 환자인 폴의 침대에
서 벌써 커튼을 치고 있었다.

폴은 40대 후반의 IT 컨설턴트였다. 베개를 허리에 받치고 잔뜩 찡
그린 얼굴로 병원 침대에 누워 있었다. 그의 벗어진 이마에서 땀방울
이 배어 나와 이따금 이마의 주름을 타고 흘러내렸다. 폴은 지난 몇
년 동안 요통을 호소한 환자였다. 회사 사무실의 불편한 의자 때문에
얻은 병이라고 했다. 처음에는 오른쪽 등허리 아랫부분에서 잠깐씩
느껴지던 찌릿한 통증이 지난 한 해 동안 자주 더 강하게 찾아왔다.
통증 때문에 바깥 활동에도 점차 제약을 받았다. 먼저 골프를 접었
고 친구들과 술집에서 어울려 노는 일을 그만두었으며, 이제는 회사
에 장기 병가를 신청하고 거의 집에서만 지냈다. 개인적으로도 불행
한 일들이 겹쳐서 몇 달 전 아버지가 돌아가셨고 한 주 전부터는 아내
와 헤어진 상태였다(그의 병과는 관련이 없어 보였다). 며칠 전부터 왼쪽
등과 오른쪽 다리까지 통증이 있었고 그날 아침은 너무 아파 침대에
서 일어날 수도 없었다. 동네 병원의 일반의는 갈 때마다 다른 사람으
로 바뀌어 자신의 상황을 제대로 이해하지 못하는 것 같았다. 그래서
이번에는 아들에게 부탁해서 바로 종합병원으로 왔다고 했다. 응급실
의사는 그의 병력이 이상해 보였는지 더 적극적으로 상태를 살펴보기

위해 MRI 촬영을 지시했다. 흔하지는 않지만 요척수관 내의 신경이 눌려서 발생하는 '마미총증후군'이 아닌지 알아보기 위해서였다.

신경과 전문의의 판독 결과 MRI상에는 아무런 이상이 없었다. 전염성 원인이나 자가면역 원인이 있는 것은 아닌지 혈액 검사도 해보았지만 별다른 이상이 발견되지 않았다. 당직 전문의는 결과지를 휙 휙 넘겨보더니 폴에게 이렇게 설명했다. "보시다시피 검사 결과는 모두 정상이에요. 다행히 신체상에는 아무 문제가 없습니다……."

"그러니까 선생님 말씀은 제가 이렇게 아픈 게 그냥 제 기분 탓이라는 건가요?" 갑자기 통증을 느꼈는지 폴이 다시 움찔했고, 우리도 그 모습을 보며 무의식적으로 따라 움찔했다.

"아, 물론 그런 뜻은 아닙니다. 음…… 어쨌든 중요한 건 심각한 상황은 아니라는 겁니다! 센 진통제를 처방해드릴 테니 그걸 가져가보시죠. 앞으로는 일반의를 찾아가셔도 될 것 같습니다."

전문의는 폴의 침대를 나오며 환자 기록지에 다음과 같이 진단명을 쓰라고 지시했다.

1) 비특이성 요통
2) 심인성 통증

'비특이성 요통'이란, 말 그대로 특별한 신체적 요인이 발견되지 않는 모든 요통을 말한다. 실제로 요통 환자의 90퍼센트는 특별한 조직 손상이 발견되지 않는다.[1,2] '심인성'이라는 단어도 문제가 있다. 통증이 주로 심리적, 감정적 이유에 기인한다는 의미이므로 환자들에게는 당연히 자신의 통증이 '가짜'라는 말로 들린다. 폴은 심각한 척추 손상이 없다는 것을 알고 집으로 돌아갔다. 그나마 다행이라면 다행이었다. 하지만 왜, 무엇 때문에 그런 통증을 느끼는지는 끝내 알지 못했다. 의료 기술로 발견되지 않는(그래서 끔찍하지만 어쩌면 치료될 수 없는) 손상이 있거나 머리에 문제가 있거나 둘 중 하나일 수밖에 없었다. 폴은 제대로 된 진단명을 듣지 못하고 자신이 느끼는 고통이 진짜라는 확인도 받지 못한 채 병원을 나서야 했다. 이런 일은 전 세계 많은 곳에서 하루에도 수없이 일어난다.

문제는 여기에 있다. 두 진단은 모두 근본적으로 잘못되었다. 우리 사회는 지금까지 통증은 우리 몸이 손상된 정도를 알려주는 기준이라는 잘못된 논리에 사로잡혀 살았다. 이런 논리에 따라 우리는 신체에 이상이 없으면 정신적인 문제라고 판단한다. 의료계에 종사하거나 종사하지 않는 사람 대부분이 암묵적으로나 명시적으로 몸과 마음은 완전히 독립된 실체라는 이원론에 갇혀 있다. 이 생각은 현대 통증 과학을 통해 잘못된 사실로 밝혀졌을 뿐 아니라 전 세계에서 다섯 명 중한 명꼴로 만성 통증을 안고 살아가는 수많은 이들에게 부적절하고 모욕적인 것이 됨은 물론 우리의 삶도 파괴한다.

이 책은 증거 기반 연구를 토대로 통증에 대한 새로운 시각을 제공하고자 한다. 이 책에 소개한 다양한 사례와 연구 결과는 독자들이 통증의 본질을 이해하는 데 많은 도움이 될 것이다. 통증은 몸에 상처가 났다는 것을 알려주는 현상이 아니라 몸을 보호하라는 신체의 반응이다. 불쾌한 감정을 일으켜 몸을 보호하게 하는 현상이다. 우리는 그 통증을 통해 위험이 될 만한 상황에서 벗어나고, 신체를 보호할 방법을 찾게 되며, 특정 행동이나 행위를 피하게 된다. 통증은 손상의 척도가 아니다. 이런 구분이 무슨 차이가 있는지 모르겠다고 의아해하는 사람도 있겠지만 실제로 아주 큰 차이가 있다. 통증이 머릿속에서 만들어질 수 있지만 '가짜'가 아닌 이유를 이해할 수 있고, 플라세보 효과와 환상통(사고나 수술로 몸 일부를 절단하고도 그 부위에 고통을 느끼는 증상—옮긴이주)에 이르는 통증의 까다로운 성질을 이해할 수 있으며, 왜 많은 사람이 손상된 신체 부위가 완전히 치유된 후에도 통증을 계속 느끼는지, 왜 모든 통증이 진짜인지, 몸에 상처가 없어도 왜 통증이 있을 수 있는지를 이해할 수 있다. 무엇보다도 설명할 수 없는 이유로 오랫동안 통증을 안고 살아가는 사람들에게 왜 그런 통증을 느끼는지에 대한 답을 제시하고 회복에 대한 현실적인 희망을 줄 수 있다.

나는 의료계 종사자 대부분이 그렇듯 통증은 단지 질환의 증상이라고 생각했다. 주목해야 하는 것은 질환 자체이지 증상으로 나타나는 통증은 아니라고 생각했다. 얼마나 어리석은 생각이었는지. 또한 나는 의사들이 조직 손상과 통증의 관련성이 적을 때가 많다는 사실을 받아들이기 힘들어한다는 것도 알았다. 우리는 환자들을 진찰할때 진단 결과가 어떤 카테고리 안에 맞아떨어지는 것을 좋아한다. 원칙적으로 그 카테고리에는 환자의 감정이나 생활적인 면이 고려되지 않는다. 우리는 측정할 수 있고, 눈으로 볼 수 있고, 치료할 수 있는 것들을 좋아한다. 하지만 통증은 매우 복잡하다. 어떤 의미에서는 놀랍도록 인간적이다.

통증에 대한 무지는 우리 삶과 공동체에 엄청난 영향을 미친다. 이제는 진실을 널리 알릴 필요가 있다. 만성 통증에 시달리는 인구가 유행처럼 늘고 심신 장애의 주요 원인으로 지목되고 있지만[3] 우리 사회는 이에 대한 대처가 매우 부족한 실정이다. 통증에 대한 잘못된 시각은 비단 통증을 안고 살아가는 이들에게만 문제 되는 것이 아니다. 전통적으로 여성과 소수 민족, 정신 질환자, 어린아이 들은 통증 호소에 있어 '신뢰할 수 없는' 그룹으로 여겨져, 그들에 대해 통증을 덜어주는 치료가 제대로 이루어지지 않았다. 과학적인 검사로 나타나지 않는 통증을 호소하거나 그 통증이 눈에 보이지 않고 '측정할 수 있는' 원인이 아니면, 의사들은 그들이 겪는 고통이 과장되거나 진짜가 아니라고 판단해왔다. 이제는 변화가 필요하다.

이 책은 통증으로 고통받는 많은 이들과 그들을 돌보는 사람들, 혹은 통증이라는 흥미로운 현상에 대해 더 자세히 알고 싶은 사람들을 위해 쓰였다. 또한 이 책은 어떤 배경을 가진 독자라도 쉽게 이해할 수 있게 쓰였다. 통증의 본질에 관해 더 자세히 알고 싶은 사람은 책 뒤에 수록된 용어 사전과 참고 문헌을 살펴보기 바란다. 이 책을 통해 나는 우리가 통증에 굴복할 필요가 없으며, 통증과 싸우면서 인생을 낭비할 필요가 없다는 것을 보여주고 싶다. 우리에게는 다른 대안이 있다. 그러나 이 책은 자가 치유를 돕기 위한 것은 아니다. 마지막 장에 다양한 증거 기반 치료법의 목록을 실어두기는 했지만, 독자들이 이 책을 통해 통증을 일으키는 근본 원리를 이해하기 바란다. 그 이해를 토대로 자신에게 도움이 될 만한 방법을 적극적으로 찾아보기 바란다.

통증에 관한 주제는 논쟁이 끊이지 않는다. 통증은 본질상 감정에 관한 것이므로 모든 사람은 자신만의 확고한 의견을 가지고 통증이라는 주제에 접근한다. 하지만 인간은 쉽게 편견에 좌우되는 존재다. 편견 중에서도 가장 강력한 편견은 아마 개인의 경험이 될 것이다. 개인의 경험은 다른 사람에게 똑같이 나타날 수 없고 따라서 일반화할 수도 없다. 나에게는 오랜 고질병인 과민대장증후군이 있었는데, 최면 치료를 받고 꽤 효과를 보았다. 최면 치료는 내가 의대에 다니는 동안 한 번도 들어본 적이 없었고 예전에는 나조차 비웃었던 분야다. 하지만 고통에서 벗어난 내 경험은 기적에 가까웠다. 최면 요법이 특정 형태의 통증에 효과가 있다는 사실은 과학적으로도 입증된 바가 있지만 모든 통증에 기적적인 효과를 발휘하지는 않으므로 최면 요법의 효과를 적극적으로 알리고 싶은 유혹은 참아야 했다. 통증은 복잡하고 가변적이며 측정하기 매우 어렵다. 우리에게는 최면 요법에 관한 수많은 데이터가 있지만 이는 다양한 방법과 상충하는 결과 들을 토대로 나온 것이다. 과학자와 의사 간에 그 증거들의 해석을 두고 논란이 끊이지 않는 것은 어떻게 보면 당연한 일이다. 이해관계의 문제도 있다. 대형 제약회사든 소형 병원이든, 그들이 경제적 이득을 취하는 방식은 통증을 일으키는 원인과 치료 방법에 대한 특정한 해석과 합의를 토대로 한다. 경제적 이해관계로 대립하는 것이 잘못되었다는 말은 아니지만, 한쪽의 주장을 이해할 때 주의가 필요하다는 것은 부정할 수 없다.

현대 통증 과학은 모순되는 증거들과 상충하는 이해관계에도 불구하고 지난 수십 년간 비약적으로 발전하여 통증이 우리 몸을 보호하기 위한 반응이라는 부인할 수 없는 진실을 발견하였고, 이 진실은 통증과 관련된 혁명의 토대를 이루고 있다. 이런 사실을 올바로 이해한

고통의 비밀

다면 궁극적으로 통증 완화에도 도움이 될 것이다. 나는 이 책을 쓰는 동안 겸손하고 열린 자세로 건강한 과학적 회의론과 균형을 맞추고자 노력했다. 독자들도 그런 관점으로 이 책을 읽어주기를 바란다.

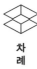

차
례

1장

통증의 본질은 무엇일까

내 몸을 지키는 방어 시스템

인생에서 두려워해야 하는 것은 없다. 오로지 이해해야 하는 것만 있을 뿐.
지금은 더 많이 이해해야 하는 때다. 그렇게 두려움을 없애야 한다.
_마리 퀴리

나는 크리켓을 좋아하지 않는다. 사람들에게는 재미가 없어서라고 말하지만 사실은 끔찍하게 소질이 없어서다. 나는 눈과 손의 협응력이 없고 집중력이 일관되지 못하다. 수련의 시절에 전문의 선배들에게 줄기차게 들은 말이다. 그래서 빠르게 날아오는 공에 맞지 않으려면(다른 말로 '런'을 기록하거나 상대 팀의 선수를 '아웃'시키려면) 기다란 나무토막으로 공을 쳐내거나 손으로 잡아야 하는 스포츠에서 능력을 발휘하기 힘들다. 크리켓은 이래 봬도 세계적으로 25억의 팬을 거느린, 두 번째로 인기가 많은 운동 종목이다. 크리켓을 사랑하는 독자들에게는 미안한 말이지만 그래도 좀 더 인내심을 가지고 내 이야기를 들어주길 바란다.

의대 저학년 이후로는 그럭저럭 크리켓을 잘 피해 다녔다. 하지만 평화로웠던 5년간의 삶은 내가 스물한 살 때 웨일스 서부 끝자락에 있는 어느 바닷가에서 끝이 났다. 동기들이 부활절 주말을 함께 보내자며 그곳에 작은 별장을 잡았다. 우리는 햇볕이 따뜻하게 내리쬐는 오후에 도착했다. 운동을 좋아하는 친구라면 한 게임 하지 않을 수 없는 날이었다. 바람이 들이치지 않는 작은 만으로 이루어진 약 100미터 길이의 해변이 크리켓 경기장으로 더할 나위 없이 완벽했다. 우리 팀이 먼저 수비를 맡았다. 우리 팀 중 한 명이 투수로 나가서 공격 팀의 타자에게 공을 던지고, 나머지 사람들은 해변에 흩어져 공격 팀 타

고통의 비밀

자가 점수를 많이 못 내게 하거나 더 좋게는 타자를 아웃시켜야 했다. 내 실력을 잘 알았던 우리 팀의 주장 톰은 내게 '좌후방 야수'를 맡겼다. 팀에 큰 문제가 안 될 만큼 아주 먼 거리에 있는 포지션이다. 내게는 최선의 선택지였다. 팀에 방해되거나 창피당할 위험을 최소화하면서 조용히 자연을 만끽할 수 있는 자리였으니까. 바닷물이 빠져나간 직후라 젖은 모래사장 위로 드러난 조약돌이 햇빛에 반짝거렸다. 해변 양옆에는 자생 식물로 뒤덮인 이암 절벽이 우뚝 솟아 있었다. 눈부시게 화창한 날씨와 대비를 이루는 아일랜드해 너머의 수평선은 회색 하늘에서 떨어지는 푸른 빗줄기로 경계를 알 수 없이 아득해 보였다. 모든 것이 정말 아름다웠다.

탁!

공이 배트에 맞는 소리에 몸을 돌렸다. 경기가 시작되었다는 뜻이다. 공을 맞힌 사람은 상대 팀의 첫 타자인 라일이었다. 크리켓에 관해서라면 나오는 정반대의 친구, 집념과 승부욕으로 똘똘 뭉친 남아프리카 출신의 전형적인 운동광이었다. 부모님을 따라 영국으로 건너온 라일은 영국 학생들을 제치고 크리켓 지역 대표 선수로 활동했고 잉글랜드 대표 팀을 준비하는 럭비부에서도 활동한 경험이 있었다. 그런 친구가 100킬로그램에 육박하는 거구의 몸을 이용해 성층권을 뚫을 기세로 공을 날렸다. 그런데 끔찍하게도 그 공은 포물선을 그리며 내가 서 있는 곳을 향해 날아왔다. 내 주위에는 아무도 없었다. 나는 도망가거나 공을 잡으려고 시도하거나 둘 중 하나를 선택할 수 있었다. 놀림거리가 되어서는 안 된다는 뇌의 최종 판단이 내려져 후자를 택하기로 했다. 공은 해안가로 돌진해왔다. 내 판단으로는 내가 서 있는 곳에서 왼쪽으로 10미터쯤 옆에 떨어질 것 같았다. 그쪽으로 있는 힘껏 달렸다. 공이 땅에 떨어지기 직전 몸을 날려 내 팔에 있는 얼마 안 되는 근육을 총동원해 손을 쭉 내밀었다. 그리고 눈을 질끈 감았다. 넘어진 충격으로 모래사장에 연기가 피어올랐다. 연기가 가라앉자 환호 소리가 터져 나왔다. 눈을 떠보니 내 손에 공이 쏙 들어와 있었다. 붉은색 크리켓 공이 그렇게 아름다워 보인 적이 없었다. 나는 벌떡 일어나 믿기지 않는다는 듯 기뻐하는 친구들을 향해 금덩어리를 발견한 광부처럼 손을 번쩍 치켜들었다. 내가 공을 잡다니. 라일을 아웃시키다니. 내가 골리앗을 쓰러뜨린 것이다. 갑자기 크리켓이 너무 좋았다.

영광의 순간은 20초쯤 이어지다 끝이 났다. 우쭐해진 나는 내 자리로 돌아가려고 조약돌이 박힌 모래사장을 성큼성큼 뛰어갔다. 가는 도중 오른발에 약간 찌릿한 통증이 느껴졌다. 다리가 살짝 움찔했지만 크게 아프지 않아서 그대로 가던 길을 갔다. 약간 뾰족한 돌을 밟았겠거니 생각했다. 경기는 계속되었고 내가 있는 해변 끝자락으로는 더 이상 별다른 일이 일어나지 않았다. 그로부터 10분쯤 지나 내 시야에 무언가 어른거리기 시작했다. 뱀처럼 생긴 것이 내 발 바로 뒤에서 내가 움직일 때마다 따라 움직였다. 깜짝 놀라 발을 휙 뺐다가 그냥 나일론 줄인 것을 보고 마음을 놓았다. 그런데 그 줄이 내 오른발에 딱 붙어 있는 것 같아서 좀 더 자세히 살펴보려고 바닥에 앉았다. 발바닥에 피 묻은 모래가 덕지덕지 붙어 있었다. 피의 출처를 알아내려고 모래를 살살 털어냈다. 자세히 보니 큼지막한, 그것도 심하게 녹슨 낚싯바늘이 내 발 아치 부분에 깊숙이 박혀 있었다. 상처 부위에서 계속 피가 배어 나왔다. 통증이 시작된 것은 그때였다. 상당히 불편한 정도의 날카로운 통증이 밀려들었다. 1에서 10으로 표현한다면 6 정도? 하지만 친구들이 달려와 걱정과 놀라움이 뒤섞인 눈으로 쳐다보자 4로 약해졌다. 영광의 상처라는 친구들의 감탄이 통증을 줄여주는 것 같았다. 그러나 시합에서 빠져나와서 어떤 물고기의 입에서 몇 주나 있었을지 모를 녹슨 낚싯바늘의 감염을 걱정하며 응급실에 가야 할지 내 손으로 바늘을 뺄지를 고민할 때는 통증이 8까지 올라갔다. 낚싯바늘을 뽑는 과정을 머릿속에 떠올리자 생각만 했을 뿐인데도 9까지 치솟았다.

그날 오후 낚싯바늘을 빼내려 애쓰는 동안 진실의 씨앗 하나가 머릿속에 심겼다. 흥미롭지만 골치 아픈 숙제를 안겨준 씨앗이다. 그 씨앗이란, 말하자면 통증은 정말 이상한 존재라는 것이다. 통증의 속성을 이해하기 힘들었다. 낚싯바늘이 내 발에 박혔을 때 나는 이미 상처를 입었다. 상처에는 아무런 변화가 없었지만 내가 느끼는 통증은 크게 오르락내리락했다. 통증은 발바닥에 박힌 낚싯바늘을 처음 발견했을 때를 기점으로 해서 구경꾼들 앞에서 잠시 줄어들었고 혼자가 되니 다시 심해진 후 낚싯바늘을 빼내는 모습을 떠올리자 훨씬 더 심해졌다. 내 머릿속에 심긴 작은 씨앗은 차츰 확고한 진실로 자랐다. 즉, 통증은 상처가 얼마나 심한지를 알려주는 직접적인 척도가 아니라는 것이다. 아픔을 느끼는 정도와 상처가 심한 정도는 똑같이 비례하지 않는다. 우리는 모두 이를 경험해본 적이 있다. 아픔을 느낀 기억이 없는데 다리에 멍이 나 있거나 종이에 살짝 베였을 뿐인데 참을 수 없이 쓰라렸던 경험은 누구에게나 있을 것이다. 특히 병원 응급실은 통증과 상처가 크게 상관관계가 없다는 것을 자주 목격할 수 있는 현장이다. 심지어 나는 한 개인 안에서도 통증과 상처가 일정한 관계로 설명되지 않는다는 것을 알았다. 한 젊은 남자가 길에서 싸우다가 배에 칼이 찔려 응급실에 실려 온 적이 있었다. 다행히 주요 혈관과 장기를 비켜 가서 아주 심각한 상황은 아니었다. 그 남자는 내게 칼에 찔린 상처 부위를 가리키며 "어때요, 선생님? 멋지죠?"라고 우쭐거렸다. 배에 칼을 맞았는데도 별로 아파하지 않았다. 하지만 담배를 피우러 밖으로 나가다가 의료 카트 바퀴에 발가락이 부딪히자 이야기가 달라졌다. 그는 칼에 찔린 커다란 상처는 놔두고 발가락을 부여잡으며 극심한 고통을 호소했다. 그 환자 덕분에 그날 나는 새로운 욕설 네 개를 단 몇 초 만에 습득했다.

내 발바닥에 닿은 낚싯바늘이 처음에 통증을 전혀 일으키지 않았다면, 발에 닿은 뾰족한 물체가 정반대의 반응을 일으킨 또 다른 사례도 있다. 1995년, 29세의 영국인 노동자가 공사 중인 건물의 비계를 내려오다가 땅에 거의 다다랐을 때쯤 바닥으로 뛰어내렸다. 그런데 그가 뛰어내린 곳에 널빤지가 놓여 있었고, 그 널빤지 위로 10센티미터 길이의 못이 튀어나와 있었다. 못은 그의 왼쪽 신발을 뚫고 들어갔다. 병원으로 실려 간 그는 극심한 통증을 호소했다. 의료진이 급히 달려들어 펜타닐과 진정제를 주사했다. 펜타닐은 우리 몸의 오피오이드 수용체에 작용하는 마약성 진통제인데, 짧은 시간 내에 강력한 진통 효과를 낸다. 우리 몸에서는 엔도르핀 같은 여러 천연 진통제가 분비된다. 하지만 양귀비의 효능이 발견된 후로 우리는 펜타닐이나 모르핀 같은 인공 진통제들을 잘 활용하고 있다. 가장 잘 알려진 인공 진통제는 모르핀이지만 펜타닐은 그 모르핀보다 약 100배 더 강력한

고통의 비밀

효능을 발휘한다. 어쨌든 이 이야기에서 중요한 사실은 의료진이 노동자의 신발을 잘라내고 보니 못이 발가락과 발가락 '사이'를 통과해서 그의 발에는 조금의 상처도 없었다는 것이다.[1] 조직 손상이 없어도 극심한 통증을 호소하는 이런 모습은 1990년대 초 한 실험실에서도 재현되었다.[2] 실험 참가자들은 과거 미용실에서 쓰던 헤어드라이어기처럼 생긴 인상적인 모양의 '전기자극장치'를 머리에 썼는데, 그 장치는 전기가 흐르는 큰 기계에 연결되어 있었다. 참가자들은 그 장치로 전류에 노출되면 두통이 유발될 수 있다는 말을 들었다. 하지만 그 말은 사실이 아니었다. 그들이 머리에 쓴 기계장치에는 전기가 통하지 않았다. 사실은 기계 전체가 다 가짜였다. 하지만 놀랍게도 참가자의 절반이 장치에 불이 '켜지면' 두통을 느낀다고 했고, 전기 강도를 더 세게 하면 두통이 더 심해진다고 보고했다.

통증을 느끼는 데 꼭 상처가 있어야 하는 것도 아니고 상처가 있다고 꼭 통증을 느끼는 것도 아니다. 이렇게 반복해서 말하는 이유는 대부분의 사람이 통증에 관한 거짓을 철저히 믿고 있기 때문이다. 많은 의학 전문가가 그렇고, 녹슨 낚싯바늘로 인생 진로가 바뀌기 전의 나도 그랬다.

통증이 조직 손상의
척도라는 말은 거짓이다

대부분의 사람은(그리고 많은 의료 종사자가 환자들을 대할 때) 통증이 조직 손상의 척도가 아니라는 사실을 안다 해도 실제로는 통증이 몸에서 만들어지고 뇌가 그것을 감지하는 것처럼 행동한다. 신경과학 연구에서 괜히 트집을 잡으려는 것이 아니다. 잘못된 생각을 버리고 통증의 속성을 제대로 알아야 불필요한 통증으로 고통받는 사람들을 도울 수 있다. 그래야 우리의 몸과 뇌가 어떻게 작동하는지, 궁극적으로 인간의 의미는 무엇인지 더 잘 이해할 수 있다. 무엇보다 만성 통증으로 고통받는, 전 세계 5분의 1에 해당하는 사람들을 도울 수 있다. 하지만 통증의 본질을 이야기하기에 앞서 통증에 관한 거짓이 어디서 시작되었는지를 먼저 알아볼 필요가 있다.

17세기 프랑스 과학자이자 철학자인 르네 데카르트는 종교와 수학, 자연 과학을 토대로 완전히 새로운 분야를 창조했을 뿐 아니라 통증에 대한 이해에도 혁명을 일으킨 인물이다. 17세기 초까지도 '인간의 사고와 감정이 어디서 시작하는가'라는 문제를 두고 과학자와 철학자, 신학자 들 사이에서 의견이 분분했다. 가장 오래된 가설은 심장이다. 감정 변화를 겪을 때 심장 박동이 눈에 띄게 달라진다는 것이 이유였다. 2세기 그리스 의사 갈렌은 해부학 실험에 뿌리를 둔 관점으로 인간의 사고와 감정이 뇌에서 나온다고 주장했다. 당시 윌리엄 셰익스피어가 〈베니스의 상인 *The Merchant of Venice*〉에서 "사랑이 어디에서 움트는지 말해다오. 심장인가? 아니면 뇌인가?"[3]라고 쓴 것을 보면 대중은 수 세기에 걸친 이 오랜 논쟁을 꽤 즐겼던 것 같다. 데카르트는 인간의 사고와 감정이 뇌와 신경계, 정확히 말하면 뇌의 솔방울샘에서 나온다고 믿었다. 솔방울샘은 현재 우리가 수면 패턴 조절에 영향을 미치는 내분비 기관으로 알고 있는 뇌 부위를 말한다. 당시로서는 엄청나게 진보적인 생각이었다. 특히 뇌와 신경을 기계에 비유해 반사 작용이라는 개념을 소개한 점이 놀라웠다. 1664년 그의 유작으로 출판된 《인간론*Treatise of Man*》은 왼발을 불 가까이에 대고 있는 소년의 그림을 통해 우리가 상처를 입고 고통을 느끼는 이유를 종을 울리는 것에 비유하고 있다.

통증이 일어나는 원리를 종이 울리는 것에 비유한 이 설명은 얼핏 보면 뭔가 말이 되는 것 같다. 간단히 말해 피부 조직이 손상되면 신경이 통증 신호를 뇌로 보내고 뇌가 그 신호를 받는 즉시 우리가 통증을 느낀다는 것이다. 피부 조직이 통증 신호를 보내면 뇌가 반응한다

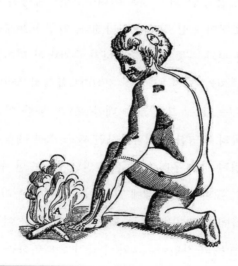

데카르트의 《인간론》에서 설명하는 '통증의 전달 경로'
예를 들어 불이 발 가까이 오면, 발에 닿은 불 미립자가 활성화되어 그 부위를 반응하게 하는 힘이 생긴다. 마치 줄을 당기면 반대편 끝에 달린 종이 울리는 것처럼 불 미립자는 그 부위의 섬세한 피부 섬유를 잡아당겨 그 즉시 피부 섬유 끝에 있는 모공을 연다.[4]

는 설명은 명시적이든 추정적이든 지난 4세기 동안 지배적인 이론으로 군림해왔다. 하지만 이는 완전히 잘못된 사실이며 통증에 관한 거짓이 탄생하게 된 뿌리라 할 수 있다. 만약 통증이 외부 세계와 작용하는 말초 신경에서 뇌로 오는 단순한 신호체계인 반사작용이라면, 우리는 조직이 손상되었을 때 '무조건' 통증을 느껴야 하고 조직이 '손상되었을 때만' 통증을 느껴야 한다. 그리고 통증은 손상된 정도에 정확히 비례해야 한다. 하지만 조금만 생각해보면 이는 사실이 아님을 알 수 있다. 낚싯바늘에 찔렸던 내 경험이 그랬고, 상처가 치유된 뒤에도 오랫동안 통증을 느끼거나 기분에 따라 통증을 느끼는 정도가 달라지는 것처럼, 데카르트의 주장이 사실이 아님을 증명하는 예는 무수히 많다.

하지만 전혀 말이 안 되는 것은 아니다. 급성 통증은 대부분 꽤 정확하게 피부 조직의 손상 정도를 나타낸다. 가령 노트북을 닫다가 손가락이 끼이는 것과 자동차 문을 닫다가 손가락이 끼이는 것을 비교하면 당연히 후자가 훨씬 더 아플 것이다! 확실히 상처가 통증으로 이어지는 경로는 있다. 그 경로는 데카르트의 통증 이론이 나온 지 250년 뒤, 영국의 저명한 신경과학자인 찰스 스콧 셰링턴에 의해 발견되었다. 셰링턴 경은 우리 몸의 신경 말단에 특수한 수용기가 있는 것을 알아냈다. 표피 바로 아래에 있는 이 수용기는 우리가 통증을 느끼는 유해 자극에 의해서만 활성화되는 듯했다. 그는 이 수용기를 '해를 끼치다'라는 뜻의 라틴어nocere와 수용기를 의미하는 단어receptor를 합쳐서 '통각수용기nociceptor'라고 이름 지었다.[5] 통각수용기는 유해 자극으로 생긴 상처와 위험을 감지하는데, 유해 자극은 크게 물리적 자극(낚싯바늘을 밟았을 때 느낌이 드는 자극)과 열 자극(불에 데었을 때 느낌이

드는 자극), 화학적 자극(쐐기풀에 닿았을 때 따끔따끔한 느낌이 드는 자극, 운동 중 생성된 젖산으로 인해 근육에 타는 듯한 느낌이 드는 자극)으로 나뉜다. 이런 자극들의 특정 요소가 통각수용기를 활성화해서 뇌에 신경 자극을 일으킨다. 한편 서로 다른 자극 간에 교차 반응도 일어날 수 있다. 예를 들면 TRPV1이라는 열 감지 수용기는 섭씨 43도 이상의 열 자극에 반응하지만 고추의 주성분인 캡사이신에 의해서도 활성화된다. 매운 고추를 먹을 때 열에 반응하는 수용기가 똑같이 활성화되기 때문에 뇌는 체온이 오른다고 판단해서 체온 조절을 위해 땀을 배출시킨다. 캡사이신 분자는 기름에 잘 녹고 물에서는 잘 녹지 않는 특징이 있다. 따라서 매운 음식을 먹고 물을 마시는 것은 좋은 방법이 아니다. 캡사이신 분자가 입속에 더 넓게 퍼져서 TRPV1 수용기가 더 활성화되기 때문이다. 요구르트나 우유같이 지방이 든 음료를 마시는 것이 좋고, 나는 개인적으로 망고와 요구르트를 갈아 넣어 만든 '망고 라씨'를 잘 이용한다. 캡사이신은 다람쥐 같은 포유동물이 훔쳐 먹지 못하게 하려고 새 모이에 첨가되기도 한다. 고추에 들어 있는 캡사이신 분자는 포유동물에게는 맵고 고통스러운 맛이지만 새들에게는 그렇지 않다. 포유동물은 음식을 씹어서 삼키므로 고추 씨앗의 생존력이 떨어지는 데 반해 새는 씨앗을 삼켜서 그대로 배출하므로 씨앗이 손상되지 않고 넓은 지역으로 멀리 퍼질 수 있다. 다시 말해 고추는 자연 선택의 원리에 따라 날개 달린 동물 친구들에게만 맛있게 느껴지도록 적응해왔다고 할 수 있다.[6]

통각수용기가 활성화되면 말초 감각 신경을 따라 척수 방향으로 전기화학적 자극을 전송한다. 여기서 신경은 신경세포체(신경 DNA와

세포 기관을 포함)와 가지 돌기(축삭 돌기 말단과 세포체로 이어지는 가지),
축삭 돌기(세포체에서 뻗어 나온 가지)로 이루어져 있다. 일단 통각수용
기를 통해 들어온 전기화학적 자극이 말초 신경을 따라 척추까지 이
어지는 여행을 끝내고 나면, 거기서 다시 척추에 있는 신경을 타고 뇌
로 이동한다. 하지만 결정적으로 뇌까지 이어지는 이 길은 고속도로
처럼 끊김 없이 쭉 뻗은 길이 아니다. 셰링턴 경은 여러 혁명적인 발
견을 많이 했지만, 그 가운데 신경 하나의 축삭 돌기가 다른 신경의
가지 돌기와 맞닿아 있는 것이 아니라 그 사이에 '시냅스'라는 아주 작
은 틈이 존재한다는 사실도 발견했다. 일단 전기자극이 척수에 있는
첫 번째 신경 끝에 도달해야만 신경전달물질이라는 화학물질이 분비
되고, 시냅스를 지나 다음 신경을 차례차례 활성화하여 마침내 뇌까
지 전달된다. 앞서 말한 데카르트의 소년에게 정확히 무슨 일이 벌어
지는지는 이제야 좀 더 자세히 알 수 있게 되었다. 소년의 발이 불길
에 닿을 때 하나의 신경이 줄을 잡아당겨 종을 울리는 식으로 뇌에 있
는 통증 중추를 활성화하는 것이 아니라 사실은 뇌에서 통증이 감지
되기 전에 다른 많은 신경이 서로 신호를 주고받는다. '통증 경로'가
있다고 말하는 것이 괜찮은 설명처럼 느껴질 수 있고, 그렇게 말하는
것이 논리적으로 보일 수도 있다. 실제로 내가 예전에 보았던 의학 전
공서에서도 그렇게 표현했다. 하지만 엄밀히 말해서 세포 조직에서
뇌로 이동하는 '통증 말단'이나 '통증 신호', '통증 경로' 같은 것은 없
다. 정확하게는 통각수용기와 통각 신호 그리고 그것들이 이동하는
각각의 경로가 있다. 신경과학에서 사용되는 정확한 용어는 이렇지
만, 나는 그것들의 실제 역할에 따라 '위험 수용기', '위험 신호'라고 부

　　　　　　　　　　　　　　　　　　　　　고통의 비밀

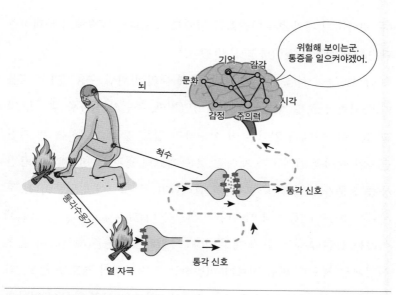

수정된 데카르트의 통증 전달 경로 모델

르겠다. 어쨌든 이런 신호들이 전달하는 정보는 세포 조직의 상처나 위험에 관한 것이다. 물론 통각(아픈 감각)을 일으키는 데 중요한 역할을 할 때가 많지만 필요조건이나 충분조건이 되는 것은 아니다. 통증은 세포 조직에서 만들어지는 것이 아니고 신경을 타고 '올라가는' 것도 아니다. 20세기 최고 통증 전문가로 알려진 영국의 신경과학자 패트릭 월과 당시 박사 과정의 학생이자 이제는 세계 최고의 통증 전문가로 불리는 스티븐 맥마흔은 과학자들과 의사들이 이런 용어들을 사용해 통증 과학을 단순화하려는 시도가 근본적으로 잘못되었다고 주장했다. 1986년 두 사람은 "통각수용기를 '통증 신경섬유'라고 부른 것은 훌륭한 단순화가 아니라 불행한 결과를 가져온 부적절한 단순화였다. 의학서의 저자들은 단순화를 핑계로 앞으로도 계속해서 부적절한 단순화를 제공할 것이다"라고 밝혔다.[7]

낚싯바늘이 처음 내 발에 박혔을 때 물리적 위험 수용기가 신경을 따라 위험 신호를 척수로 보내고 있었지만, 무언가가 통증 생성을 막고 있었다. 나에게 일어난 이 설명하기 힘든 일을 이해하는 데 가장 훌륭한 개념적 돌파구가 제시된 것은 패트릭 월과 또 한 명의 훌륭한 통증 전문가로 알려진 캐나다의 심리학자 로널드 멜잭 덕분이다. 두 사람은 1965년 〈통증의 메커니즘: 새로운 이론*Pain mechanisms: a new theory*〉[8] 이라는 논문에서 '관문 통제설'이라는 새로운 이론을 제시하며 말초 신경에서 척수로 위험 정보가 이동하는 일방통행식 경로는 없고, 위험 신호를 통과시키거나 차단할 수 있는 일종의 신경 관문이 있다고 했다. 즉, 통증을 동반하지 않는 신경 입력(예, 쓰다듬는 행위)이 억제성 뉴런을 활성화하여 마치 '문을 닫듯이' 위험 신호가 척수 위로 이동하는 것을 막을 수 있다는 것이다. 탁자에 무릎을 세게 부딪혔을 때 우리가 무릎을 문지르는 것도 그런 이유로 설명할 수 있다. 관문 통제설은 상처와 통증의 크기가 반드시 일치하지 않는 이유와 위험 신호라는 것은 켜질 수도, 꺼질 수도 있다는 사실을 설명하므로 당시에는 혁명적인 이론으로 평가받았다.

멜잭과 월 박사는 격동의 1960년대 반문화에 발맞춰 수 세기 동안 이어지던 사람들의 믿음을 완전히 뒤엎었다. 데카르트의 통증 이론이 막을 내리고 현대 통증 과학이 바통을 이어받았다. 오늘날의 통증 과학자들은 멜잭과 월 박사가 이룬 혁명의 뒤를 이은 후계자들이라 할 수 있다. 20세기 이후 통증 과학 연구가 폭발적으로 이루어지면서 우리는 '통증이 아닌 것'이 무엇인지를 넘어서서 '통증이 무엇인지'를 이해하기 시작했다. 심지어 통증이 나타나는 것은 위험 신호를 척수 위로 통과시키거나 차단하는 관문으로 결정되는 것이 아니라 통증 자체가 전적으로 뇌에서 생성된다는 것도 알게 되었다. 다시 말해 통증은 뇌에서 '감지'되는 것이 아니라 뇌가 통증을 '만드는' 것이다. 통증이 존재하려면 우리의 의식적 자각이 있어야 한다. 그래서 전신 마취를 받을 때(마취과 의사가 마취를 제대로 했다면!) 통각은 우리에게 의식이 있을 때처럼 똑같이 일어나지만 절대 통증 자체는 생성되지 않는다. 즉, 뇌가 없으면 고통도 없다!

통증 과학의 두 번째 중요한 발견은 뇌에는 통증을 느끼는 통증 감각 기관이 아예 없다는 것이다. 그동안 뇌 촬영 기술이 비약적 발전을 이루어 다양한 뇌 신경 영상기술이 뇌 연구에 활용되고 있다. 이 책에 자주 등장하는 fMRI(기능적 자기공명영상) 기술은 특정 시점의 혈류량을 측정해 뇌의 어느 부위가 사용되고 있는지를 밝혀낸다. 통증을 느끼는 사람의 뇌를 촬영하면 뇌의 여러 부위가 '밝게' 표현된다.[9] 흥미롭게도 그 부위는 인간의 특성을 나타내는 감각적, 정서적, 인지적 영역을 전부 포함한다. 사람마다 그리고 통증에 대한 경험마다 다르게 나타나는 다양한 입력들이 통증에 대한 인식을 생성하는 개별화된 뉴런 네트워크를 활성화하는데, 이 독특한 네트워크를 '신경 지문neurosignature'이라 한다. 현재 가장 널리 인정받는 통증 이론이 '생물심리사회적 모델'이라는 이름으로 불리는 것은, 투박하게 들려도 가장 정확한 의미를 담고 있기 때문이다.

통증이 '얼마나' 복잡한지는 아주 명백하다. 하지만 과학적으로 '왜'

그런지는 아주 단순하다. 그 단순한 사실에 우리의 인생을 바꿀 만한 진실이 담겨 있다. 이제 그 진실을 만나볼 차례다.

통증은 우리 몸을
보호하기 위한 반응이다

"통증은 우리 몸을 보호하기 위한 반응이다"라는 말은 통증의 정의가 아니라 통증에 관한 절대적 진실이다. 이 책에 등장하는 수많은 연구 결과와 인터뷰가 말해주는 진실이며, 통증이 왜 그토록 이상하고 변덕스러운지, 왜 상처가 치유되고도 통증이 지속되는 경우가 많은지를 설명한다. 통증이 손상의 직접적인 척도라는 생각에만 머문다면 우리는 통증의 이런 측면을 절대 이해할 수 없다. 통증은 몸을 보호하기 위한 반응이며 반드시 조직 손상에 대한 정확한 정보를 제공하는 것은 아니라는 점을 이해하는 것이 몸과 마음을 치유하는 첫 번째 단계다. 우리 몸에는 면역계처럼 통증과 한 팀이 되어 일하는 다른 보호 메커니즘이 있다. 하지만 통증에 대한 정의는 통증이 몸을 보호하기 위한 반응이라는 통증의 역할에 뿌리를 두어야 한다. 다시 말해 통증은 우리 몸이 어떤 위험에 처해 있거나 손상이 일어나 보호가 필요하다는 것을 알려주는 느낌이다. '실제로' 위험에 처해 있는지 혹은 손상이 되었는지는 전혀 별개의 문제다. 통증에 대한 정의는 조금씩 절충될 수는 있지만 반드시 이 핵심 진실이 담겨 있어야 한다. 통증은 몸의 보호를 촉구하는, 유쾌하지 않은 느낌이다. 2020년

7월, 국제통증연구협회는 통증의 정의를 개정하며 "통증이란 실제적이거나 잠재적 조직 손상과 관련되거나 혹은 그러한 손상으로 설명될 수 있는 불쾌한 감각 및 정서적 경험"으로 명시하고 있다.[10] 협회의 주요 논지에 따르면 통증이 조직 손상을 의미하지 않는다는 것은 명백한 사실이다. "통증과 통각은 다른 현상이다. 통증은 감각 뉴런의 활동만으로는 추론할 수 없다. 통증은 항상 생물학적, 심리적, 사회적 요인에 따라 다양한 정도로 영향을 받는 개인적 경험이다."

이제 우리는 통증이 뇌에서 만들어진다는 것을 알았다. 하지만 이 개념을 이해하고 설명하는 데는 커다란 장벽이 있다. 만성 통증을 호소하는 사람들에게 통증의 속성을 이렇게 설명하면 "제가 느끼는 이 끔찍한 통증이 기분 탓이라는 겁니까?"라는 반응을 충분히 나타낼 만하다. 통증이 뇌에서 만들어진다고 하면 마음먹기에 따라 쉽게 사라질 수 있다는 의미로도 해석될 수 있다. 하지만 이는 전혀 사실이 아니다. 사실 통증은 대부분 우리의 의식적 통제 밖에 있는 뇌가, 우리가 위험에 처해 있다는 것을 의식적 마음에 알리기 위해 내리는 결정이다.

낚싯바늘에 찔린 내 경험으로 좀 더 자세히 살펴보겠다. 우리 머릿속에는 일종의 '경호 팀'이 있다. 이 경호 팀은 우리 몸을 보호한다는 최종 목표 아래 여러 팀으로 나뉘어 일한다. 어떤 팀은 위험 신호를 포함한 시각, 촉각, 후각적 입력 같은 일상적인 감각 정보를 받아들이고, 어떤 팀은 감정, 경험, 집중, 신념, 예측 등의 영역을 책임진다. 이들은 뇌 전체에 분산되어 각기 다른 책임을 맡고 있지만 끊임없이 상호작용하고 계속해서 의견을 교환한다. 경호 팀이 하는 일은 우리 몸에 위험과 위협이 되는 증거를 수집한 후, 그 증거들이 실제로 위험이나 위협이 되는지 종합적으로 판단하는 것이다. 위험이나 손상의 증거가 명백하면 경호 팀의 최고 책임자가 우리의 의식적 마음에 몸을 보호하라는 명령을 내린다. 그 명령이 곧 통증이다.

예를 들면 이런 식이다. 나는 크리켓 시합에서 어쩌다 공을 잡고 영광의 20초를 누렸다. 그리고 해변을 뛰어가다가 내가 인지하지 못하는 사이 녹슨 낚싯바늘을 밟았다. 머릿속의 경호 팀은 아직 그 사실을 모른다. 오늘은 마냥 좋은 날이다.

감정 팀: 기분이 정말 좋군요! 우리가 공을 잡다뇨! 사람들의 반응을 좀 봐요!

시각 팀: 감사 인사는 저희에게 해주세요. 눈과 손의 협응력 중 절반은 저희가 책임지고 있으니까요.

감각 팀: 자자, 여러분. 방해해서 미안한데 정보가 하나 들어왔어요. 오른쪽 발 아치 부분에서 위험 신호가 들어오는군요. 피부가 어떤 뾰족한 것에 찔린 것 같아요.

시각 팀: 어디 봅시다. 여기는 해변이고 크고 작은 조약돌이 많네요. 특별히 위험한 건 없어 보입니다.

감정 팀: 다시 한 번 말씀드리지만, 저희는 지금 기분이 아주 좋습니다. 별다른 위험은 느껴지지 않아요!

기억 팀: 고마워요, 감정 팀. 잠시 기억 좀 살펴봅시다. 몬티 군은 지난 몇 년 동안 매년 이런 해변에서 뛰어다녔어요. 이런 해변에 특별히 뾰족한 물체는 없었습니다.

　　　　　　　　　　　　　　　　　　　　　　　고통의 비밀

경호 팀은 아주 짧은 시간 내에 '이 자극이 위험한가?'라는 질문에 답해야 한다. 위험한 상황이 있고 보호가 필요하다는 판단이 내려지면 그 사실을 내 의식이 자각하도록 통증이라는 자극을 주어 내게 어떤 행동을 취하도록 한다. 단기 통증에 관해서라면 경호 팀의 결정은 정확할 때가 많고 경험도 풍부하다. 하지만 그 판단은 외부 세계에서 들어오는 정보가 무엇을 의미하는가에 따라 달라진다. 또한 과거 경험과 미래에 대한 예측에도 큰 영향을 받는다. 예를 들어 외부 공격을 자주 받는 경호 팀이라면 매우 방어적이고 공격적인 반응을 보일 수 있다. 더 중요한 사실은 결정적으로 우리의 의식이 경호 팀의 최고 책임자에게 접근할 권한이 없다는 것이다. 통증은 몸을 보호하라고 의식적 자아에 요구하는 경호 팀의 명령이다. 하지만 내 경우, 경호 팀이 위험 신호에 대해 위험하지 않다고 판단했기 때문에 통증이 생기지 않았다.

통증은 무의식의 뇌가 몸이 위험하다고 판단하는 의식적 해석이다. 저명한 인도계 미국인 신경과학자인 라마찬드란은 "통증이란 단순히 상처에 대한 반사적 반응이 아니라 유기체의 건강 상태에 관한 판단이다"라고 설명한다.[11] 시각 또한 뇌의 판단이다. 우리는 시각이 사물을 있는 그대로 보여준다고 믿는다. 즉, 뇌가 망막에 도달한 빛 정보를 카메라처럼 해독한다고 생각한다. 눈을 통해 빛의 자극을 받아들이는 감각 작용인 시각은 대체로 꽤 정확하게 세상을 보여주기는 하지만 착시현상을 보면 그것이 사실이 아님을 알 수 있다. 다음의 체커 그림자 착시 그림을 한번 살펴보기 바란다.[12]

왼쪽 그림의 사각형 A와 B는 정확히 같은 색이다. 믿기 어렵겠지

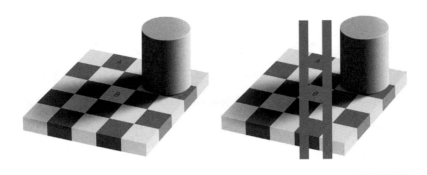

체커 그림자 착시

만 같은 색의 막대가 그려진 오른쪽 그림을 보면 두 사각형의 색이 같다는 것을 알 수 있다. 하지만 그 사실을 알고 보더라도 뇌가 우리에게 보길 원하는 상태를 바꿀 수는 없다. 뇌는 눈으로 들어오는 빛 정보를 조절해서 그것이 무엇을 의미하는지 이해할 수 있게 한다. 하지만 외부 세계에서 일어나는 일을 반드시 정확하게 보여주는 것은 아니다. 뇌가 빛과 색 정보를 감지하는 일보다 이미지를 생성하는 일에 약 10배 이상 많이 관여한다는 것은 오래전에 알려진 사실이다.[13] 시각은 빛과 색 정보를 판단하는 기준이 아니라 외부 세계의 물체들을 의미 있게 이해하도록 설계되어 있다. 통증도 이와 비슷하다. 통증은 몸이 손상되었거나 위험한 정도를 판단하는 기준이 아니라 우리 몸이 손상을 입었는지, 혹은 위험한 상태인지에 대한 뇌의 무의식적 판단이다. 시각은 보는 것 이상을 의미하고, 통증은 느끼는 것 이상을 의미한다. 불에 데거나 낚싯바늘을 밟을 때 상처 부위에서 오는 위험 신호는 분명히 중요한 의미가 있지만 얼마나 중요한가는 그 정보가 '무엇을 의미하는가'에 따라 달라진다.

1944년 늦은 봄, 미영 연합군이 독일군을 기습 공격하려고 이탈리아 로마 남쪽 안치오 해변에 상륙했다. 상륙에는 성공했지만 독일군이 먼저 병력을 이동시켜 고지대의 유리한 위치를 점령하는 바람에 연합군은 고립된 상태로 독일군의 폭격 세례를 받았다. 안치오 해변이 피로 물들었고 부상자들이 병원으로 물밀듯 밀려들었다. 당시 안치오 병원에서 의료진으로 일했던 헨리 비쳐는 그때의 경험을 토대로 나중에 통증 의학의 선구자가 된다. 그는 부상자가 도착할 때마다 통증이 얼마나 심한지를 물어보고 원하는 병사들에게는 모르핀 주사를 놓아주었다. 그런데 병원에 도착한 부상자 중 70퍼센트 이상이 통증을 호소하지 않았고 모르핀 주사를 맞지 않아도 괜찮다고 했다. 심지어 아주 심하게 다친 병사들도 크게 통증을 호소하지 않았다. 전쟁이 끝나고 보스턴으로 돌아간 헨리 비쳐는 자동차 사고나 산업 재해로 병원을 찾은 사람들에게서 정반대의 상황을 보았다. 사고로 병원을 찾은 사람들은 반대로 70퍼센트 가까이 크게 통증을 호소하며 모르핀 주사를 맞기를 원했다. 비쳐는 두 집단을 분석한 논문에서 통증을 호소하는 사람들이 두 집단 간에 차이가 난 이유는 부상의 정도 때문이 아니라 부상 이면의 숨은 의미 때문이라고 했다.[14] 전쟁터에서 다친 병사들은 병원에 도착하는 순간 집으로 돌아갈 수 있다는 생각에 안도감을 느꼈다. 전쟁터에 남아 있는 것보다 다쳐서 병원에 오는 것이 살아남을 확률이 더 높았다. 그러나 보스턴에서 살아가는 시민들은 안전한 상황에서 안전하지 않은 상황으로 처지가 바뀌었으므로 통증을 느낄 수밖에 없었다. 물론 이는 매우 극단적인 사례이며 현실적으로 다치는 것이 이득이 될 때는 거의 없다. 하지만 이런 사례들은 우리가 위험을 어떻게 인식하는지가 통증을 일으키는 데 얼마나 많은 영향을 미치는지를 깨닫게 한다.

통증은 우리 편이다. 의학적으로 '급성 통증'으로 분류되는 단기 통증은 말 그대로 목숨을 구할 만큼 소중하다. 매우 드문 사례이지만 선천적으로 통증을 느끼지 못하는 사람들은 조직 손상이 일어나도 그것을 인지하지 못해서 대부분 이른 나이에 사망한다. 질병의 후유증으로 통증에 무감각해지는 사람들도 있다. 2014년 동아프리카에서 만난 한센병 환자는 손끝에 감각이 없어서 상처를 인지하지 못해 신체 일부가 기형적으로 변해 있었다. 그는 "수치심으로 고통받느니 차라리 고통을 느끼고 싶어요"라고 말했다. 통증은 모든 면에서 우리가 살아가는 데 꼭 필요하다. 하지만 한편으로 우리의 몸과 마음을 파괴하고 인생을 통째로 집어삼키기도 한다.

점점 많은 사람이 점점 다양한 이유로 만성 통증을 호소하고 있다. 하지만 의료계는 이에 대해 제대로 대처하지 못하고 있다. 만성 통증을 이해하기 어려운 것은 대부분 상처가 치유된 후에도 통증이 계속되기 때문이다. 물론 암으로 인한 통증이나 통풍, 류머티즘성 관절염 등의 염증성 통증처럼 잘 낫지 않는 조직 손상으로 만성 통증이 나타날 때도 있다. 하지만 대부분은 통증이 지속되는 과정에서 통증 자체가 질병이 된다. 조직 손상이 남아 있다 해도 개인이 경험하는 통증과는 관련성이 적다. 통증은 우리 몸을 보호하기 위한 반응이라는 사실을 기억하면서 이제 통증에 관한 또 다른 진실을 만나보자.

고통의 비밀

통증은 기억한다

나의 낚싯바늘 이야기에는 2막이 있다. 낚싯바늘을 제거한 뒤 며칠 동안 발바닥이 몹시 쓰라렸다. 발바닥 전체가 염증으로 빨갛게 부어올라 건드리기만 해도 아팠다. 그때 내 발에서는 통증 체계와 면역 체계라는 두 가지 보호 시스템이 작동하고 있었다. 상처 부위가 붉게 부어오르는 것은 면역 반응이 촉진되는 과정에서 히스타민을 함유한 비만 세포가 염증 물질을 분비하기 때문이다. 이때 혈관이 확장되면서 면역 반응에 관여하는 물질들이 상처 부위에 더 쉽게 도달할 수 있게 된다. 그리고 이 과정에서 피부의 위험 수용기가 더 민감해져서 살짝 만지기만 해도 통증이 생긴다. 아주 가벼운 자극이나 무해한 자극으로도 통증이 일어나는 이런 현상을 '이질 통증'이라 한다. 햇볕에 피부가 탔을 때 그 부위가 민감하게 느껴지는 것도 같은 이치다. 그래서 손상된 부위를 더 자극하지 않고 보호하게 된다. 이같은 일련의 과정은 우리에게 이로운 현상이다. 내 상처 부위에서도 일주일 이상 진물이 흘러나왔다. 해로운 감염체가 낚싯바늘을 타고 몸속에 들어왔다는 의미였다. 하지만 1~2주쯤 지나자 심한 통증과 면역 반응이 사그라들었고 내 삶도 일상을 되찾았다.

그로부터 1년 후 여름 방학을 맞아 내가 발을 다쳤던 그 서부 웨일스 지역으로 부모님과 휴가를 떠났다. 이번에는 부모님의 사랑스러운 반려견인 헥터와 키키도 함께했다. 스프링어 스패니얼과 래브라도의 믹스견인 두 녀석은 바다에 온 것이 처음이어서 평소보다 더 힘이 넘쳤다. 나는 두 녀석의 기운을 빼놓으려고 해변으로 조깅을 나섰다. 한

참 달리는데 갑자기 오른쪽 다리에서 날카로운 통증이 느껴졌다. 화들짝 놀란 나는 중심을 잃고 그대로 바닥에 고꾸라졌다. 발바닥을 살펴보니 발 아치와 발볼이 만나는, 낚싯바늘 전설의 흉터가 아주 희미하게 남아 있는 자리에 아주아주 작게 긁힌 자국이 보였다. 피가 난 것도 아니었다. 약간 뾰족한 돌멩이를 밟은 것 같았다. 말이 안 되는 상황이었다. 그렇게 심한 통증을 느낄 만한 상처가 아니었다. 내 반응을 이해하려면 그때 내 머릿속에서 어떤 일이 벌어지고 있었는지 알아야 한다.

감각 팀: 오른발 아치에서 위험 신호를 받았어요. 날카로운 물체에 긁힌 것 같아요.

시각 팀: 좋아요. 한번 봅시다. 여기는 해변이고 크고 작은 조약돌이 많군요. 몬티 군이 개들과 달리기를 하고 있었어요.

기억 팀: 아, 기억났습니다. 전에 서부 웨일스 해변에서 몬티 군이 오른발 아치에 긁힌 느낌이 났을 때 어떤 일이 있었는지 다들 기억하시죠?

그 순간 내 의식 너머의 뇌가 뾰족한 무언가에 찔리는 느낌이 위험하다고 판단한 후, 내가 발을 보호하는 데 집중하도록 큰 통증을 유발했다. 그 일이 있은 뒤로 나는 발에 통증이 없어도 조약돌이 많은 바닷가에서는 맨발로 걸어 다니지 않게 되었다. 심각한 사고나 부상을 겪은 사람들이 과민반응, 가벼운 불안증, 회피적 성향을 보이는 것은 지극히 자연스러운 현상이다.

나의 사례는 오랜 통증으로 고통받는 수많은 사람의 경험에 비하면 아무것도 아닌 일이다. 하지만 크든 작든 통증이 발전하는 과정은 같다. 대부분의 만성 통증은 시간이 지남에 따라 뇌가 과잉 반응을 보여서 우리 몸에 손상이 없는데도 통증을 일으키기 때문이다. 논리적으로 말이 안 된다고 생각할 수 있지만, 통증은 우리 몸을 보호하기 위해 존재한다는 사실을 생각해보면 충분히 말이 되는 이야기다. 허리가 삐끗했을 때 대부분은 시간이 지나면 잘 낫는다. 하지만 우리의 뇌는 소중한 척수를 보호한다는 좋은 의도로, 같은 부위에 조금만 이상한 움직임이 느껴지면 위험한 상황이라고 판단해 통증을 일으킬 때가 많다. 큰 범죄나 테러 공격이 발생하면 경찰들이 지나치게 예민해져서 선의라는 이유로 죄 없는 사람들을 공격하거나 잡아 가두는 일이 일어나는 사례와 비슷하다. 마찬가지로 우리 뇌의 경호 팀은 특별히 해가 없는 일반적인 근육 움직임을 위험한 상황으로 간주해 과잉 반응을 보이게 된다. 뇌가 과잉 반응을 더 많이 보일수록 통증을 더 잘 '학습'하고, 뇌는 통증을 기억한다. 오랫동안 계속되는 통증은 대부분 증상이 아닌 그 자체로 질병이 된다. 게다가 더 고통스럽고 실제처럼 느껴진다. 그래서 진실을 정확히 아는 것이 중요하다. 통증의 본질을 이해하면 희망을 가질 수 있다.

서부 웨일스에서 나와 해변을 달렸던 헥터와 키키는 우리 부모님이 8개월 때 입양한 개들이다. 훈련이 안 된 개들이었지만 강아지 시절을 행복하게 보냈는지 두 마리 다 호기심이 많고 우리 집에 오는 누구에게나 꼬리를 세차게 흔들며 손님을 반갑게 맞았다. 하지만 개들이 두 살쯤 되었을 때 내 친구 조쉬가 놀러 온 뒤로 키키의 행동이 달라졌다. 두 마리 중 암컷인 키키는 180센티미터가 넘는, 옅은 갈색 머리의 내 친구가 현관문으로 걸어 들어오자 갑자기 난폭하게 변했다. 조쉬를 보자마자 바닥에 오줌을 지리며 사납게 짖어댔고 나를 보호하려는 듯 몸을 부들부들 떨며 나와 조쉬 사이를 가로막았다. 조쉬가 올 때마다, 유독 조쉬에게만 그런 반응을 보였다. 그러다가 내 동생의 친구 중 조쉬와 비슷하게 생긴 녀석이 놀러 왔을 때도 같은 반응을 보였다. 키키가 우리 집에 입양되어오기 전 어디선가 조쉬처럼 생긴 사람에게서 위협을 느꼈거나 공격을 받은 것이 분명해 보였다. 그래서 그 사람과 닮은 사람만 보면 위험하다고 느끼는 것 같았다. 혼내는 방법으로는 상황만 나빠질 뿐 키키를 얌전하게 만들 수 없었다. 이렇다 저렇다 설명으로 해결할 수도 없는 노릇이었다. 나는 천천히 시간을 두고 키키에게 조쉬가 안심할 수 있는 사람이라는 정보(증거)들을 제공했다. 내가 조쉬와 시간을 보낼 때 키키를 옆에 있게 했고, 조쉬가 헥터와 밖에서 노는 모습을 키키에게 보여주었으며, 나중에는 키키와 공놀이도 시도했다. 키키는 좋아졌다 나빠졌다를 반복하면서 천천히 조쉬에게 마음을 열었다. 나중에는 조쉬를 보고도 짖지 않게 되었고 어느 순간 조쉬와 아주 친한 사이가 되었다.

통증을 과잉 충성하는 반려견이나 과잉 대응하는 경찰쯤으로 생각해도 좋다. 어쨌든 통증은 신체의 손상이 없어도 얼마든지 있을 수 있다는 것을 아는 것이 중요하다. 특히 고질적인 만성 통증은 뇌의 과잉 보호가 원인일 때가 많다. 만성 통증에 가장 효과적인 치료법은 증거 기반 치료법이다. 즉, 뇌에 위협이 되는 증거는 줄이고 안심할 수 있는 증거를 계속 제공하는 방식이다. 현재 상태를 부정하고 통증과 '싸우는' 방식은 효과가 없다. 체내 조직에 있을 것으로 추정되는 문제를 없애는 방식도 거의 효과가 없다. 어쨌든 그 치료법이 의도하는 방식으로는 그렇다. 현대 의학은 병에 맞서 싸운다는 표현을 좋아한다. 코로나바이러스 같은 외부 감염체나 암세포같이 고장 난 자기 세포로부터 몸이 공격을 받는 상황이라면 모를까, 통증은 우리를 돕기 위한 반응이므로 통증과 싸운다는 표현은 적당하지 않다. 통증은 우리를 지켜주는 보디가드이자 수호천사다. 고마운 친구이자 의사 같은 존재다. 통증으로 삶이 힘들 때조차 통증은 '항상' 우리 몸을 지켜주기 위해 존재한다는 것을 정확히 아는 것이 만성 통증과 함께 살아가는, 나아가 줄이거나 없앨 수 있는 첫걸음이다. 이렇게 단순하면서도 혁명적인 진실을 이해한다면 통증 뒤에 숨겨진 재미난 이야기와 과학을 즐길 수 있고 회복으로 향하는 여정도 시작할 수 있다.

2장

통증이 없는 삶은
축복일까

통증을 느끼지 못하는 사람들의 이야기

"수치심으로 고통받느니 차라리 고통을 느끼고 싶어요."
_동아프리카의 한센병 환자

고통을 느끼지 않고 살 수 있으면 좋겠다고 생각하는 사람들이 많을 것이다. 과연 그럴까? 꼭 좋기만 할까?

　2020년 5월, 우리 병원의 코로나19 병동에서 다시 일하기 시작한 지 두 달 만에 내가 코로나19에 걸렸다. 저녁을 먹을 때 첫 증상이 나타났다. 야근하기 전에 즐겨 먹는 채소 요리 무사카를 먹는데, 아무런 맛이 느껴지지 않았다. 소금을 뿌리면 혀에 짠 감각이 느껴지고 후추를 뿌리면 쓴 감각이 느껴졌으나 실제 무사카의 맛은 느껴지지 않았다. 불과 몇 시간 전에 맛있게 먹었던 초콜릿케이크는 더 이상 내가 알던 그 달콤한 맛이 아니었다.

　나는 갑작스럽게 생긴 후각 상실로 감각과 인식에 관한 두 가지 중요한 깨달음을 얻었다. 첫째, 외부 세계에 대한 우리의 인식은 두 가지 이상의 감각이나 입력으로 이루어질 때가 많다는 것이다. 음식의 맛을 예로 들면, 맛을 느끼는 데는 후각과 미각이 가장 큰 역할을 하지만 온도와 시각은 물론이고 청각도 큰 영향을 미친다. 바삭한 베이컨이 더 맛있다는 것은 과학적으로도 증명된 사실이다.[1] 둘째, 감각은 흔히 우리가 당연히 있다고 여기는 것이지만 잃어보면 확실히 소중함을 느낀다. 미각과 후각을 잃었더니 음식을 먹을 때 당연하게 누리던 즐거움을 전혀 느낄 수 없었고, 상한 음식을 감지할 수 있는 경고 시스템이 사라져 식중독 같은 잠재적 위험에 노출되었다.

의학계에 있다 보면 선천적인 이유나 질병과 사고 같은 후천적인 이유로 감각을 느끼지 못하는 사람들의 사례를 통해 감각이 인식에 미치는 영향을 접할 때가 많다. 통증을 느끼지 못하는 사람들에 관한 연구는, 통증이라는 경험의 이면에 숨은 생물학적 메커니즘을 엿볼 수 있고 새로운 진통제 개발의 자료가 될 뿐 아니라, 통증이라는 복잡한 경험의 정서적, 심리적, 사회적 중요성을 배울 수 있다는 점에서 특히 주목할 필요가 있다.

고통을 느끼지 못하는 파키스탄 소년

파키스탄 북부에 사는 열세 살 소년 나비드는 마을의 유명 인사였다. 시장 한가운데 뜨거운 돌을 깔아두고 그 위를 맨발로 걸어 다녀서 장을 보러 나온 사람들의 시선을 붙들었다. 놀란 구경꾼들이 동전을 던져주면 고통을 참아내는 수련이라도 받은 듯 과장된 몸짓으로 칼을 휘두르다 눈 하나 끔쩍하지 않고 자신의 팔을 찔렀다. 소년의 이야기는 점점 멀리 퍼져나갔다.

마침 케임브리지 대학교의 유전학자 제프 우즈 박사가 파키스탄 인근 지역에서 신경질환을 연구하고 있었다. 제프 우즈 박사는 현지 의사들에게서 통증을 느끼지 않는 소년의 이야기를 전해 듣고 그를 만나고픈 생각이 들었다. 선천성 무통각증으로 알려진 이 질환은 매우 보기 드문 병이다. 1932년 조지 반 네스 디어본이라는 미국의 신경 정신의학자가 통증을 느끼지 않는다는 특이한 남자를 연구해 기록을 남긴 적이 있었다. 이 중년의 남자는 다른 모든 면에서는 평범하기 그지없었는데, 특이하게도 총기 사고로 왼쪽 검지를 잃는 큰 사고를 당하고도 통증을 호소하지 않았다. 디어본 박사는 "한마디로 이런 사례에 대해 신경 병리학적 관점으로 한 가지 정의를 내리기에는 아직 우리가 신경계에 관해 아는 바가 너무 적다"라고 결론을 지었다.[2] 그 후 70년이 흘렀지만 달라진 것은 많지 않았다. 무통각증에 관한 이해는 여전히 부족했다. 우즈 박사는 나비드를 만나는 것이 큰 기회가 될 것 같았다. 의학적 호기심의 대상을 마주할 뿐 아니라 살아 있는 사례를 통해 통증의 메커니즘과 어쩌면 치료법까지 찾을 수 있을지 모른다고 생각했다.

안타깝게도 나비드는 우즈 박사가 만나러 오기 며칠 전 열네 살 생일을 앞두고 친구들에게 자신의 능력을 뽐내려고 지붕 위에서 뛰어내렸다가 그 자리에서 사망했다. 떨어진 순간에는 아무렇지도 않은 듯 옷을 털며 일어났는데 별다른 증상 없이 이내 의식을 잃고 말았다. 나중에 밝혀진 바로는 땅에 부딪힌 충격으로 생긴 뇌출혈이 원인이었다.

우즈 박사의 연구팀과 파키스탄의 현지 의사들은 나비드의 가족을 만나보았다. 그들의 가계를 조사해보니 가까운 사촌들을 포함해 가족 중 여러 명의 아이가 나비드처럼 선천성 무통각증을 앓고 있었다. 대부분은 몸에 상처가 가득했고 골절상이 있었으며 심지어 어떤 아이들은 어릴 때 혀를 물어서 혀의 절반이 없었다. 신기한 것은 통증을 느끼지 못해도 촉각은 남아 있어서 피부에 물체가 닿거나 압박이 가해지거나 차갑거나 뜨거운 느낌은 구별할 수 있었다.

얼핏 생각하면 통증이 없는 삶은 축복일 것 같다. 하지만 선천성 무통각증을 앓는 사람들의 이야기는 다르다. 예전에 (나비드와 먼 친척 관계로 보이는) 파키스탄계 영국 소년을 치료한 적이 있는 의사와 이야기를 나눌 기회가 있었다. 의사는 소년을 떠올리며 이렇게 말했다. "통증은 느끼지 않았지만 늘 우울해 보였어요. 길을 가다가 유리 조각을 밟지 않았는지 손을 데지 않았는지 끊임없이 자기 몸을 확인해야 했으니까요. 왜 치과 진료를 받고 나면 의사가 몇 시간은 입안에 마취 효과가 남아 있으니 뜨거운 음식을 먹지 말라고 하잖습니까? 평생 그렇게 살아야 한다고 생각해보세요. 삶이 얼마나 불행하겠습니까."

선천성 무통각증이 있는 사람들은 삶이 축복이 아니다. 몸에 자신이 인지하지 못한 상처가 있지는 않은지 살피느라 불안감에 사로잡혀 산다. 파키스탄 소년의 사례를 보면 단기 통증은 확실히 우리에게 좋은 것이고 우리의 생존에 꼭 필요한 것이다. 통증은 우리의 목숨을 구해주는 고마운 존재다. 인간은 약하다. 그러나 세상의 많은 것들이 단단하고 날카롭고 뜨거우며 인간을 공격한다. 통증은 경보장치이자 생명줄이다. 우리의 행동을 변화시켜 위험으로부터 우리를 보호하고 생존 기회를 높여준다. 무통각증을 앓는 사람들은 목숨을 보전하기 위해 다른 감각에 의지해야 한다. 피가 나는 모습이나 살이 타는 냄새, 뼈가 부러지는 소리처럼 시각이나 후각, 청각에 의존해야만 자신을 보호할 수 있다. 하지만 시각, 후각, 청각만으로는 놓칠 수 있는 면이 많다. 맹장이 터진 것은 알 방법이 없어서 그것을 모르면 죽을 수도 있다. 우즈 박사의 연구에 따르면 무통각증이 있는 나비드의 형제들과 사촌들은 모두 10대를 넘기지 못하고 죽었다.

나비드 가족의 뇌 촬영과 신경 검사에서 구조적 이상이나 해부학적 이상은 발견되지 않았다. 하지만 DNA 표본 분석 결과, 'SCN9A' 유전자에서 모두 돌연변이가 발견되었다.[3] SCN9A 유전자는 피부 신경과 내부 장기 신경에서 $Na_v1.7$이라는 세포 미세구조를 만든다. 이 같은 미세구조는 체내 감각 전달에 중요한 역할을 하는 나트륨 채널을 구성한다. 나트륨 채널은 통각수용기 말단에 있는 일종의 관문으로, 나트륨 이온을 세포 안으로 들여보내 신경을 활성화한다. 양전하를 띠는 나트륨이 음전하를 띠는 신경 내부로 들어가면 전기적 변화가 생겨 신경 자극을 일으킨다. $Na_v1.7$이라는 이름을 풀어보면 의미를 더 쉽게 이해할 수 있다. 'Na'는 나트륨의 원소 기호이고, 'v'는 전압Voltage을 의미하며, '1.7'은 몸속에 있는 이 같은 채널 중 일곱 번째로 발견되었다는 의미다. 중요한 것은 $Na_v1.7$이 통각수용기에서만 주로 발견된다는 사실이다. $Na_v1.7$은 세포 조직에서 들어오는 위험 신호를 전달해 우리에게 통증을 일으키는 신경을 활성화한다. 위험 신호가 감지되면 발생기 전위, 즉 작은 전기자극이 신경을 따라 $Na_v1.7$ 채널에 도달하고 여기서 더 큰 신호로 증폭되어 척수와 뇌 신경으로 보내져 통증을 일으킨다.

2019년 옥스퍼드 대학교의 연구팀은 $Na_v1.7$이 일종의 통증 조절 장치이며 $Na_v1.7$ 변이가 생기면 통증을 전혀 느끼지 못한다는 것을 발견했다.[4] 나비드가 뜨거운 물체에 화상을 입거나 칼에 찔려도 위험을 감지하는 말초 신경이 아무런 반응을 보이지 않은 것은 그런 이유 때문이다. 2015년 유니버시티 칼리지 런던의 연구팀도 $Na_v1.7$ 유전자 변이에 의해 통증이 감소되는 메커니즘을 발견했다. 극히 드물지

고통의 비밀

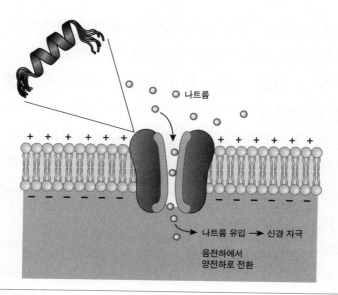

나트륨

나트륨 유입 → 신경 자극

음전하에서
양전하로 전환

Na_v1.7 수용체

만 Na$_v$1.7 결실이 있는 사람들과 쥐 모델에서 엔케팔린이라는 체내 천연 오피오이드 수치가 매우 높게 나타났다.[5] 특히 Na$_v$1.7 유전자에 돌연변이를 가진 어떤 사람은 오피오이드 해독제로 널리 쓰이는 날록손을 투여받은 후에 태어나서 처음으로 통증을 느꼈다. 무통각증 환자에게는 통증을 느끼게 해주는 치료가 필요하다는 사실은 통증의 가치를 가장 확실히 보여주는 증거일 것이다.

하지만 동전에 양면이 있듯이 Na$_v$1.7 변이에도 정반대 종류가 있다. Na$_v$1.7이 통증 조절 장치의 역할을 하기 때문인데, 나비드의 경우와 반대로 통증을 높이는 변이도 있다. 희소 질환인 '일차성 피부홍통증'은 손발이나 팔다리에 타는 듯한 통증이 있고 피부가 무언가에 아주 살짝만 스쳐도 극심한 통증이 느껴지는 병이다. 이는 $Na_v1.7$ 채널이 너무 쉽게 켜지고 반대로 꺼질 때는 시간이 훨씬 오래 걸리기 때문이다. $Na_v1.7$ 채널이 상향 조절되어 나타나는 또 다른 희소 질환으로는 '발작성 통증 장애'가 있다. 전 세계 열다섯 가족에게만 있다고 알려진 이 질환은 음식을 섭취하고 배변하는 동안 극심한 통증을 일으킨다.[6] 불행히도 $Na_v1.7$ 채널은, 너무 잘 작동하거나 전혀 작동하지 않아서 생기는 사람들의 고통을 통해 통증 경험에 핵심적인 역할을 한다는 것이 밝혀졌다.

통증으로 고통받는 사람들을 위해 나트륨 채널을 차단하는 약물이 발견된다면 역사상 가장 유익하고 수익성 좋은 약물이 될 것이다. 오늘날 미국의 심각한 사회 문제로 대두되는 오피오이드 남용 위기에서 볼 수 있듯이 지금까지 발명된 모든 진통제는 효과가 완벽하지 않고 부작용이 동반되며 중독성의 위험이 따른다. $Na_v1.7$을 차단하는 약이 나온다면 통증 의학에 혁신을 일으킬 것이다. $Na_v1.7$ 채널의 기능 이상으로 희소병을 앓는 사람들이 통증을 전혀 경험하지 않거나 통증을 계속해서 경험한다는 것이 과학적으로 면밀하게 증명되었기 때문에 현시점에서 $Na_v1.7$을 표적으로 삼는 약물을 개발하는 것은 충분히 타당성이 있어 보인다. 또한 $Na_v1.7$은 심장 근육과 뇌세포에는 존재하지 않아서 그 두 기관에서 일어날 수 있는 심장 부정맥이나 어지럼증 같은 부작용의 위험이 없다.

물론 모든 대형 제약회사는 15년 전 $Na_v1.7$이 발견된 이래로 기적의 진통제를 찾아 신약 개발에 뛰어들었다. 하지만 그동안 별다른 성과가 없는 것을 보면 아무리 과학이 발전해도 새로운 약물을 개발하는 것은 쉬운 일이 아닌 듯하다. 핵심 난제는 그 약물이 매우 선택적으로 작용해야 한다는 것이다. 우리 몸에는 매우 유사한 구조를 가졌지만 다른 역할을 하는 수용기가 $Na_v1.7$ 외에 여덟 개가 더 있다. 따라서 나머지 수용기를 모두 차단하는 약물은 판도라의 상자처럼 재앙이 될 수 있다. 모든 수용기를 차단하는 약물은 지금도 이미 사용되고 있다. 가령 부분 마취제로 쓰이는 리도카인은 피부암 적출 같은 수술 시 부분마취에 매우 유용하게 쓰인다. 그러나 전신 치료나 만성 통증 치료에 사용하기에는 효과가 없을뿐더러 위험하다. $Na_v1.7$만 차단하려면 수용기에 있는 미세한 특정 부위를 찾아 그 부위만 차단할 비슷한 크기의 물질을 만들 수 있어야 한다.

대형 제약회사들은 그에 적합한 저분자를 찾기 위한 노력으로 신경 수용기를 생존의 수단으로 파괴하는 생물체인 타란툴라를 연구하기 시작했다. 2018년 미국의 제약회사 암젠은 '차이니즈어스타이거타란툴라Chinese earth tiger tarantula'라는 무시무시한 이름의 거미 독에서 $Na_v1.7$만 선택적으로 차단하는 미세 단백질인 펩타이드를 찾는 데 성공했다.[7] 하지만 이 성분이 실제로 만성 통증 환자에게 임상 효과를 내기까지는 많은 시간과 예산이 들 것이다. 신약 개발에 성공해도 통증의 역할을 고려한다면 매우 신중하게 사용되어야 한다. $Na_v1.7$이 전혀 기능하지 않는 나비드 같은 사람들에게는 통증이 무엇과도 바꿀 수 없는 중요한 것임을 잊어서는 안 된다. 부작용을 낮추기 위한 대안으로 진통제(아편)와 $Na_v1.7$ 차단제를 소량 병용하는 방법이 논의되고 있다.

$Na_v1.7$ 수용기는 우리 인체와 외부 세계를 연결하는 문이다. 나

비드와 같은 사람들의 사례는 그 문이 완전히 잠기거나 항상 열려 있을 때 얼마나 치명적인 결과를 초래하는지 보여주었다. $Na_v1.7$ 연구로 지난 20년간 통각 수용에 대한 우리의 지식은 크게 발전했다. 그러나 계속해서 발견되는 무통각증 사례들을 보면 $Na_v1.7$이 통증을 일으키는 유일한 위험 경로가 아닌 것은 분명하다. 전 세계에서 네 가족만 나타낸 또 다른 선천성 무통각증 사례는 '$Na_v1.9$'에서 돌연변이를 보인다.[8] 또한 이탈리아 토스카나 출신의 마르실리 가족 중 여섯 명이 통증을 거의 느끼지 않는다고 화제를 모아 유전자를 분석했더니 ZFHX2 유전자에 돌연변이가 있는 것으로 밝혀졌다.[9] ZFHX2 유전자는 $Na_v1.7$처럼 특정 수용기를 만드는 일은 담당하지 않지만, 통증의 다른 측면에 관여하는 다수의 유전자를 조절한다는 사실이 밝혀짐에 따라 새로운 진통제 개발을 위한 표적을 제공할지 귀추가 주목된다.

나비드를 포함한 선천성 무통각증 환자들은 인간의 생존에 통증이 얼마나 중요한 역할을 하는지 보여주었다. 그들의 삶을 관찰했을 때 결론은 확실해 보인다. 통증이 없는 삶은 불행하고 짧다는 것! 그런데 2019년 이 결론을 뒤엎은 사람이 나타났다.

정신적 고통도 느끼지 않는
스코틀랜드 할머니

"솔직히 나는 통증이 어떤 느낌인지 몰라요." 스코틀랜드에 사는 70대 여성 조의 이야기다.

희소 질환이 있는 환자를 만나는 일은 언제나 흥미롭다. 특히 세상에 단 한 명으로 알려진 환자를 인터뷰할 기회는 날마다 있는 일이 아니라서 더더욱 흥미로웠다. 그녀가 자신을 환자로 인정할지는 알 수 없었지만, 어쨌든 조도 나비드처럼 통증을 느끼지 못하는 유전자 변이가 있었다. 그런데 그 변이가 그녀의 삶에 미친 영향은 나비드와는 매우 달랐다.

"나는 너무 낙천적인 성격이라 가끔 좀 거슬릴 때도 있다오!" 밝은 목소리로 그녀가 말했다. 조의 에너지는 전염성이 강했다.

조는 통증만 느끼지 못하는 것이 아니라 두려움과 불안함도 느끼지 못한다. 운전하다 사고가 나서 차가 뒤집혔을 때도, 나와 인터뷰하기 일주일 전 몬테네그로 협곡에서 집라인에 매달려 있었을 때도 심장이 두근대거나 공포심을 느껴본 적은 없었다. "내가 가진 그 돌연변이의 유일한 단점이라면 건망증 같군요. 열쇠를 어디 두었는지 늘 까먹기 일쑤라오. 하긴 그것도 별로 신경 쓰이지 않아요."

조는 FAAH-OUT이라는 위僞유전자에 돌연변이가 있다. 이 유전자는 원래 유전자로서 기능하지 못하는 정크 DNA 조각으로 알려져 왔는데, FAAH 유전자, 즉 지방산 아마이드 가수분해효소FAAH, fatty acid amide hydrolase를 제어하는 데 중요한 역할을 한다는 사실이 밝혀졌다. FAAH는 아난다마이드 분해를 담당하는 효소다. 아난다마이드는 몸에서 생성되어 칸나비노이드 수용체와 결합하는 엔도칸나비노이드이며, 감정, 기억, 통증 등을 조절하는 데 관여한다. 가장 잘 알려진 칸나비노이드는 대마초 성분 중 강력한 향정신성 화학작용을 일으키는 테트라하이드로칸나비놀이다. 사실 '아난다ananda'라는 말은 산스크리트어로 '큰 행복'을 의미한다. 조의 경우, FAAH-OUT 변이유전자가 FAAH 유전자를 차단해 아난다마이드가 분해되지 않았기 때문에 어떤 의미에서 그녀는 항상 마약에 취해 있는 상태라 할 수 있다.

"FAAH-OUT 유전자라니…… 과학자들이 이름을 참 재밌게도 짓네요. 칸나비노이드 수치가 높아서 내가 이렇게 느긋하고 걱정이 없고 건망증이 심하다고 하니, 말 그대로 나는 평생 마약에 취해 있는 사람이군요(영어로 마약에 취해 있는 사람을 'far out'이라 한다—옮긴이주)."

특이하게도 그녀는 자신에게 남들과 다른 점이 있다는 것을 65세가 되어서야 알았다. 그녀는 몇 년에 걸쳐 엉덩이관절이 서서히 망가졌는데, 병원에서는 그녀가 통증을 호소하지 않아 그 사실을 알지 못했다. 그러던 중 그녀의 걸음걸이가 이상해 보여 엑스레이를 찍고 나서야, 골관절염으로 엉덩이관절이 심하게 손상된 것을 발견할 수 있었다. 그녀는 엉덩이관절 치환술을 받기 위해 준비하는 동안 양쪽 엄지손가락에도 골관절염이 있는 것을 확인했다. 조의 담당 의사는 손목의 작은 뼈를 제거하는 대다각골 절제술을 포함해서 통증이 심한 여러 수술을 시행했다. 하지만 그녀가 수술 후에도 별다른 통증을 호소하지 않고 여유로운 모습을 보이자 이를 특이하게 여기고 유니버시티 칼리지 런던의 유전학자 제임스 콕스 박사에게 이야기를 전했다. 콕스 박사는 통증을 느끼지 않는 사람들을 오랫동안 연구해온 통증 전문가다. 나비드의 가족이 케임브리지 대학교에서 유전자 검사를 받을 때, 제프 우즈 박사 밑에서 박사후 과정을 밟고 있었다.

"내게 그런 돌연변이가 있다는 말을 들으니, 그제야 예전 일들이 이해되더군요." 조가 말했다. "어렸을 때 팔이 이상한 각도로 변한 모습을 보고 뼈가 부러진 걸 알았어요. 타는 냄새가 나서 불에 덴 걸 안 적도 있죠. 그나마 채식주의자라 다행이었지 뭡니까." 그녀가 말한 끔찍한 장면들이 머릿속에 그려지는 순간, 다시 한 번 그녀가 태연하게 말을 이었다. "사실 지금도 발등에 네모난 멍 자국이 나 있어요. 어디서 생겼는지 모르겠네. 뭘 떨어뜨렸겠죠."

나는 그녀가 통증을 전혀 느끼지 못하는데도 크게 다친 곳이 없이 어떻게 70대까지 잘 살 수 있었는지 이해하기 어려웠다. 선천성 무통각증이 있는 다른 사람들과 달리 그녀가 장수할 수 있었던 비결은 FAAH-OUT 변이의 또 다른 신기한 점 덕분일 것이다. 그녀는 수차례 큰 상처와 화상을 입었는데, 그때마다 피부가 놀랍도록 빨리 재생되었고 심지어 흉터도 남지 않을 때가 많았다. FAAH 유전자에 돌연변이가 있는 쥐 모델에서도 피부 상처의 회복이 빨랐던 것으로 확인된다.[10] 이는 FAAH에 의해 분해되는 지방산 중 하나가 피부 세포 증식을 자극하기 때문으로 보인다.

조의 이야기는 그저 특이하다고만 할 수 없는 놀라운 사례다. '통증'과 '두려움'은 위험 가득한 우리의 삶을 헤쳐나가는 데 꼭 필요한 지표이자 길잡이, 우리의 생존에 반드시 있어야 하는 것으로 오랫동안 여겨졌다. 하지만 조에게는 그 두 가지가 모두 없었다. 통증이 없으면 인생에 아무런 자극이 없으니 어느 면에서 삶이 지루할 것이라는 말도 일리가 있다. 하지만 조가 살아온 삶은 전혀 그렇게 보이지 않았다. 2021년에는 태어나서 처음으로 통증을 느끼는 실험에 참여했는데, 심지어 매우 기대에 부풀어 있었다. 조는 걱정이 없다는 점에서도 다른 선천성 무통각증 환자들과 큰 차이를 보인다. 불안 수준이 그녀처럼 현저하게 낮은 무통각증 환자는 없었다. 이는 몸에서 분비되는 아난다마이드와 대마초 성분에서 발견되는 테트라하이드로칸나비놀로 활성화되는 칸나비노이드 수용체의 일종인 CB1 수용체에서 신호전달이 증가하기 때문일 수 있다. CB1 수용체의 활성화가 증가하면 불안감과 두려움이 낮아지고 스트레스가 많은 상황을 대처하는 데 정신적으로나 육체적으로 도움이 된다.[11] 그런 의미에서 조는 통증과 심리 상태가 얼마나 밀접한 관련이 있는지를 보여주는 살아 있는 증거라 할 수 있다.

나비드와 조에게서 발견된 돌연변이는 통증이 통제되고 조절되는 방식이 매우 다르다. 나비드의 SCN9A 변이가 신경 입구에서 통증을 차단한다면, 조의 FAAH-OUT 변이는 내인성 천연 진통제를 증가시켜 통증을 차단한다. 아난다마이드의 강력한 진통 효과를 확인해준 조의 사례는 엔도칸나비노이드 체계에 작동하는 새로운 진통제 개발의 희망이 되고 있다. 불안 장애나 우울증 치료 시에 조의 낙천적인 성격을 재현할 수 있을지에 대해서도 궁금증이 인다.

FAAH에 대한 데이터가 쌓이면서 FAAH 억제제가 상당수 개발되었지만 안타깝게도 아직 효과를 인정받은 약물은 없다. 기적의 진통제를 찾기 위한 제약사들의 경쟁 속에 비극적인 사고도 벌어졌다. 2016년 프랑스의 임상시험에서 새로 개발된 FAAH 억제 약물이 신경계에 예상치 못한 증상을 일으켜서 한 명이 목숨을 잃었고, 네 사람이 영구적인 뇌 손상을 입었다.[12] 신체 여러 조직에 걸쳐 여러 다른 물질을 분해하는 효소를 차단한다는 것은 매우 어려운 일이다. 조 같은 사람들이 앞으로 더 많이 나타난다면 통증 치료 연구의 새로운 촉매제 역할을 할 수 있을 것이다. 2019년 그녀는 TV에 출연해서 악마의 고추라 불리는 스카치 보네트를 먹으며 대중의 큰 관심을 받았다. 그 후로 통증을 느끼지 않는다고 주장하며 실험에 자원하는 사람들이 점점 늘고 있다. 어쩌면 무통각증은 우리가 생각했던 것보다 더 흔할지도 모른다.

출산의 고통을
느끼지 않는 여성들

"척추로 볼링공이 날아오는 것 같다." "입속으로 머리를 집어넣는 것 같다." "골반에 지진이 나는 느낌이다." 출산의 고통이 어느 정도인지 알고 싶다면 마음의 준비를 단단히 해두는 것이 좋다. 나는 의대생일 때 첫 아이를 받은 후로(정확히 말하면 경험 많은 조산사가 출산 과정을 주도하고 내가 그 옆에서 어리바리하게 보조하며 공포와 경외심이 뒤섞인 감정이 되어, 아이가 태어나는 장면을 목격한 후로) 아이를 낳은 모든 여성에게 무한한 존경심을 갖게 되었다. 아이를 낳는다는 것은 용기, 담력, 체력, 그 어느 것 하나 빼놓을 수 없는 영웅적인 행위다. 여성마다 정도의 차이는 있겠지만 대부분의 여성은 출산할 때 어느 시점에서 통증을 느낀다. 캔디스라는 여성을 제외하면 말이다.

"저도 첫 아이 때는 엄청 아플 것 같아 걱정을 많이 했어요." 노샘프턴셔 출신의 보조 교사인 그녀가 처음 진통이 시작되었을 때를 떠올리며 이렇게 말했다. "크리스마스를 앞두고 쇼핑하고 있는데 갑자기 배에서 찌릿한 느낌이 들었어요. 약간 이상했지만 그렇게 아픈 건 아니어서 심각하게 생각하진 않았죠." 아직 예정일이 일주일이나 남아 있었고 전에도 그런 적이 몇 번 있어서 가진통이겠거니 생각했다. 그래도 서둘러 쇼핑을 끝내고 집으로 돌아왔다. 마침 출산 교실에서 만난 다른 임신부 친구가 집으로 놀러 왔다. 그 친구는 출산에 대한 걱정이 너무 심해서 지역 조산사(영국 의료제도에서 제공하는 혜택이다—옮긴이주)와 같이 왔다. 캔디스가 그들과 커피를 마시며 이야기를 나누는데 다시 배가 쪼이는 느낌이 들었다. "저, 이제 진통이 시작되는 것 같아요." 조산사는 수다스럽게 말도 잘하고 너무 여유 있는 캔디스의 모습에 아직 진통이 아니라고 확신했다. 그래도 혹시 모르니 병원은 가보라고 했다. 병원에 도착하고 보니 자궁경관이 3센티미터가 열려 있었다. 그리고 한 10분 만에 10센티미터가 열리며 너무 쉽게 아기가 쑥 빠져나왔다. "두 번 정도 진통을 느끼고 힘을 한 번 줬는데, 아기가 그냥 쑥 빠져나왔어요. 럭비공처럼요."

캔디스는 통증이 어떤 느낌인지 안다. 친구들보다 통증 역치가 높다고는 생각했지만 그 사실을 직접 확인한 것은 별다른 통증 없이 세 번의 출산을 하고 난 뒤였다. 우즈 박사의 연구팀은 출산할 때 통증을 느끼지 않는 여성들의 이야기를 듣고 그들을 연구해 '자연 경막외 마취' 역할을 하는 변이유전자를 찾아냈다. 마이클 리 박사는 첫 아이를 출산할 때 진통제를 요구하지 않은 여성 1천여 명을 모집해 팔에 뜨거운 열을 가하거나 혈압측정 띠로 팔을 압박하거나 손을 얼음물에 집어넣는 실험으로 그들의 통증 역치를 측정했다.[13] 아니나 다를까, 그 여성들은 출산할 때 진통제를 원했던 대조군의 여성들보다 통증 역치가 높게 나타났다. 그러나 사고력이나 정서적 능력에서는 두 그룹 간에 별다른 차이가 없었다(여기서 '통증 역치'라 함은 어떤 자극을 통증으로 느끼기 시작하는 최소의 자극 세기를 의미한다는 것에 유의해야 한다. 견딜 수 있는 최대한의 자극 세기를 의미하는 '통증 내성'과는 다른 의미다).

연구팀은 두 그룹 여성들의 염기서열을 분석한 결과, 분만 시 통증을 느끼지 않는 여성들은 KCNG4 유전자 변이가 훨씬 높게 나타난다는 것을 발견했다. KCNG4 유전자는 $Na_v1.7$ 채널에서 볼 수 있듯이 통각수용기 말단에서 관문 역할을 하는 $K_v6.4$ 채널을 암호화하여 신경 세포의 칼륨 흐름을 통제한다. 하지만 KCNG4 유전자 변이는 나비드의 $Na_v1.7$ 변이와 크게 두 가지 점에서 다르다. 첫째, KCNG4 유전자 변이는 통각수용기의 관문을 완전히 차단하는 것이 아니라서 통증을 완전히 느끼지 못하는 것은 아니다. 대신 채널이 불안정해져서 통증을 느끼려면 훨씬 큰 자극이 필요하다. 쉽게 말해서 KCNG4 유전자 변이가 있으면 통증 역치가 높은 사람이 될 수 있다. 둘째, KCNG4 유전자 변이는 나비드나 조의 경우와 달리 훨씬 흔하다. 대략 여성 100명 중 한 명은 이 변이를 보유한 것으로 알려진다. KCNG4 유전자 변이는 단순히 신기한 현상을 넘어서 새로운 기회로 활용될 수 있다. 만약 $K_v6.4$만 표적으로 삼는 새로운 진통제가 나온다면 산모나 아기에게 부작용을 일으키지 않고 분만통을 완화하는 혁명적인 방법이 될 것이다.

캔디스의 사례는 우리가 통증을 느끼는 방식에 유전자 변이가 어떤 영향을 주는지를 보여준다. 물론 통증 역치와 통증 경험에 영향을 주는, 아직 우리가 모르는 유전자 변이도 더 많을 것이다. 어릴 때 싸움을 잘하기로 소문난 친구가 있었다. 빨간 머리를 가진 스코틀랜드 출신의 덩컨이라는 그 친구는 또래 아이들보다 머리 하나만큼 더 크기도 했지만 자신이 그렇게 힘이 센 것은 스코틀랜드 사람들이 고통을 못 느끼기 때문이라고 떠들어댔다. 실제로 주먹이 세기는 했다. 흥미롭게도 연구 결과를 보면 빨간 머리를 가진 사람들은 전기자극을 포함한 여러 종류의 자극에 좀 더 통증 역치가 높고, 열 자극에는 더 민감하게 반응하는 것으로 나타난다.[14] 이는 빨간 머리의 색소를 생성하는 멜라노코틴 1 수용체 유전자에 돌연변이가 있기 때문일 가능성이 크다.

당뇨 합병증으로 인한
통각 상실

"철의 가슴을 가졌으되 흙의 발을 가졌노라!"

확실히 피터는 혈관 수술 병동에서 제일 유쾌한 환자였다. 은퇴한 영어 교수인 그는 오른발 절단 수술을 받는 날 아침에도 회진 나온 의사들에게 밝은 표정으로 바이런의 시를 읊었다. 약간 뚱뚱한 체구에 피부색이 불그스름하고 희끗희끗한 머리카락이 뒤통수에도 얼마 남지 않은 중년의 나이였던 그는 내가 수련의일 때 만난 환자였다. 그는 심심할 때마다 나를 불러 세워 재밌는 이야기나 시를 들려주곤 했다. 나는 그가 발을 절단하기에 이른 과정을 누구보다 잘 알고 있었다. 통증을 자각하지 못한 결과로 그런 끔찍한 일을 겪게 되는 이야기는 그렇게 특별한 사례가 아니었다.

피터는 10년 전 정기 검진을 받을 때 일반의로부터 제2형 당뇨병을 진단받았다. 혈당 수치를 낮춰주는 약을 처방받았지만 잘 챙겨 먹지 않았다. 6년 동안 별다른 증상 없이 잘 지냈다. 그러던 어느 여름, 연구실의 베이지색 카펫에 핏자국이 길게 나 있는 것을 발견했다. 오른발에서 피가 흐르고 있었다. 자세히 보니 큼지막한 가시가 살갗을 파고들어 발 깊숙이 박혀 있었다. 맨발로 화단을 손질할 때 가시를 밟은 것 같았다. 하지만 가시가 들어갈 때나 살에 박혀 있을 때, 심지어 뺄 때도 아픈 느낌이 없었다. 상처는 금세 아무는 듯했다. 그 후로 다시 정원도 가꾸고 한적한 시골 마을을 돌아다니며 은퇴 후의 삶을 즐겼다.

사실 그의 몸에서는 당뇨병의 합병증 중 하나인 당뇨성 신경병증이 진행되고 있었다. 높은 혈당 수치와 인슐린 신호 감소, 비정상적인 콜레스테롤 수치가 발 신경과 혈관에 서서히 염증을 일으켰다. C-신경섬유가 가장 먼저 망가졌을 가능성이 크다. C-신경섬유는 신경을 덮고 있는 미엘린이라는 지방질이 없어서 느린 통증을 전달한다. 그 후 발가락에서 다리로 이어지는 다른 신경들도 서서히 손상되고 망가져서 두 발 전체가 완전히 통증을 느끼지 못하는 상태가 된다.

특히 옥스퍼드의 시골길을 오랫동안 산책하며 시를 즐긴 그의 생활방식이 양발의 뼈와 관절까지 손상을 입혔다. 왼발의 손상은 더 심했다. 보통 팔다리에 상처가 생기면 신경이 뇌에 휴식이 필요하다는 신호를 계속 전달하기 때문에 통증에 민감해진다. 하지만 당뇨성 신경병증이 있으면 신경이 죽기 때문에 이 신호를 잘 보내지 못한다.[15]

피터는 발뼈가 닳고 무너져 내리고 있는데도 산책을 멈추지 않았다. 지속적인 움직임과 만성 염증이 누적되면서 뼈 구조가 점점 약해졌다. 하지만 발이 너무 부어서 등산화를 신지 못할 지경에 이르러서야 발에 문제가 있다는 것을 알게 되었다. 그제야 병원을 찾아가서 보니 발이 부은 정도가 아니라 발의 아치 부분이 완전히 무너져 있었다. 10년 만에 찾아간 일반의는 신경 손상으로 뼈와 관절 손상이 일어나는 '샤르코 발'이 진행되고 있다고 설명했다. 장 마르탱 샤르코라는 프랑스 신경학자의 이름을 따서 지은 이름인데, 심하면 발을 절단해야 하는 병이다.

일반의는 당연히 오른발도 검사해보았다. 오른발 아치와 발볼에 3센티미터 크기의 궤양이 뼈가 보일 만큼 피부 깊숙이 침투해 있었다. 그의 당뇨병성 족부 궤양은 발의 감각이 죽어서 발견을 못했을 뿐 몇 해 전 가시로 인해 생긴 작은 상처에서 시작되었을지 모른다. 당뇨병성 족부 궤양은 대수롭지 않은 질환으로 보일 수 있지만 끔찍한 결과로 이어질 때가 많다. 2017년 리즈 대학교 연구진이 당뇨병성 족부 궤양이 있는 환자들을 1년간 추적 관찰한 결과, 상태가 호전된 환자는 절반 미만이었고 일곱 명 중 한 명꼴로 발 전체나 일부를 절단해야 했다.[16]

피터의 왼발에 생긴 '샤르코 발'은 드문 사례다. 하지만 통증을 인지하지 못해 궤양이 생기고 결국 발을 절단하기에 이르는 사례는 드물지 않다. 세계적으로 당뇨병 환자는 약 5억 명에 달하고,[17] 그중 절반이 말초 신경 손상을 입는다.[18] 신경 손상이 오면 만성 통증에 시달릴 수도 있고, 반대로 통증을 감지하는 능력이 떨어지거나 완전히 사라지기도 한다. 그래서 상처를 제때 치료하지 못해 조직 손상이 심해지고 궤양이 생겨서, 심한 경우 발을 절단하거나(당뇨병성 족부 궤양은 비외상성 절단술의 주된 원인이다) 죽음에 이르기도 한다.[19] 개인의 희생 못지않게 사회가 치러야 하는 대가도 만만치 않다. 2015년 당뇨병성 족부 궤양 치료에 쓰인 영국 국민건강보험의 지출은 유방암, 전립선암, 폐암 치료를 합한 금액보다 큰 것으로 조사되었다.[20] 나비드와 조의 사례가 우리 몸에서 통증 감지 시스템이 어떻게 작동하고 통증이 우리의 생존에 왜 중요한지를 알려주었다면, 피터의 사례는 작은 병을 제때 치료하지 않고 방치했을 때 얼마나 엄청난 결과를 초래하는지를 알려준다. 피터의 사례 역시 통증을 느끼지 못하는 수많은 사례 중 하나에 속한다.

통증에 무관심한 사람들

20세기 초의 빈은 연구를 좋아하는 정신의학자들에게 틀림없이 천국이었을 것이다. 지그문트 프로이트의 고향인 빈은 정신분석학의 요람일 뿐 아니라 신경학을 포함한 여러 의학 분야의 눈부신 업적이 수없이 이루어진 곳이다. 세계적인 의학 박사들이 빈으로 모여들었고, 특이한 증상의 환자들도 자연스럽게 많이 몰렸다.

폴 쉴더 박사와 에르빈 슈텡걸 박사는 특이한 사례를 많이 보았기 때문에 웬만해서는 잘 당황하지 않았는데, 안나 앞에서는 그러지 못했다. 안나라는 여성은 사람들이 말리지 않으면 자신에게 계속 상처를 입혔다. 뜨개질바늘로 자신을 찌르거나, 정말 호기심에서 그러는 것으로 보이기는 했지만 물체들을 눈에 밀어 넣었다. 쉴더 박사와 슈텡걸 박사는 처음에 그녀가 자해 행동을 보이는 것이라고 생각했다. 하지만 여러 검사를 시행한 결과, 통증 체계에 문제가 있었다. 뾰족한 물체로 오른손을 찌르자 그녀는 방긋 웃더니 다시 약간 찡그린 표정으로 "아, 이게 그 통증이라는 거군요"라고 말했다.[21]

안나는 통증을 알아차렸고 통증을 느끼면 얼굴을 찡그리기도 했다. 하지만 통증이 고통스럽거나 불쾌하지 않았다. 말 그대로 통증이 와도 아무런 느낌이 들지 않았다. 통증의 세기와 특징은 구별할 수 있었다. 즉, 꼬집는 느낌과 전기 충격의 느낌이 어떻게 다른지는 설명할 수 있었다. 그러나 통증에 대한 감정, 즉 두려움, 혐오감, 싫은 감정 같은 반응이 전혀 없었다. 통증에 대한 감정 반응이 없으므로 위험한 자극을 적극적으로 피하지 않았다. 그래서 상처를 입을 때가 많았다. 주의력이 떨어지거나 인지 기능에 문제가 있는 것은 아니었다. 그렇다고 가학적 행동에서 쾌감을 느끼는 변태 성욕자는 더더욱 아니었다. 그녀에게는 통증이 그저 아무런 의미가 없었다.

그 후 수십 년간 비슷한 증상을 보이는 사람들이 더 나타났다. 스페인의 신경학자 마르셀로 베르시에 박사는 1980년대에 여섯 건의 사례를 더 찾았다.[22] 뇌 영상 촬영과 조직 검사 결과, 그들은 대부분 정서적 뇌로 불리는 편도체, 뇌섬엽, 전측 대상피질에 손상이 있었다. 그 손상은 주로 성인이 된 후에 생긴 뇌졸중이나 뇌종양이 원인이 될 때가 많으므로 환자들은 대부분 그전까지 통증을 '정상적으로' 느꼈다. 안나의 사례로 최초 기록된 이 희소 질환은 '통각 마비'라는 이름으로 불린다. 뇌의 특정 부위에 생긴 손상으로 나타나는 이 질환은 통증이 감각뿐 아니라 감정과도 깊이 관련되어 있음을 보여준다. 통각마비 환자는 '감각 식별' 경로는 정상적으로 존재한다. 이 감각 식별 경로는 정보를 (척수시상로라는 섬유 다발을 통해) 척수에서 뇌로 보낸 후 위험 신호가 어디에서 오는지, 어떤 위험이 발생하고 있는지 식별한다. 그다음 느린 두 번째 통증 신호가 뇌로 이동해 감정 조절 부위를 활성화하는데, 바로 그 부위가 손상될 때 통각 마비가 나타난다. 이는 최근 역으로 된 시나리오를 통해 확인된 바 있다. 2020년 프랑스에서 이루어진 한 흥미로운 연구에서 뇌전증 환자 네 사람을 확인했더니, 발작 활동이 정서적 뇌를 담당하는 국소 부위에서만 나타났다. 그들은 발작이 일어나는 동안 통증의 불쾌감을 느끼고 통증을 드러내는 행위도 나타냈지만 통증이 어떤 느낌인지, 어디서 느끼는지는 설명하지 못했다.[23]

통각 마비가 감각 통증 체계에는 문제가 없고 감정 체계에만 문제가 있다면, 그 반대의 문제를 가진 사람들도 소수 존재한다.[24] 그들은 손에 화상을 입으면 불쾌한 감정 반응을 보인다. 하지만 통증의 특징 (뜨거운 느낌인지 찌르는 느낌인지)이나 통증이 어디서 느껴지는지는 설명하지 못한다. 이 경우 뇌 손상은 일차 체감각피질과 이차 체감각피질같이 감각 통증 경로를 형성하는 부위에 위치한다.

안나는 통증에 무감각한 나비드, 조, 캔디스, 피터 같은 이들과 달리 통증에 관심이 없다. 통각 마비 환자들은 위험 신호를 전송하고 감지하는 과정이 정말로 통증이라는 경험을 일으키는 것이 아님을 보여준다. 통증은 조직 손상을 나타내는 감각적 경험으로 '잘못' 여겨지고 묘사될 때가 많다. 하지만 안나의 사례를 보면 통증을 인식한다는 것은 단지 어떤 감각을 식별하는 것이 아니라 그 감각을 '느끼는' 것임을 알 수 있다. 통각 마비라는 현상은 통증의 핵심을 관통한다. 즉, 통증은 단순하게 어떤 감각이나 느낌이 아닌 감각, 감정, 사고 등이 놀랍도록 오묘하게 뒤섞여 있는 것이다. 통증은 보호가 필요한 신체 부위를 주목하지 않을 수 없게 만드는 강력한 경험이다. 베토벤이 가장 훌륭한 오케스트라 연주를 통해 초월적 경험을 선사하고자 다양한 악기와 그 악기를 연주하는 수십 명의 음악가를 필요로 하듯이, 우리에게 통증이라는 현상이 나타나기 위해서는 인간 존재의 다양한 측면이 즉각적으로 조정되는 많은 신경과 뇌 영역이 필요하다. 그런 의미에서 보면 발가락이 문틀에 부딪혀서 통증이 일어나는 것은 교향곡 연주의 가치에 버금간다고 할 수 있을 것이다.

통증을 느끼지 않는(혹은 느끼지만 통증에 관심이 없는) 사람들은 제약계의 관심 대상이다. 그들은 통증에 관한 이해를 빠르게 확장시키고, 미래형 진통제에 필요한 메커니즘을 조금씩 드러내고 있으며, 통증의 주된 역할이 무엇인지 보여주고 있다. 통증이 없다면 우리는 몸에 난 상처를 돌보지 못할 것이고 예기치 않은 죽음에 이를 수 있다. 통증은 우리를 돌보길 원한다. 통증으로 삶이 망가지고 통증을 다스릴 방법을 찾느라 고군분투하는 과정에 있더라도 우리는 그 사실을 잊어서는 안 된다.

3장

통증 과학의
새로운 화두

관심 전환과 상상력을 이용한 통증 완화

음악에 맞아 아픈 사람은 없다.
_밥 말리

기차 지붕에 얼굴을 대고 바닥에 납작 엎드렸다. 얼굴 옆으로 초록 가득한 독일의 시골 풍경이 스쳐 지나갔다. 저 멀리 앞쪽 기관실에서 검은 연기가 쉬지 않고 피어올랐다. 목표물을 찾아 포복 자세로 천천히 기어가며 긴장된 마음으로 주위를 살폈다. 그러던 중 한 사람을 발견했다. 회색 코트에 초록 군모를 쓴 나치 SS 대원이 튀어나온 통풍관 뒤에 몸을 숨기고 있었다. 하지만 이미 내 위치가 발각된 뒤였다. "경보 발령!" 그렇게 외친 그는 들고 있던 루거 권총으로 내게 총알 세례를 퍼부었다.

실은 게임 속 이야기다. 긴 여름 방학을 보내던 어느 날 〈대탈출The Great Escape〉이라는 비디오 게임에 빠져 있을 때였다. 나는 목숨을 걸고 스위스 국경을 탈출하려는 전쟁 포로였다. 게임에 너무 집중한 나머지 시간이 얼마나 흘렀는지, 다른 식구들은 뭘 하는지 내 의식 안에 없었다. 내가 혹은 내 캐릭터가(어쨌든 우리는 하나였으니까) 나치군에게 총을 쏘고 다리 밑에 숨었다가 다시 기차 지붕 위로 기어오르려는데, 왼발에서 약간 불편한 느낌이 들었다. 하지만 앞칸을 향해 전진하는 데 정신을 쏟고 있는 것을 방해할 만큼 불편하지는 않았다. 얼마쯤 시간이 지났을까. 아주 늦은 시간이 되어서야 결국 그 레벨을 끝낸 나는 의자 등받이에 기대어 눈을 감았다. 통증이 느껴진 것은 그때였다. 왼발에 불편한 느낌이 들어서 발을 세차게 흔들었다. 그 순간 신고 있

고통의 비밀

던 슬리퍼와 함께 얼마 전 입양한 새끼고양이 중 한 마리가 같이 날아 갔다. 내 발가락에 달라붙어 있었던 모양이다. 아래를 내려다보니 카 펫 위로 핏방울이 보였다. 발가락에서 나는 피였다. 고양이가 30분 이 상 내 발을 물고 할퀴고 있었는데, 나는 그 사실을 전혀 모르고 있었 다. 게임이 끝남과 동시에 상황이 종료되기는 했지만 다른 차원에 빠 져 있느라 통증 생성이 완전히 차단되었던 것이다.

통증 연구자들도 당연히 관심 전환이라는 요소를 놓치지 않았다. 특히 워싱턴 대학교에 있는 HIT 연구소는 환자들의 통증을 줄이는 방 법으로 지금까지 20년 동안 가상 현실을 이용하고 있다. 가상 현실 연 구의 선구자로 불리는 헌터 호프만 박사는 화상 환자들이 화상 치료 의 극심한 통증을 벗어날 수 있도록 바로 그 HIT 연구소에 특별한 공 간을 만들었다. 그것은 〈스노월드SnowWorld〉라는 가상 세계이다. 환자 들은 의료진이 주는 VR 고글과 소음 차단 헤드폰을 착용하는 순간 병 원 진료실에서 다른 차원으로 이동한다. 눈앞에 새하얀 얼음 나라가 펼쳐지고, 털이 북슬북슬한 거대한 매머드가 눈더미 사이를 거닐고 있으며, 얼음 계곡 아래로 펭귄들이 뒤뚱뒤뚱 걸어 다닌다. 계곡 위로 유쾌한 모양의 눈사람 캐릭터도 신나게 동동 떠다닌다. 환자들은 눈 뭉치를 던져서 게임 속 동물 캐릭터를 맞혀 터뜨리면 된다. 그러는 동 안 헤드폰에서는 폴 사이먼이 부르는 경쾌한 멜로디의 〈You Can Call Me Al〉이 흘러나온다. 이 노래가 선택된 뒷이야기가 재미난다. 폴 사 이먼이 박람회에서 이 게임을 체험할 기회가 있었는데, 게임을 하고 나서 호프만 박사를 만나 다른 것은 좋은데 음악이 별로라며 자신의 음악을 써보지 않겠느냐고 제안했다고 한다. 호프만 연구소의 자료에

따르면 화상 환자들이 치료를 받는 동안 〈스노월드〉를 체험하면 통증이 35~50퍼센트까지 감소했다.[1]

　〈스노월드〉 3D 게임의 통증 완화 효과는 환자들의 뇌를 촬영했을 때 통증과 관련된 뇌 활동이 감소한다는 사실로도 확인된다. 호프만 연구팀은 환자들의 통증이 상당한 정도로 감소하는 것은 관심 전환이라는 요인뿐 아니라 환자들이 가상 체험의 효과를 기꺼이 믿고 싶어 하기 때문이라고 주장한다. 즉, 뇌의 입장에서는 통증이 줄어드는 보상이 즉각 주어지기 때문에 적극적으로 게임에 참여하고 싶은 동기가 생긴다. 또 다른 초기 증거를 보면 가상 체험과 환각제를 함께 이용했을 때 환자의 체험 몰입도를 높여 통증 완화 효과가 증가했다.[2] 일반적인 진통제는 (부작용 문제는 논외로 하더라도) 효과의 지속력이 불확실한 데 반해, 가상 체험은 시간을 정확히 정해둘 수 있다는 장점이 있다. 즉, 원하는 시간에 맞춰서 효과를 보고 중단하고 싶을 때 언제든 중단할 수 있다. 게다가 기술 발전에 따른 시장 인센티브가 있다는 장점도 있다. 통증 연구자들은 새로운 진통제를 개발하지 않는 한 시장에서 얻는 인센티브가 거의 없다. 만성 통증의 경우, 가장 효과적인 치료법은 비약물적인 방법일 때가 많다. 물론 가상 체험이 단기 통증에는 확실한 효과를 보였지만 만성 통증에도 효과가 있는지를 알기에는 아직 미미한 증거 수준이다.[3] 행복한 상상을 해보자면 미래에는 통증 환자들이 각자의 집에 VR 헤드셋을 두고 자신의 통증 형태에 맞게 설계된 가상 세계를 체험하면서 통증에 대한 관심을 주기적으로 전환할 수 있기를 희망한다. 통증 환자들이 가상 현실 밖에서도 통증을 안전하게 느껴서 통증에 더 잘 대처할 수 있도록 뇌 회로를 재구성하는 방법을 활용하는 것이다.

현실 세계에서 우리가 경험하는 대부분의 통증은 관심이 어디에 집중해 있는가로 결정된다. 가령 재밌는 영화나 소설에 빠져 있을 때 주변에서 무슨 일이 일어나는지 잘 모르듯이 다른 데 관심을 집중하고 있으면 통증도 잘 느끼지 못한다. 지금 이 책을 읽는 독자 여러분의 뇌도 주변 소음이나 주변 시야에 있는 물체 혹은 책이 주는 촉감을 필터링하고 있다. 책의 내용에만 집중했을 때는 느끼지 못하다가 책의 무게감이나 질감에 집중하다 보면 느낌이 오기 시작한다. 그 모든 촉감 정보는 우리가 그것을 '느끼기' 훨씬 전인 책을 드는 순간에 이미 뇌에서 감지된 것이다. 감각상의 관심 전환이 극단적으로 나타난 사례는 영국인의 모습을 가장 잘 보여준다고 알려진 워털루 전투 참전 장교들의 대화에서 엿볼 수 있다. 영국 귀족이자 장교였던 옥스브리지 경은 1815년 워털루 전투에서 기병대를 이끌던 중에 프랑스군의 집중포화를 받았다. 수많은 병사와 말이 포탄에 죽어가는 모습을 보며 군대를 지휘하던 그도 어느 순간 대포에 맞았다. 다리가 날아간 줄 모르고 계속 전투를 지휘하던 옥스브리지 경은 얼마 후 다리가 없어진 것을 발견하고 옆에 있던 웰링턴 공작에게 남 일인 듯 태연히 (아마 영국 신사 특유의 억양으로) "맙소사, 제 다리가 없어졌군요"라고 했고, 그 말을 들은 웰링턴 공작도 (똑같은 억양으로) "맙소사, 그러네요"라고 말했다.[4]

이 이야기는 사실일 수도, 사실이 아닐 수도 있다. 하지만 나 역시 버밍엄에 있는 세계적인 국군 병원에서 근무할 때, 전투 중에는 다쳐도 아프지 않다고 말하는 군인들을 많이 만나보았다. 통증이 부상의 직접적인 척도가 아님을 명확하게 보여주는 이런 특이한 현상은 인간이 싸움을 시작한 고대 전투 때부터 있었던 것으로 알려진다. 고대 로마 철학자 루크레티우스는 "낫이 달린 거대한 전차가 무자비한 살육으로 피에 물든 채 순식간에 사람들의 팔다리를 잘라내면 사람들은 고통도 느끼지 못하고 다시 전투와 학살 가운데로 뛰어든다"라고 기록했다.[5] 옥스브리지 경은 전투에서 살아남아야 한다는 생각에 집중해 있어서 자신의 몸에 난 상처에는 관심을 기울이지 않았기 때문에 고통을 느끼지 못했을 것이다.

이쯤에서 아드레날린에 관한 잘못된 믿음을 바로잡을 필요가 있을 것 같다. 위기 상황에서 위험 신호를 차단하고 통증을 느끼지 않게 해주는 것은 아드레날린 덕분이 아니다. 물론 아드레날린이 분비되면 그 상황에 대한 몰입도가 높아져 통증을 느끼지 않을 수 있다. 하지만 아드레날린은 통증을 차단하는 역할을 하지 않으며 오히려 통증을 증가시키기도 한다. 통증을 줄이는 주된 화학 분자는 오피오이드다. 오피오이드는 모르핀 역할을 하는 천연 진통제로, 뇌에 저장되어 있다가 통증을 줄일 필요가 있다고 판단될 때 분비된다. 옥스브리지 경이 다리가 잘려나가도 통증을 느끼지 않은 것은 관심 전환이라는 요인뿐 아니라 더 복잡한 이유가 있다. 즉, 그의 무의식적 뇌가(혹은 경호 팀이) 시각 입력과 통각 입력을 평가했을 때 지금 당장 사력을 다해 싸우는 것이 통증을 느끼는 것보다 생존에 더 중요하다고 판단해서 다리에서 올라오는 위험 신호를 모두 차단했기 때문이다.

반대로 위험해 보이는 자극에 관심을 더 집중하면 통증을 더 많이 느끼게 된다. 1954년 영국의 심리학자 홀 박사와 스트라이드 박사는 불안해하는 피실험자들에게 지시문을 전달할 때 '통증'이라는 단어를 넣기만 해도 그전까지 통증을 전혀 일으키지 않던 전기 충격에 고통스러운 반응을 보인다는 것을 발견했다.[6] 우리는 관심을 전환하는 것이 통증 완화에 큰 도움이 된다는 중요한 사실을 놓칠 때가 많다. 아이를 키워본 부모라면 잘 알 것이다. 무엇보다 이 방법은 통증의 종류를 가리지 않고 활용될 수 있다는 장점이 많다. 물론 환자들의 통증을 줄이기 위해 VR 기술 같은 새로운 기술도 많이 개발되고 있지만, 고차원적인 기술이 필요하지 않은 간단한 방법도 많다. 한 연구 결과에 따르면 fMRI 촬영으로 환자의 뇌를 관찰한 결과, 통증을 일으키는 자극에 노출되는 동안 기억 과제를 제시했을 때 통증이 더 적게 인식되는 것으로 나타났다.[7] fMRI 촬영 이미지를 보면 관심을 전환하게 하는 그 행위가 척수에서 오는 위험 신호를 차단한다. 재밌는 점은 기억 과제와 함께 오피오이드 해독제인 날록손을 투여하면 관심 전환의 진통 효과가 40퍼센트 감소한다는 점이다. 즉, 통증 자체에 집중하지 않고 관심을 전환하면 뇌에 저장되어 있던 오피오이드가 분비되어 척수에서 오는 통각 신호가 차단된다는 것을 알 수 있다. 그래서 나는 환자들을 채혈하는 동안 병에 관련된 과거 이력이나 휴가 계획, 갖고 싶은 물건같이 생각과 고민이 필요한 질문을 자주 한다. 단순한 행위이지만 그런 질문들이 환자들에게는 주사 통증을 덜어주는 실질적인 진통제 역할을 하기 때문이다. 마찬가지로 만성 통증 환자들은 통증 자체에 집중하지 말고, 사람들을 만나 이야기를 나누거나 좋아하는 음악을 듣고 책을 읽는 등 관심을 전환할 방법을 적극적으로 찾아보는 것이 좋다. 의료기관 역시 그런 관점에서 환자들에게 도움을 줄 장치를 마련할 필요가 있다.

"자, 눈을 감고 자연스럽게 호흡합니다……."

나는 경험 기반 증거를 앞세우고 논리적 연구를 지향하며 (이런 말을 해도 될지 모르지만) 우월감에 젖어 있는 서양 의학을 수련한 의사다. 그런 내가 최면 치료를 받았다. 아주 어릴 때부터 과민대장증후군을 앓았던 나는 시시때때로 찾아오는 복통과 설사로 배가 자주 아팠다. 어떤 때는 아무 일도 할 수 없을 만큼 아픈 날도 있다. 약물치료나 식이요법은 효과가 없었다. 과민대장증후군은 원인과 치료법이 잘 이해되지 않는 복잡한 질환이다. 하지만 최근 들어 장과 뇌의 연결축이 제대로 기능하지 못해서 생긴다는 증거들이 많이 발견되고 있고, 내가 읽은 수많은 논문에서는 심리적 스트레스가 있을 때(나의 경우 의과 공부와 잦은 교대 근무로 인한 스트레스로) 장이 민감해질 수 있다는 주장을 힘 있게 하고 있었다. 자료를 찾을수록 내 고질병을 낫게 해줄 것 같은 방법이 계속 나타났다. 그러나 의대에서 6년을 공부하는 동안 한 번도 접하지 못한 방법이 있었는데, 바로 최면 요법이다.

최면에 관한 내 지식은 회중시계를 흔드는 무대 최면술사나 마음을 조종하는 영화 속 악당처럼 우스꽝스럽거나 음침한 느낌이 대부분이었다. 다행히 내가 만난 최면 치료사는 그런 이미지와는 거리가 멀었다. 밝은색 셔츠를 입고 친절하게 웃음 짓던 폴은 옥스퍼드 외곽에 있는 자신의 진료실 안으로 나를 안내했다. 진료실에는 안정감을 주는 회색 가구들이 깔끔하게 배치되어 있었고 창문에 친 블라인드 사이로 따뜻한 초가을 햇살이 비쳐 들었다. 회중시계 같은 것은 없었다. 나는 폴의 맞은편 안락의자에 앉아 러그 위로 발을 올렸다. 폴은 먼저

고통의 비밀

최면 요법에 어떻게 해서 빠지게 되었는지 이야기했다. 조울증과 알코올 의존증이 있던 어머니 밑에서 자란 그는 어린 시절 어머니가 일찍 죽을지도 모른다는 생각으로 항상 불안감에 시달렸다. 어른이 되고 나서 상담으로 도움을 받은 후, 담배를 끊으려고 최면 요법을 받으면서 더 심오하고 강력한 무언가를 경험했다. 그래서 자신이 직접 그 분야에 뛰어들어 몇 년간 더 깊이 연구한 끝에 불안 장애, 중독, 공포증, 통증 치료를 위한 자신만의 치료법을 개발했다.

"숨을 천천히 들이쉬고 내쉬면서 배와 가슴의 움직임에 집중해봅니다……. 숨을 들이쉬면 어깨가 자연스럽게 올라가고 어깨와 팔 근육도 따라 움직입니다. 긴장을 풀고 편하게 숨 쉬면서 몸의 모든 움직임을 느껴봅니다……."

폴은 내가 몸 전체의 감각을 느끼도록 어느 부위에 집중할지 차례차례 알려주었다. 내가 그동안 전혀 관심을 두지 않았던 감각들에 손전등을 하나하나 비추는 것 같았다. 나는 발의 무게감, 숨이 들어가고 나가는 소리, 목과 등 뒤에서 느껴지는 온도 차이를 조금씩 알아차렸다.

"자, 이제 주변에서 나는 모든 소리에 귀를 기울여봅니다……. 선생님은 이 방에 들어오신 순간부터 저쪽 벽에서 나는 희미한 시계 소리를 들었습니다. 에어컨이 돌아가는 소리, 밖에서 나는 자동차 소리도 들었어요. 우리는 주변에서 나는 소리를 모두 듣지만 그 소리들에 귀를 기울이지는 않습니다. 우리 뇌는 더 중요하다고 믿는 것, 더 중요하게 여기도록 훈련받은 것들에 집중하길 원하죠."

나는 완전히 긴장을 풀고 그의 말 한마디 한마디에 빠져들었다. 폴은 이제 내 마음에 집중해보라고 했다. 기분이 좋은지, 나쁜지, 스트레스가 있는지 혹은 편한지 느껴보라고 했다. 어떤 특정한 마음에 과도하게 집중할 필요는 없다고 했다. 어떤 생각이 들면 그것을 알아차리고 인정하고 받아들이거나, 벽에서 나는 시계 소리처럼 소음으로 취급해도 괜찮았다. 다음에는 몸 감각으로 돌아와서 늘 나에게 불편함과 긴장감을 주는 복부에 집중하게 했다. 그리고 내가 통증을 바라보는 방식을 바꾸도록 특정한 이미지를 이용했다.

"선생님 몸속의 장을 떠올려봅니다······. 장을 강으로 한번 상상해보세요······. 세차게 흐르는 강이 아니라 작은 배들이 여유롭게 떠다니는 템스강처럼 잔잔히 흐르는 강을 그려보세요."

최면술은 서양에서 가장 오래된 대화 치료법 중 하나다(의학계에서는 '심리 치료'라고 한다). 하지만 출발이 좋지 않아 지금까지 부정적인 이미지로 남아 있다. 현대 최면술의 창시자는 18세기 독일의 대체 의학계 의사인 프란츠 메스머 박사로 알려져 있다. 최면술을 뜻하는 영어 단어 '메스머리즘mesmerism'은 그의 이름에서 따온 것이다. 메스머 박사는 살아 있는 모든 생명체는 눈에 보이지 않는 '동물 자기動物磁氣'라는 자연의 힘으로 연결된다고 주장하며 모든 질병은 자기의 흐름이 원활하지 않기 때문이라고 했다. 그가 환자들을 치료하는 방법은 환자 맞은편에 마주 앉아서 환자의 몸 아픈 부위에 몇 시간씩 자신의 손을 갖다 대고 자기를 전하는 것이었다. 신기하게도 그러한 치료 후에는 환자들이 쓰러지거나 발작을 일으키곤 했는데, 그는 이를 가리켜 바로 병이 낫는 증거라고 했다. 메스머는 파리로 건너가 '동물 자기 치료법'으로 큰 인기를 얻었다. 그러나 그가 유명해질수록 의학계와 과학계는 그에게 곱지 않은 시선을 보냈다. 1784년 메스머 치료법의 진

　　　　　　　　　　　　　　　　　　　　　고통의 비밀

위를 조사하라는 루이 16세의 명령에 의해 아홉 명으로 구성된 조사단이 꾸려졌다. 미국 헌법의 뼈대를 세운 벤저민 프랭클린과 산소를 발견한 앙투안 라부아지에가 이끈 이 조사단은, 증거 기반 의학의 초기 사례로 알려지는 독창적인 실험과 조사 끝에 메스머의 주장이 전혀 과학적 근거가 없다고 결론 내렸다. 그러나 어쩌면 그들도 오늘날의 의사들이 저지르는 실수를 똑같이 했을지도 모른다. 우리는 과학적으로 설명할 수 없다는 이유로 수많은 사람과 수많은 사례에서 나타나는 최면 요법의 효과를 그냥 지나칠 때가 많다. 벤저민 프랭클린은 "동물 자기 치료법은 상상력을 높이는 기술이다"[8]라는 말로 메스머 치료법의 효과를 거짓으로 단정했다. 물론 동물 자기라는 것은 명백한 허위다. 하지만 상상력으로 통증과 괴로움을 덜 수 있다면 활용해서 안 될 이유가 있을까?

최면 요법이 통증 치료를 포함한 다수의 질환에 과학적으로 효과가 있다고 인정받은 것은 최근 몇 년의 일이다. 하지만 최면 요법은 효과와 원리를 설명하기 어려워 어쩔 수 없이 부정적인 이미지가 있다. 만약 최면 요법을 연구하는 치료사와 과학자, 스무 명에게 최면의 정의를 물어본다면 스무 명의 대답이 모두 다를 것이다. 그래도 공통분모를 찾자면 최면은 '제안을 더 잘 수용하는 변화된 의식 상태'라 할 수 있다. 최면 상태에 놓인 사람들은 한 가지 대상이나 생각에 집중할 수 있어서 주변적인 인식을 줄이거나 차단할 수 있다. 어떤 의미에서는 관심 전환의 한 형태다. 통제된 방식으로 한 가지 대상에 집중함으로써 대립하는 생각과 감각을 최소화하는 것이다. 최면 요법에서 자주 사용되는 단어로 '해리 작용'이 있다. 이는 의식과 무의식이 분리되는 현상을 말하는데, 무의식적 뇌가 의식적 마음을 인식하지 않고 어떤 제안을 듣고 반응할 수 있는 것을 말한다. 최면술에 걸려 누군가의 지시를 무의식적으로 따를 수 있는 것은 그런 이유 때문이다.

사실 우리는 일상에서 생각보다 자주 최면 상태를 경험한다. 늘 같은 길로 출퇴근하면 중간에 좌회전을 하거나 신호 앞에서 멈춰 섰는지 기억이 나지 않는데도 회사나 집에 도착해 있던 경험이 있을 것이다. 또는 파티에 참석했을 때 주변의 시끌벅적한 소음에도 나와 이야기하는 상대의 말만 들리는 경험, 그러다가 어디선가 내 이름이 들리면 마치 머릿속의 누군가가 처음부터 그 대화를 엿듣기라도 한 듯 귀가 그쪽으로 쏠리는 경험을 한 적이 있을 것이다.

최면 상태는 크게 유도 단계와 암시 단계로 나뉜다. 유도 단계에서 폴은 내게 긴장을 풀고 눈을 감으라고 한 다음, 그가 하는 말에 최대한 집중해보라고 했다. 그 뒤 암시 단계에서 내가 느끼는 통증을 새로운 관점으로 바라볼 수 있도록 암시와 이미지화를 이용했다. 최면 치료사는 암시를 통해 환자가 상상 속 사건이나 생각을 실제처럼 경험하도록 돕는다. 폴은 최면 상태를 정의하는 말 중 '진짜처럼 믿는 상상'이라는 표현을 좋아했다. 상상력의 힘을 느껴보라며 최면 요법에서 자주 이용하는 '레몬 실험'을 소개했다. 독자 여러분도 아래 지시문을 읽고 한번 따라 해보기 바란다.

당신은 지금 주방 앞에 서 있다. 평범한 주방의 모습과 소리, 냄새를 떠올려보라. 이제 냉장고로 걸어가 문을 연다. 제일 아래 칸에 레몬이 있다고 상상해보자. 딱 적당한 크기, 적당한 모양의 레몬이다. 레몬을 손에 들고

고통의 비밀

무게감과 껍질의 촉감을 느껴보라. 코에 대고 냄새도 한번 맡아보라. 이제 레몬을 도마에 대고 반으로 잘라 맛을 본다. 손가락 사이로 레몬즙이 흘러내린다. 이제 혀에서 느껴지는 짜릿한 신맛을 입안 가득 느껴보라.

입안에 침이 가득 고인다면 최면 상태에 더 쉽게 도달할 수 있다는 의미다. 최면에 도달하는 정도나 최면 치료의 효과는 사람마다 다르다. 최면 연구 결과를 보면 약 10~20퍼센트의 사람은 최면에 잘 걸리고, 반대로 10~20퍼센트는 전혀 반응하지 않는다. 하지만 조금이라도 반응을 보였다면 암시와 상상력을 통해 몸과 마음의 변화를 가져올 수 있다. 만약 레몬을 상상하는 방법 대신 의식적인 노력으로 침을 분비하려 한다면 뜻대로 잘 안 될 것이다.

나는 최면 요법을 끝내고 평온해진 마음으로 집으로 돌아왔다. 왠지 나을 것 같은 자신감이 들었다. 그 후 매일 아침 10분씩 눈을 감고 녹음된 진료 세션을 들었다. 몇 주 동안은 여전히 배가 아팠다. 하지만 과민대장증후군을 기분 좋은 이미지로 떠올리는 연습이 계속될수록 내가 느끼는 경험에 조금씩 변화가 생겼다. 통증을 바라보는 시각이 점점 더 긍정적인 이미지로 변했다. 나는 통증에 대해 나를 위협하는 어떤 존재라고 생각하기보다 한 발 떨어져서 관찰자의 시점으로 통증을 바라볼 수 있게 되었다. 폴을 찾아오는 많은 고객이 공포증을 극복하고자 도움을 받았다. 나 역시 비슷한 과정을 겪는 것 같았다. 요컨대 통증은 위험하게 생긴 못생긴 거미와 같다. 나는 아무런 해를 끼치지 않는 대상으로 거미를 볼 수 있게 되었고, 신문지로 거미를 내려치거나 도망가는 대신 살짝 잡아서 풀숲으로 돌려보낼 수 있게 되었다. 그로부터 몇 주, 몇 달이 흘러 이 책을 쓰는 지금은 과민대장증후군이 전혀 문제 되지 않는다.

최면 요법이 나에게는 확실히 효과가 있었고, 나 말고도 효과를 본 사람은 많다. 여러 연구 결과를 보면 과민대장증후군 환자의 50~75퍼센트가 최면 요법으로 상당한 통증 완화를 경험했다.[9,10] 나는 최면술의 효과를 직접 체험한 후 최면 요법에 뭔가 특별한 점이 있으며, 일반적이지 않은 점이 있다고 느꼈다. 통증에 대한 이해를 크게 변화시키고 만성 통증 환자들을 구제할 수 있는 특별한 점이 있을 것 같았다. 하지만 아직도 많은 의사가 최면 상태는 전혀 특별할 것이 없고 독특한 심리적 상태가 아니며, 최면 요법의 효과는 다른 이유로 설명할 수 있다고 주장한다. 흔히 하는 가정은 최면 요법의 효과가 플라세보 효과라는 것이다. 병이 낫는다는 말을 계속 듣다 보면 정말로 그렇게 될 것 같은 기대감이 높아진다는, 즉 본질적으로 자기충족적 예언 효과라는 의미다. 또 다른 설명에 따르면 최면에 유도되는 것은 단지 어떤 역할을 채택해서 사회적 압력과 신호에 반응하는 과정일 뿐이라는 것이다. 혹은 휴식과 기분 전환을 통해 통증이 줄어드는 경험을 하는 것일 수도 있다. 하지만 최첨단 신경 촬영술과 독창적 실험에 이르는 많은 연구 결과는 뇌에서 더 심오한 과정이 일어나고 있다고 제안한다.

최면 요법에 관한 몇몇 초기 연구에 따르면, 통증이라는 맥락에서 볼 때 확실히 최면 요법에 있는 어떤 특별한 점을 발견할 수 있었다. 1969년 펜실베이니아 대학교의 심리학 연구팀은 혈압측정 띠로 피실험자의 팔에 압박을 가하는 실험을 했는데, 최면 암시를 더 쉽게 받아들이는 사람일수록 최면에 걸렸을 때 통증이 감소하고 통증 역치가 매우 높아지는 것을 알게 되었다.[11] 그 결과는 피실험자들에게 가짜 약을 주고 강력한 진통제라고 말했을 때 피실험자들이 느낀 통증 완화 효과를 훨씬 능가했다. 물론 최면 요법에는 어느 정도 플라세보 효과가 있다. 하지만 플라세보 효과만으로는 설명할 수 없는 다른 무언가도 분명히 있다. 몇 년 뒤 한 연구진이 놀라운 연구로 그 근거를 제시했다. 1973년 스탠퍼드 대학교의 저명한 심리학자 어니스트 힐가드는 리사(가명)라는 젊은 여성에게 최면 요법으로 한 가지 실험을 했다.[12] 힐가드는 큰 대야에 얼음물을 가득 채운 뒤 리사에게 손을 넣어달라고 요청했다. 뼈가 시릴 정도로 차가운 물이라 리사는 고통스러워하는 반응을 보였다. 잠시 후 그녀를 최면 상태로 유도하고 나서 다시 손을 얼음물에 넣게 했다. 그러고 나서 손에 어떤 느낌이 드는지 그녀에게 물었는데, 이번에는 물이 전혀 차갑게 느껴지지 않는다고 말했다. 그런데 그녀는 말한 것과는 다르게 다른 한 손으로는, 최면 상태에 걸리기 전과 똑같이 물이 너무 차가워서 손이 쓰라리다고 종이에 쓰고 있었다. 그녀가 신체적으로 불편함을 느낀다는 증거는 혈압과 심장 박동 증가로도 나타났다. 하지만 그녀의 의식과 손은 전혀 다른 반응을 보였다. 힐가드는 통증이 그녀의 의식과 분리(해리)되어 뇌 일부는 팔에서 오는 위험 신호에 반응하고, 주관적 의식에 관여하는 다른 뇌 일부는 통증을 느끼지 않는다고 추정했다.

21세기 초, 하버드와 스탠퍼드 대학교 출신으로 구성된 어떤 과학자들은 최면 암시의 비밀을 벗기기 위해 새로운 기술을 이용했다.[13] 이 실험에서는 참가자들에게 여러 사진을 보여주고 그 사진이 컬러인지 흑백인지를 물었는데, 최면을 건 상태에서 흑백 사진을 보여주며 지금 컬러 사진을 보고 있다고 암시하면 참가자들은 컬러 이미지가 보인다고 대답했고, 컬러 사진을 보여주면서 흑백 사진을 보고 있다고 암시하면 흑백 이미지가 보인다고 대답했다. 물론 이런 반응은 최면이 잘 걸리는 사람들에게만 나타났다. 특히 이 실험은 최면 상태에 있는 피실험자의 뇌 영상을 촬영해서 눈길을 끌었다. 최면에 걸린 참가자들은 컬러 사진을 보고 있다는 말을 들을 때마다 컬러 이미지를 처리하는 뇌 영역이 활성화되었다. 즉, 최면 상태에서는 자신이 믿는 대로 보였다.

그 후 몇십 년간 뇌 촬영 연구를 활발히 진행하면서 최면 요법의 신비를 더 깊이 파고들었다. 2016년 스탠퍼드 대학교의 정신의학 및 행동과학 교수 데이비드 스피겔 박사는 최면에 잘 걸리는 사람들의 뇌를 fMRI 기술로 살펴보고 세 가지 큰 특징을 발견했다.[14] 첫째, 최면 상태에서는 뇌의 현출성 네트워크 활동이 감소했다. 한 가지 대상에만 몰두해서 나머지는 모두 관심 밖의 대상이 된다는 의미다. 일반적으로 재밌는 영화나 책을 볼 때, 게임에 집중해 있을 때 뇌의 현출성 네트워크 활동이 감소한다. 둘째, 전전두엽 피질과 디폴트 모드 네트워크의 연결이 감소했다. 두 영역의 연결이 감소하면 개인의 행동과 그 행동에 대한 그 사람의 인식이 분리된다. 잘 아는 길을 운전할 때 또 다른 무의식의 내가 차를 몰고 가듯이 최면에 걸린 사람에게서 지시자의 암시에 따르는 반응이 나타나는 것은 그런 이유 때문이다. 셋째, 전전두엽 피질과 뇌섬엽 간의 연결성이 증가했다. 이는 몸과 마음을 조절하는 능력이 향상된다는 의미로 연구진이 발견한 가장 놀라운

고통의 비밀

사실이다. 우리는 최면이라는 말을 들으면 이상한 복장의 최면술사가 사람의 마음을 장악하고 그 사람을 기절시키거나 우스꽝스러운 행동을 하게 만드는 모습을 떠올린다. 하지만 실제로 최면은 통제력을 잃게 만드는 것이 아니라 오히려 통제력을 증가시킨다. 다시 말해 사람들이 자신의 인식에 대해 더 영향력을 발휘할 수 있게 한다. 물론 통증에 대한 인식도 포함된다. 이 마지막 결론은 만성 통증에 대한 최면 치료의 효과를 지지할 뿐 아니라 최면 치료가 단지 관심 전환에 따른 결과가 아님을 보여준다.

fMRI 영상을 이용한 연구 결과, 최면 요법이 뇌의 통증 회로도 차단한다는 것을 확인했다. 2005년 아이오와 대학교 연구진은 환자들에게 최면을 걸고 뜨거운 열에 노출시켰을 때 통증을 느끼는 정도가 매우 감소했으며, 통증 네트워크와 관련된 뇌 영역, 특히 국소 통증에 관련된 일차 체감각피질의 활동이 감소한다는 것을 발견했다.[15] 최면 치료사가 사용하는 언어에 따라 뇌의 감각 영역이나 감정 영역 중 하나를 잠재우는 방식으로 통증을 줄일 수 있다는 증거도 있다. 몬트리올 대학교 연구진은 최면 암시로 통증에 대한 피실험자들의 감정적 경험을 통제했을 때 통증 강도가 그대로 유지됨에도 열 자극에서 오는 불쾌감을 적게 느낀다는 것을 알아냈다.[16] 반대로 최면 암시가 통증의 감각적 요소에 집중되면 통증 강도가 줄어들어도 불쾌감은 그대로 유지되었다. 최면 암시를 효과적으로 이용하려면 통증의 감각적 경험과 감정적 경험, 그 두 가지 측면을 어떻게 다룰지가 중요해 보이는 대목이다.

최면 뒤에 숨겨진 신경과학을 완전히 이해하기에는 아직 갈 길이

멀다. 최면 치료의 의학적 효과에 대한 논쟁은 앞으로 계속될 것이고 신비주의 이미지를 완전히 지우기는 힘들 것이다. 하지만 한 가지는 확실하다. 최면 치료는 많은 사람과 많은 통증 유형에 확실히 효과가 있다. 다수의 증거 기반 자료에서 최면술과 최면 치료가 단기 통증 완화에 도움이 되었고, 일부 만성 통증에도 확실히 효과를 보였다.[17,18] 수술받은 어린이들의 통증 완화에 효과가 있었으며,[19] 오피오이드성 진통제에 대한 의존도를 줄이고, 수술 환자의 전신 마취제 사용을 최소한으로 줄인다는 결과도 나왔다.[20,21] 최면 요법으로 분만 통증을 완화한다는 '최면 출산' 역시 효과를 입증하는 확실한 증거들을 나타내고 있다.[22] 과민대장증후군과 기능성 복통이 있는 아이들을 대상으로 장기간 추적 연구를 시행한 결과, 최면 치료가 통증 완화에 도움이 되고 효과도 오래갔다.[23]

연구 결과를 종합해보면 최면 치료는 단지 플라세보 효과라고만은 할 수 없으며 사고 패턴에 변화를 주어 뇌가 고통에서 벗어나도록 훈련하는 것이 가능하다는 것을 알 수 있다. 영국의 대표적 의료기술 평가기관인 국립보건임상연구소는 매우 이례적으로 과민대장증후군 치료를 위해 최면 요법을 '보완' 요법으로 사용할 수 있다고 가이드라인을 제시했다. 2020년 10월 발표된 무작위 대조군 연구 자료에 따르면 최면 요법과 인지 행동 치료를 병행하는 최면 인지 요법은 만성 통증 완화에 매우 효과적이었으며, 최면 요법이나 인지 행동 치료를 따로 적용했을 때보다 더 효과적인 것으로 나타났다.[24] 또한 최면 요법은 불안, 불면증, 외상 후 스트레스 장애 같은 특정 질환에서 간접적인 통증 완화에 도움이 될 수 있다.

최면 요법은 최면 치료사에게 직접 배워서 적용해볼 수도 있다. 자신에게 최면을 거는 치료법인 자기 최면을 활용하면 극심한 통증도 잠재울 수 있다. 또한 세상에는 자신의 의식을 조절하여 말초 신경에서 올라오는 위험 신호를 차단할 수 있을 정도로 초인에 가까운 사람들이 있다. 그리스에는 불 위를 걷는다는 사람들이 있고, 북유럽에는 얼음 바다에서 수영을 즐기는 사람들도 있다. 1982년 한 연구 결과에 따르면 인도의 어느 수행자는 두 시간가량의 강도 높은 명상 끝에 아무런 생각이 일지 않는 단계에 진입한 뒤에는 바늘이나 칼로 몸을 찔러도 전혀 고통을 느끼지 않았다.[25] 가수면 상태에 있는 그의 뇌파를 검사했더니 '세타파'가 매우 강하게 나타났다. 세타파는 몰입과 기억 인출에 관련된 뇌파이며 최면 요법을 받을 때 늘 관찰되는 뇌파다.[26] 물론 이 수행자가 보여주는 초인적인 능력은 일반 사람들은 범접할 수 없는 오랜 수행의 결과이겠지만 통증을 경험하는 데 뇌가 얼마나 강력한 영향을 미치는지를 깨닫게 한다.

문제는 최면 요법에 어떻게 반응하는가는 사람마다 크게 차이가 있다는 것이다. 게다가 모든 사람이 효과를 보는 것도 아니다. 그러므로 최면 치료법을 더욱 활성화하기 위해서는 개인에 따라 차별화된 치료를 설계할 필요가 있다. 최면 치료를 추천하기 전에 어떤 사람들이 최면에 더 잘 반응하는지, 최면에 반응하지 않는 사람들에게는 어떤 치료를 제안할지 파악하는 작업이 필요하다. 안타깝게도 최면 요법은 주류 의학계에서 아직 저평가되고 있고 연구도 부족하며 충분히 활용되지 않는다. 그러나 나는 최면 요법 같은 심신 요법이 만성 통증을 안고 살아가는 많은 이들에게 통증의 심리 구조를 해체하고 새로운 삶을 시작할 희망이 될 수 있다고 확신한다.

최면 요법이 활용되기 어려운 가장 큰 이유는 최면 요법이 가진 이미지 때문일 것이다. 내가 수련의일 때 처음 배치받은 외과 병동에서 회진을 돌 때였다. 맹장염이 의심되는 한 청년 환자가 있었는데, 검사 결과 과민대장증후군으로 밝혀졌다. 물론 그 환자도 수없이 병원 치료를 받았지만 전혀 효과를 보지 못했다. 그때 나는 그 환자에게 최면 요법을 권해주면 어떻겠느냐고 전문의에게 내 의견을 말했다(내 문제로 자료를 찾아본 상태였다). 그러자 전문의는 다른 수련의들에게 다 들리도록 "오! 여기 또 프로이트 선생께서 납셨군! 그렇지. 저 환자의 복통이 어머니에 대한 성적 욕구인 걸 우린 왜 몰랐지?" 하며 능청스레 웃었다. 그러고는 자신의 유머가 괜찮았는지 확인하려는 듯 수면 부족으로 엷은 웃음을 띠는 동료 의사들을 쓱 둘러보았다. 대부분의 의사들은 그 전문의처럼 최면 요법을 완전히 엉터리로 보지는 않는다. 하지만 증거 기반을 형성하기에는 무작위 대조 연구가 충분하지 않다고 생각한다. 무작위 대조 연구는 새로운 약의 임상 효과를 인정받기 위한 절대적 기준인데, 플라세보 효과를 없애기 위해 약을 먹는 환자와 연구를 주도하는 의사 모두 어떤 약이 진짜인지 가짜인지를 모르게 하는 연구 방법이다. 하지만 이 방법은 최면 요법 같은 치료법에는 적용할 수가 없다. 환자 모르게 최면을 걸 수가 없고, 최면에서 이루어지는 암시와 기대가 최면 요법의 핵심이기 때문이다. 게다가 당연히 최면 요법은 특허를 받을 수 없어서 연구 자금을 확보하는 데도 어려움이 있다.

최면 요법과 가상 현실 기술이 진료실과 실험실에서 점점 더 진가를 발휘하는 가운데 이 둘을 접목했을 때 어떤 결과가 벌어질지 상상해보는 것도 재미있을 것 같다. 일부 기관에서 이루어진 초기 연구는 특히 전망이 밝다. 몇 년 전 프랑스 스트라스부르 출신의 마취 전문의와 최면 치료사로 구성된 연구팀이 〈HypnoVR〉이라는 프로그램을 개발했다. 이 프로그램에 참여한 환자들은 VR 고글을 끼고 숲속, 바다 세계, 열대 해변, 우주 중 자신이 원하는 곳을 선택하여 이동한 후 최면 단계로 유도되었다. 최면 유도는 그 환자의 특정한 의료 치료나 통증 완화에 도움이 되도록 작성된 대본에 따라 이루어진다. 이 프로그램은 치료 도중이나 수술 직후의 통증 완화를 위해 모두 이용될 수 있다. 수술 후 72시간 내 20분간 이 프로그램을 이용한 아이들의 경우, 일반적인 처치를 받은 아이들보다 수술 후 모르핀 투여량이 절반으로 줄었고, 입원 기간은 21시간 줄었다.[27] 최면 요법은 어떤 의미에서 세상에서 가장 오래된 치료법이다. 반대로 가상 현실 기술은 가장 새로운 기술이다. 그 두 가지를 통해 우리가 확실히 알 수 있는 사실은 통증이라는 복잡한 퍼즐을 풀고 싶다면 집중, 관심 전환, 상상력이라는 키워드를 먼저 이해해야 한다는 것이다. 그 세 가지를 어떻게 잘 조합하는가가 통증 환자들을 위한 진정한 희망이 될 것이다. 유일하게 제시되는 진통제의 선택지가 약물이나 수술로 감각을 무디게 하는 방법밖에 없는 세상에서, 이 같은 실험적인 치료법은 세상과 다시 즐겁고 건강히 교류하게 하는 희망이 되고 있다.

4장

플라세보 효과는
정말 존재할까

기대와 예측의 효과

가장 신뢰받는 의사가 가장 병을 잘 고친다.
_갈렌, 2세기 그리스 의사

폴 에번스는 학수고대하던 전기 치료기가 마침내 도
착하자 잔뜩 기대에 부풀었다. 라디오 프로듀서인 그는 오랫동안 섬
유근육통을 앓아 전신 통증과 피로감에 자주 시달렸다. 조금 좋아졌
다가도 쉽게 재발했고 재발할 때마다 심신이 지쳐갔다. "섬유근육통
은 정말 끔찍한 병이에요. 관절 마디마디가 쑤시고 아프죠."[1] 그는 통
증 완화에 도움이 될 만한 방법을 알아보다가 새로 나온 전기 치료기
에 관한 이야기를 들었다. 효과를 입증하는 자료를 봤고 써본 사람들
의 반응도 괜찮았다. 고민 끝에 치료기를 구매한 그는 영국 자선 단체
'페인 컨선Pain Concern'의 라디오 방송인 〈에어링 페인Airing Pain〉에 출연
해서 치료기의 효과를 인터뷰했다. "정말 굉장했어요! 마약이라도 한
듯한 기분이었죠. 물론 마약을 실제로 해본 적은 없지만 비유를 들자
면 그렇단 얘기입니다……. 아무튼 모든 통증이 한순간에 사라지는
느낌이었어요." 그는 마법의 진통제를 찾은 기분이었다. 그런데 뒤이
어 이런 말을 덧붙였다. "3개월 뒤에야 알았지요. 그동안 코드를 꽂지
않았다는 걸 말입니다."

　　폴은 자신도 모르는 사이 플라세보 효과를 경험했다. 플라세보 효
과는 통증처럼 이해하기 힘든 면이 있다. 플라세보 효과는 통증의 본
질을 보여주는 일종의 창이라 할 수 있다. 즉, 통증은 일반적으로 우
리가 인식하지 못하는 사이 뇌가 상황을 고려해 내리는 판단의 산물

　　　　　　　　　　　　　　　　　　　　　　　　고통의 비밀

이라는 것을 보여준다. 플라세보 효과의 기이한 성격을 정확히 이해하려면, 그리고 통증과의 전반적 관계를 이해하려면 먼저 용어에 대한 이해가 필요하다. 플라세보는 위약僞藥, 즉 가짜 약을 말하는데, 포도당 알약이나 식염수 혹은 앞의 사례에서 볼 수 있듯이 전기가 꺼진 치료기처럼 약리적 활성이 없거나 효력이 없는 모든 약물이나 치료를 의미한다. 플라세보 효과는 치료가 전달되는 '맥락'에 대해 뇌가 보여주는 반응이다.

플라세보라는 단어는 원래 '나는 기뻐할 것이다'라는 의미의 라틴어에서 왔는데, 영어로는 부정적인 꼬리표가 달려 있다. 중세 유럽에서 장례식의 노랫말로 사용되다가 나중에는 장례식 음식을 얻어먹으려는 사기꾼이나 아첨꾼과 비슷한 의미로 쓰였다. 제프리 초서의 14세기 설화집인 《캔터베리 이야기Canterbury Tales》에는 플라세보라는 인물이 등장한다. 자신의 형제가 끔찍한 결정을 내리도록 내버려두는 거짓말쟁이에 아첨꾼 같은 역할을 하는 인물이다.[2] 현대로 넘어와서는 의학계에서 '가짜', '속임수'라는 의미를 넘겨받았다.

약리적 효과가 없는 약물이나 가짜 치료가 실제로 우리 몸에 영향을 주고 통증을 완화시키는 초자연적 현상에 가까운 힘을 발휘한다는 사실은 수 세기 동안 과학자들을 혼란에 빠뜨렸다. 그래서 플라세보 효과 역시 오랫동안 의혹과 미스터리에 싸여 있었다. 1954년 《란셋 The Lancet》에 게재된 논문에서는 "위약은 무지한 신경과민 환자들이나 부적격한 환자들이 느끼는 정신적 위안이자 지지 수단"으로 정의되었다.[3] 오늘날 일부 의사들도 플라세보 효과 자체는 가짜이며 환자들이 몸이 나았다고 생각하는 것일 뿐, 실제로는 그렇지 않다고 주장한다.[4]

그러나 최근 밝혀진 증거는 대부분 이를 반박한다. 실제로는 위약이 뇌를 변화시켜 질병과 증상을 고칠 수 있다는 것을 보여준다. 지난 수십 년간 이루어진 수많은 연구는 플라세보 효과가 통증의 본질을 밝히고 통증 치료를 혁신할 수 있다는 것을 보여주고 있다.

위약에는 포도당 알약이나 식염수 주사만 있는 것이 아니다. 2000년대 초반 도전 정신이 뛰어난 휴스턴 출신의 정형외과 의사들이 '플라세보 수술'을 시도해보기로 했다(나중에 기념비적 연구로 평가받았다).[5] 당시 정형외과 수술로는 '관절경 괴사조직 제거술'이 가장 많이 이루어졌는데, 관절염을 앓는 환자의 무릎을 절개해 관절 내부의 염증 조직과 손상된 연골을 제거하는 방식이었다. 이 수술의 목적은 무릎 골관절염의 통증을 줄이는 것이었고 결과도 대부분 좋았다. 하지만 사실 의사들은 이 수술이 왜 효과가 있는지, 혹은 어떤 원리로 효과가 있는지는 정확히 알지 못했다. 그래서 그 이유를 알아낼 방법으로 플라세보 수술, 즉 가짜 수술을 시도해보기로 했다. 먼저 무릎 관절염을 앓는 환자 180명을 두 그룹으로 나눈 후 한쪽에는 일반적으로 하는 관절경 괴사조직 제거술을 시행했고, 다른 한쪽에는 전신 마취 후에 무릎을 절개만 하고 닫는 가짜 수술을 시행했다. 그런데 놀랍게도 플라세보 수술은 진짜 수술만큼 효과가 있었다. 더욱이 2년 뒤에도 가짜 수술을 받은 환자들이(그때까지도 환자들은 플라세보 수술을 받았다는 사실을 몰랐다) 진짜 수술을 받은 환자들보다 통증 면으로나 기능적으로 수술 결과가 더 좋았다. 결과적으로 이 연구는 수술에 따른 통증 완화가 조직상의 변화 때문이 아니라 기대감과 희망으로 인한 뇌의 변화 때문이라는 사실을 직접 보여주었다.

이를 뒷받침한 최근의 연구는 수술이 반드시 요구되는 인대 파열 같은 특별한 경우를 제외하면 골관절염 무릎 통증 치료에 '운동'도 수술만큼 효과적이라는 것을 밝히고 있다.[6] 무릎 관절 수술 외에 플라세보 효과를 확인한 외과적 수술은 더 있다. 2014년 발표된 한 리뷰 논문에 따르면 외과적 수술과 가짜 수술을 비교한 결과, 총 53건 중 절반의 사례에서 가짜 수술이 진짜 수술만큼 효과가 있었다.[7] 여기서 한 가지 의문이 든다. 그렇다면 '진짜' 수술은 통증 완화 효과가 없다는 뜻일까? 물론 그렇지 않다. 단지 플라세보 수술과 똑같은 원리로 효과가 있는 것뿐이다. 즉, 손상된 내부 조직을 수술로 도려내서가 아니라 플라세보 효과를 건드리기 때문에 통증 효과가 있는 것이다. 플라세보 효과의 힘을 이용할 수 있다면(가짜 수술이라는 위험을 감수할 필요 없이) 통증 의학에 큰 변화를 몰고 올 것이다. 그러므로 플라세보 효과가 어떤 원리로, 왜 일어나는지 알아볼 필요가 있다.

2004년 컬럼비아 대학교의 토르 웨거 박사는 플라세보 효과가 일어나는 동안 뇌에서 어떤 일이 일어나는지 신경 촬영술로 확인해보고 싶었다. 웨거 연구팀은 지원자들을 모집하고 그들에게 전기자극을 가한 다음 fMRI 장비로 뇌 활성화를 관찰했다. 결과는 예상한 바와 같이 전기자극이 주어졌을 때, 시상, 전측 대상피질, 뇌섬엽 등 통증을 느끼는 뇌 영역이 활성화되었다. 다음으로 참가자들에게 가짜 약을 피부에 발라주면서 통증을 줄여주는 연고라고 말하고 뇌를 관찰했는데, 이번에는 같은 부위의 활성화가 줄어들었다.[8] 여기까지만 보면 플라세보 효과가 실제로 존재한다는 것은 확인할 수 있었다. 하지만 웨거 박사는 통증이 '어떤 원리'로 감소하는지를 더 궁금히 여겼다. 몇 년 후 웨거 연구팀은 뇌에 있는 오피오이드 수용체의 활성화를 양전자 단층 촬영술로 측정해서, 플라세보 치료가 통증과 관련된 뇌 전 영역에 걸쳐 오피오이드 분비를 증가시키는 것을 발견했다.[9] 통증이 줄어들 것이라는 기대감만으로도 뇌에 저장된 엔도르핀 같은 오피오이드가 분비되기에는 충분했다. 엔도르핀은 사실상 중독성 없는 모르핀이다. 1978년에는 오피오이드의 차단제인 날록손으로 플라세보 효과를 되돌릴 수도 있다는 사실이 증명되었다. 웨거 박사는 1978년의 연구를 포함하여 여러 선행연구의 타당성을 뒷받침했다.[10] 2009년 또 다른 연구 결과에 따르면, 날록손이 전측 대상피질과 수도관 주위 회색질같이 통증과 관련된 주요 뇌 부위에서 오피오이드 작용을 차단하는 것이 밝혀졌다.[11]

플라세보 효과는 뇌에서 분비되는 다른 화학물질에도 영향을 미친다. 가령 통증 완화 작용을 하는 천연 대마초 성분의 칸나비노이드가 그렇다.[12] 쾌락과 동기 부여에 관여하는 신경전달물질인 도파민 역시 환자가 위약을 먹을 때 뇌의 보상 회로에서 중요한 역할을 담당하는 측좌핵 부위에서 농도가 올라간다.[13] 보상 회로가 활성화되고 통증 완화에 대한 기대가 클수록 플라세보 효과는 더 강해진다. 이 같은 연구 결과들을 통해 우리가 알 수 있는 중요한 사실은 플라세보 효과가 순진한 사람들에게 병이 나았다고 속이는 방식으로 통증을 줄이는 것이 아니라 정말로 강력한 천연 진통제들이 뇌에서 분비되고, 진짜 약이 작용하는 경로에 진짜 약이 작용하는 것과 같은 방식으로 영향을 준다는 것이다. 통증을 일으키는 자극에 노출된 상태에서 위약을 먹으면 뇌의 하행성 통증 억제 경로 때문에 몸에서 뇌로 가는 위험 신호가 억제된다. 군인들이 전투 중 다쳤을 때 통증을 느끼지 못하는 것도 모두 이런 천연 진통제 덕분이다. 또 다른 연구 결과를 보면 위험 신호가 뇌까지 도달하지 않도록 플라세보 효과가 척수 수준에서 위험 신호를 차단한다는 증거도 있다.[14]

여기서 우리는 인과관계를 혼동하지 않도록 주의해야 한다. 통증을 없애는 것은 가짜 약, 즉 비활성 물질 때문이 아니라 우리의 뇌 덕분이다. 뇌에 원래 저장되어 있던 물질을 나오게 만드는 것은 치료에 대한 우리의 믿음 때문이다. 유효 성분이 '기대감'인 것이다. 이는 플라세보 치료에도 위계가 있다는 사실로도 확인할 수 있다. 모든 위약은 효과 면에서 동등한 위치에 있지 않다. 식염수 주사는 포도당 알약보다 효과가 좋은 편이고,[15] 당연히 이 둘보다는 가짜 수술이 훨씬 더 효과가 좋다. 또한 비용이 많이 드는 위약이 그렇지 않은 위약보다 효과가 좋다.[16] 개입이 더 극적일수록 환자가 그 치료에 더 많은 의미를 부여하고, 환자와 치료 제공자 사이에 신뢰감이 높을수록 통증 완화에 대한 기대가 높아져서 효과가 커진다. 의미와 절차가 부여되는 친밀하고 집중적인 치료가 효과적인 것은 이런 이유 때문일 것이다.

독일에서 이루어진 대규모 정밀 임상시험 결과에 따르면 가짜 침술(침을 완전히 꽂지 않고 일부러 이상한 위치에 놓는 방식)도 진짜 침술만큼 통증 완화에 효력이 있었다.[17] 특히 주류 의학의 전통적 치료방식보다 가짜 약이나 침술이 통증 완화에는 효과가 더 좋은 편이었다. 침술의 유효 성분이 환자의 '믿음'밖에 없다 해도 주류 의학에서 통증 완화 효과를 보지 못한 사람들에게는 확실히 효과가 좋았다. 그렇다고 내가 만성 통증의 치료법으로 침술을 추천한다는 뜻은 아니다. 기대감만으로 효과를 내는 치료법을 추천한다는 것은 상대를 기만하는 일이다. 특히 그 치료법이 비용이 많이 들고, 고통에 처한 환자에게 주체적이고 능동적인 '개인'이 아닌 수동적인 '환자'가 되기를 부추긴다면 더 말할 것도 없다. 물론 통증 환자들에게 정말 효과가 있는 증거 기반 치료법을 찾으려는 노력은 계속되어야 한다. 하지만 의사와 환자 간의 상호작용에서 환자들의 고통을 덜어줄 수 있는 믿음, 기대감, 확신 같은 요인의 힘을 무시하는 것은 의사로서 책임을 다하지 않는 일일 것이다. 당연한 말이지만 우리 의사들은 어떤 새로운 치료법이 나왔을 때, 임상시험에서 '유효 성분'이 발견되든 통증 완화를 제공하는 메커니즘이 발견되든, 위약보다 더 좋은 결과를 낸 경우에만 그 치료법을 쓰고 싶어 한다. 위약이라는 단어는 임상시험에서 보통 실패라는 말과 관련이 있다. 만약 어떤 새로운 약물이 초기 임상시험에서 위약보다 효과를 내지 못하면 그 약은 사실상 실패한 것이다. 하지만 플라세보 효과나 기대 효과 자체를 무시한다면 상당히 중요한 무언가를 놓치는 것과 같다. 약이든 뭐든 통증이 덜해졌으면 일단 효과가 있다는 뜻이므로 좋은 의미일 수밖에 없다.

통증 완화에 영향을 주는 믿음의 힘은 또 다른 흥미로운 현상의 숨은 의미와 관련이 있는 듯하다. 캐나다 몬트리올 맥길 대학교의 제프리 모길 연구팀은 1990~2013년 동안 축적된 엄청난 양의 임상시험 데이터를 분석한 결과, 미국에서는 그 기간에 플라세보 효과의 위력이 증가하고 유럽과 아시아에서는 별다른 변화가 없었다는 것을 발견했다.[18] 이유는 명백하게 밝혀지지 않았지만 플라세보 효과가 증가하면 제약회사로서는 새로운 약물의 효과를 입증하기가 더 어려워진다.

제프리 박사팀은 그 시기에 미국의 임상시험 기간이 더 길어지고 규모가 커진 데 반해 다른 나라들은 그렇지 않았다는 점에 주목했다. 아마도 자금이 많이 투입된 대규모 장기 연구에서 위약을 처방받은 그룹은 자신들이 먹는 약을 더 신뢰할 수 있었고, 따라서 플라세보 효과도 더 크게 나타났을 것으로 추정할 수 있다. 게다가 미국은 소비자에게 약의 효과를 직접 광고하는, 전 세계에서 몇 안 되는 나라 중 하나다. 광고는 약에 대한 믿음에 영향을 주고 기대감을 높인다. 제약업계 입장에서는 머리가 아프겠지만 어떤 치료를 제공할 때 환자에게 시간과 관심을 많이 줄수록 그 치료의 통증 완화 효과가 높아진다는 사실이 더욱 분명하게 드러난 결과였다.

치료를 제공하는 사람의 역할이 통증 완화에 영향을 준다는 사실도 확실해지고 있다. 누군가가 나에게 진통제를 주는 것을 눈으로 본다는 것 자체가 통증을 완화한다. 환자에게 정맥주사로 진통제를 투여할 때 아무런 설명 없이 컴퓨터로 투여하는 방식보다 의사가 그 진통제에 관해 설명해주면 효과가 50퍼센트 더 뛰어나다.[19] 진통제를 제공하는 사람의 자신감도 중요하다. 이는 사랑니 발치 임상시험에서 아주 성공적으로 입증된 바 있다. 사랑니를 뽑은 환자들에게 진통제로 펜타닐, 날록손, 식염수 중 하나를 투여하는 실험이 이루어졌다. 펜타닐은 통증 완화에 매우 효과적인 강력한 오피오이드계 진통제이고, 날록손은 오피오이드 작용을 막는 길항제이며, 식염수는 말 그대로 가짜 진통제였다. 그런 다음 의사들을 두 집단으로 나눈 뒤, 한쪽에는 그들이 환자에게 제공하는 진통제가 펜타닐과 식염수 중 하나라고 말해주었고, 다른 한쪽에는 날록손이나 식염수 중 하나가 제공된다고 말한 후에 환자들이 느끼는 통증 완화 정도를 비교했다. 실험 결과 환자들이 펜타닐을 투여받을 가능성이 50퍼센트라고 생각한 의사 그룹에서는 식염수가 30퍼센트의 통증 완화 효과를 일으킨 데 반해, 펜타닐을 투여받을 가능성이 전혀 없다고 생각한 의사 그룹에서는(날록손이나 식염수 중 하나만 투여받으므로) 20퍼센트의 통증 '증가' 효과를 일으켰다.[20] 자신감은 전염성이 있다. 다시 말해 환자는 의사가 보여주는 비언어적 단서의 미묘한 차이를 알아챌 수 있고, 이는 통증이 줄어들 것이라는 기대감에 큰 영향력을 발휘한다.

어떤 사람들이 플라세보 효과에 더 잘 반응하는가를 이해하는 것도 중요한 문제다. 임상시험에서 위약 대조군을 더 잘 파악할 수 있고, 위약을 치료법으로 병행하는 것이 (일단 윤리 문제는 놔두고) 특정 사람들에게 효과가 있는지를 알 수 있기 때문이다. 그리 오래전이 아닌 과거 의료부권주의 시대에는 일반적으로 신경이 예민하고 무지한 사람들에게만 플라세보 효과가 나타난다고 여겼다. 하지만 연구 결과는 그렇지 않았다. 훨씬 낙천적이고 보상을 추구하며 회복력이 좋은 사람들이 통증 완화에 대한 기대감이 높아서 플라세보 효과가 더 잘 나타났다. 2009년 맨체스터 대학교의 인간 통증 연구소는 '낙관주의 성향'이 강한 사람들이 플라세보 반응을 보일 확률이 높다는 것을 발견했다.[21] 플라세보 효과에 잘 '반응'한다는 것은 나쁜 의미가 아니다. 오히려 통증 완화라는 우리의 최종 목표에 더 가까워지는 길이므로 좋은 의미로 이해해야 한다.

플라세보 효과는 많은 이들에게 잘 알려져 있다. 하지만 플라세보 효과를 더 제대로 이해하려면 플라세보 효과의 못된 쌍둥이 같은 노세보 효과의 존재도 알 필요가 있다. 노세보Nocevo는 라틴어로 '해를 끼치다'라는 의미이며, 노세보 효과는 어떤 약이나 치료에 대한 부정적인 예상 때문에 치료 효과가 부정적으로 나타나는 현상을 말한다. 노세보 효과는 윤리적인 이유로 연구 승인을 받기 어렵지만, 우리 주변에서(혹은 우리 자신에게서) 쉽게 찾아볼 수 있다. 임상시험에서 환자들에게 진짜 약을 주고 부작용에 관해 설명해주었을 때만 부작용이 나타나는 것도 노세보 효과라 할 수 있다.[22] 2020년 말 발표된 한 연구 결과에 따르면 고지혈증 치료제인 스타틴을 먹고 부작용을 겪은 사람은 90퍼센트가 노세보 효과 때문으로 밝혀졌다.[23] '집단 히스테리' 사례도 노세보 효과가 원인으로 지목된다. 분쟁 지역의 학교에서는 집단 실신 사례들이 심심치 않게 보고된다.[24] 지역이 그렇다 보니 처음에는 화학 무기 같은 유독 물질이 원인으로 지목되었는데, 결론은 집단 히스테리가 원인이었다. 즉, 긴장감과 피암시성(타인이나 상황에 쉽게 영향을 받는 성질—옮긴이주)이 높은 환경 탓에 극도의 불안감이 집단 환각 증상으로 이어진 것으로 나타났다.

노세보 효과는 매우 흔하다. 특히 만성 통증을 안고 살아가는 사람들에게는 지대한 영향을 미친다. 의사들은 환자들에게 쉽게 노세보 효과를 일으킬 수 있다. 가령 "○○ 씨는 어떤 병의 고위험군입니다", "이 치료는 좀 아플 겁니다"와 같은 말은 환자들의 불안감을 높여 통증을 악화시킬 수 있다. 한두 마디의 부정적인 표현이 당사자에게는 큰 충격이 될 수 있고 그런 말은 쉽게 잊히지 않는다. "고장 난 무릎은 이제 좀 어때요?" "내 허리가 완전 맛이 갔어." "머리가 깨질 것 같아." 우리가 무심코 내뱉는 이런 말들도 노세보 효과를 일으킬 수 있다. 어떤 병이 났을 때 의사의 말을 듣지 않고, 나타날 수 있는 증상을 인터넷에서 검색해보는 것 역시 부정적 암시를 초래할 수 있다. 건강이 좋을 때도 사람들의 말이 영향을 주지만, 몸에 이상이나 위험을 느낄 때는 부정적인 말들이 영향을 더 많이 미친다. 부정적인 말로 불안감이 높아지면 통증에 영향을 주는 신경전달물질이 분비되고,[25] 뇌의 통증 네트워크를 자극한다.[26] 말은 사람을 치유할 수도 있고 다치게 할 수도 있다.

긍정적인 말과 암시는 통증 완화에 긍정적인 효과가 있다. 나는 의사로서 환자에게 진실을 말해야 한다(그리고 진실을 말하고 싶다. 아프지 않다고 속이면 나중에 진짜 아픈 순간이 올 때 아픔이 더 크게 느껴질 수 있다). 그렇다고 내가 긍정적인 면에 초점을 두고 환자의 고통을 줄이기 위해 노력도 하지 않는다는 말은 아니다. 가령 왼팔을 다친 환자가 있으면 다친 팔을 진찰한 후 말없이 차트만 적기보다는, 다치지 않은 오른팔의 상태를 물어보고 그래도 아주 절망적인 상황은 아니라고 말할 수 있을 것이다. "다른 팔은 어떠신가요? 괜찮으세요? 정말 다행입니다! 쭉 뻗어서 손가락을 한번 움직여볼까요? 어때요? 괜찮으시죠? 네, 좋습니다!"라고 말해줄 수 있다.[27] 하버드 대학교 의과대학의 연구 결과를 보면 출산하는 여성들에게 척추 마취제를 주사할 때 의료진이 마취제에 관해 긍정적으로 이야기해준 여성들은 부정적으로 이야기해준 여성들보다 주사 통증을 더 약하게 느꼈다.[28] "척추 마취제를 놓을 건데 아주 따끔할 겁니다. 조금 참으세요"라고 하는 것보다 "이 주사는 허리 감각을 둔하게 하는 부분 마취제라 조금 있으면 편안해지실 거예요"라는 말이 마음을 훨씬 편하게 한다. 당연한 말 같지만 실제로 현장에서는 의사가 환자들에게 이렇게 이야기해주는 것을 보기 힘들다. 의사가 주는 긍정적인 신호는 환자의 단기 통증 완화에 정말로 효과가 있다. 확신에 찬 의사의 말은 그 자체로 강력한 진통제가 된다. 긍정적인 말이나 비유, 생각은 환자의 안도감은 높이고 불안감을 줄여서 만성 통증 완화에 상당한 효과가 있다. 이는 플라세보 효과를 넘어서 뇌 회로의 재구성을 의미한다(이 내용은 11장에서 자세히 다룰 것이다).

통증이라는 경이로운 현상을 직접 파고든 또 다른 연구도 있다.[29] 통증에 관한 내 믿음에 처음으로 의문을 일으킨 연구다. 나는 수련의 일 때만 해도 통증과 조직 손상은 대등한 의미이며 통증은 진통제로 다스려야 한다고 배웠다. 통증이 심하면 진통제도 더 강하게 써야 했다. 하지만 2011년 옥스퍼드 대학교의 두뇌 기능 자기공명영상 센터의 신경과학자이자 통증 전문가인 아이린 트레이시 연구팀에서 내가 당연하게 알고 있던 이 진리에 반기를 든 연구가 이루어졌다. 연구팀은 건강한 지원자를 대상으로 통증을 일으키는 열 자극 장치를 그들의 몸에 달았다. 그리고 실험이 진행되는 동안 지원자들 모르게 정맥주사로 강력한 오피오이드계 진통제인 레미펜타닐을 주기적으로 투여했다. 지원자들이 진통제를 맞고 있다는 사실을 모를 때는 레미펜타닐의 효과가 미미했다. 이후 지원자들에게 진통제가 투여되고 있다는 사실을 알리자 통증 완화 효과가 두 배로 증가했다. 얼마 후 진통제 투여가 끝났다고 알렸더니(실제로는 똑같은 비율로 계속 투여되고 있었다) 지원자들이 갑자기 통증을 느꼈다. 이와 비슷한 또 다른 연구에서도 지원자 모르게 진통제를 투여하면 효과가 3분의 2로 줄어들었다.[30] 뇌 촬영 이미지를 보면 진통제 투여가 시작되었다고 지원자들에게 거짓말을 했을 때 뇌로 올라가는 통증 신호를 억제하는 뇌 영역인 '하행성 통증 조절계'가 활성화되었다. 실제로 플라세보 효과를 경험하는 데 반드시 위약이 필요한 것은 아니다. 한편 이 실험을 노세보 효과 측면에서 보면 주사 투여가 끝났다고 거짓을 말했을 때 통증을 증폭시키는 뇌 영역이 활성화되는 것으로 나타났다.

플라세보 효과나 노세보 효과 대신 '기대 효과'라는 이름이 더 어울릴지도 모른다. 통증이라는 경험은 좋은 방향이든 나쁜 방향이든 우리의 믿음과 기대로 조작할 수 있다. 우리의 뇌가 그만큼 강력하기 때문이다. 따라서 그 뇌의 힘을 잘 이용하는 것이 중요하다. 일상생활에서 적용할 수 있는 방법을 추천하자면 약을 먹을 때 의미를 부여하는 것이다.[31] 예를 들면 매일 같은 시각에 약을 먹거나 약을 먹고 몸이 좋아지는 모습을 상상하는 방법같이 자신만의 작은 '의식'을 만드는 것이다. 미시간 대학교의 인류학 명예교수인 다니엘 모어만 박사는 플라세보 효과에 관심이 많은데, 약을 먹을 때마다 약에 말을 건다고 한다. "안녕, 얘들아! 너희들이 잘 치료해줄 거라 믿는다!"[32] 운동, 사교 활동, 명상처럼 건강한 삶을 위한 일상적인 의식을 만드는 방법도 플라세보 효과를 긍정적인 방식으로 활용하는 방법이다.

하지만 플라세보 효과에 관해 최근의 연구가 시사하는 가장 중요한 점은 의사, 간병인, 물리치료사같이 치료를 제공하는 사람들의 역할에 관한 것이다. 서양 의학은 의약품과 의학 기술 측면에서는 엄청난 발전을 이루었지만 신뢰와 정직을 바탕으로 하는 환자와 의사 간 상호작용의 중요성은 간과해왔다.[33] 긍정적인 정보 제공, 적극적인 조언, 시간을 두고 이루어지는 유의미한 상호작용과 같은 요인들은 치료에 큰 도움을 준다. 내가 생각하는 영국의 1차 보건 의료 시스템의 문제점이 바로 이 부분이다. 여러 복잡한 요인이 있지만 가족 주치의의 잦은 교체, 짧은 진료 시간 그리고 1, 2차 보건 전문가의 선택권을 갖기 어려운 환경 등이 주요 원인으로 꼽힌다. 좋은 의사를 만날 것이라는 기대감이나 숙련되고 지식이 풍부한 의사를 만날 것이라는 기대감 자체가 좋은 치료제다. 그런 기대감이 모이면 안도감이 증가하고 불안감은 낮아져 통증이 줄어든다.

언뜻 보면 플라세보 효과는 인체에 관해 우리가 그동안 알고 있던 모든 지식에 반한다. 그러나 플라세보 효과는 분명히 존재한다. 나 역시 10대 후반에 플라세보 효과를 톡톡히 본 기억이 있다. 어느 비 오는 일요일 오후였다. 어릴 때부터 과민대장증후군으로 자주 힘들어했던 나는 그날도 배가 아파서 오후 내내 소파에 웅크린 채 누워 있었다. 그날 동종 요법을 믿는 친척 한 분이 찾아왔다. 동종 요법은 과학적 근거가 전혀 없다고 알려진 일종의 대체 의학이다. 동종 요법의 치료제는 화학적으로 비활성 물질이다. 유효 성분이 있다 해도 너무 극소량이라 없는 것이나 다름없지만 동종 요법을 지지하는 사람들은 물water이 유효 성분을 '기억'해서 효과가 있다고 주장한다. 자연법칙 어디에서도 근거를 찾을 수 없는 개념이다. 수십 년간 이루어진 수많은 연구 결과를 보면 동종 요법 치료제는 위약과 다름없다는 의견이 압도적이다.[34] 그날 찾아온 친척은 가짜 라틴어가 적힌 작은 플라스틱 통을 열어 보이며 알약 하나를 꺼냈다. 모르긴 해도 그냥 설탕 덩어리였을 것이다. "네가 안 믿는 건 알지만 그래도 혹시 모르잖니. 한번 먹어나 봐."

예의상 마지못해 약을 받아 삼켰다. 그런데 몇 분 지나지 않아 놀랍게도 요동치던 배가 조금씩 가라앉았다. 몸이 편안해지자 기분이 날아갈 듯했다. 하지만 그 약을 진짜로 믿은 것은 아니었기에 약간 뜨뜻미지근한 자세로 약을 준 친척에게 감사의 말을 전했다. 의구심이 드는 것은 어쩔 수 없었다. 플라세보 효과는 그 약에 대한 믿음과 기대가 있어야 한다. 나는 그 약이 설탕 덩어리라고 생각했고 당연히 믿음과 기대가 없었다. 그런데 어떻게 효과가 있었을까? 그런 의문 해소에 도움을 준 사람은 테드 캡척 박사다.

하버드 대학교 의과대학 교수인 테드 캡척 박사는 이력이 조금 독특하다. 1968년 컬럼비아 대학교에서 학사 학위를 받고 중국 마카오로 건너가 4년간 중국 한의학을 공부했다. 다시 미국으로 돌아온 그는 보스턴에 한의원을 열고 침술과 한약으로 환자들을 치료했다. 뛰어난 치료 효과로 명성을 얻어 미국 의료계의 주목을 받은 후 1980년대와 1990년대에 보스턴 대학교 통증 연구소에서 보직을 맡았고, 1998년에 하버드 대학교에 채용되어 대체 의학 연구를 시작했다.[35] 캡척 박사는 자신의 진료법이 효과가 뛰어난 것은 침술이나 한약 자체가 아니라 환자들의 믿음, 즉 플라세보 효과라는 사실을 깨닫고 연구를 시작한 뒤 놀라운(다소 논란도 있는) 결과를 발견했다. 플라세보 효과를 얻기 위해서는 한 가지 대원칙이 있다. 환자들이 실제로 치료를 받고 있다고 믿는 것이 중요하다. 그런데 2010년 캡척 박사는 이 원칙을 뒤엎는 실험을 시도했다.[36] 연구진은 과민대장증후군이 있는 환자를 두 그룹으로 나누고, 첫 번째 그룹은 치료 없이 의사와 대화만 나누게 했고 두 번째 그룹에는 위약을 주며 이렇게 말했다. "이 약은

　　　　　　　　　　　　　　　　　　고통의 비밀

포도당 정제처럼 비활성 물질로 만들어졌지만 임상연구 결과 몸과 마음의 자가 치유 과정을 통해 과민대장증후군에 상당한 효과를 낸다고 밝혀졌습니다." 놀랍게도 실험 결과 가짜 약이라고 밝힌 위약도 아무런 치료가 없는 것보다는 훨씬 좋은 효과를 나타냈다. 위약이라는 사실을 밝히는 것을 '공개 라벨 위약open-label placebo'이라고 한다. 요약하면 환자들이 위약으로 알고 먹어도 효과가 있다는 것이다. 만성 요통과 편두통 같은 다른 질환에서도 비슷한 결과가 나왔다.[37,38] 편두통 임상시험 결과, '공개 라벨 위약'은 일반적인 편두통 치료제인 리자트립탄만큼은 아니지만 아무런 치료제가 없는 것보다는 나은 결과를 보였다. 실제로 위약의 효과는 리자트립탄 효과의 절반에 달했다. 여기서 한 가지 짚고 넘어갈 점은 플라세보 효과를 연구할 때 윤리적으로 문제가 되지 않는 한도 내에서 위약을 제공하거나 적어도 위약을 제공한다는 사실을 속이지 않고 줘야 한다는 것이다. 그렇게 하려면 공개 라벨 위약에 잘 반응하는 사람을 구별할 수 있어야 한다. 이는 유전자 표지를 통해 아는 방법이 있다. '플라시봄placebome'이라는 유전자는 새로 밝혀진 유전자인데, 플라시봄 유전자를 많이 보유한 사람일수록 플라세보 효과가 더 잘 나타난다.[39] 결과적으로 공개 라벨 위약에 잘 반응하는 사람을 구별해낼 수 있다면, 부작용이나 과다복용, 중독성의 위험이 없는 진통제 개발이 가능해질 것이다.

임상시험에서 위약을 사용할 수 있는 또 다른 방법이 있다. 플라세보 효과는 무의식적으로 학습되거나 조건화될 수 있다는 사실을 이용하는 것이다. 언어적 암시는 분명히 위약에 대한 기대감에 영향을 준다. 하지만 반복적인 직접 경험도 영향을 줄 수 있다. 연구 결과, 임상시험 대상자에게 위약과 함께 통증을 가하고 그 통증의 강도를 실험 대상자 모르게 서서히 줄여서 위약의 효과가 세진 것으로 믿게 만들면, 즉 사전 조건화가 이루어지면 플라세보 효과가 5배 더 증가하고 지속 기간도 며칠 더 길어졌다.[40] 사전 조건화는 어떤 약물과 그 약물로 인한 반응을 서로 연상되게 하는 훈련으로 뇌가 앞으로 일어날 반응을 예측하게 하고 학습된 예측에 적응하게 하는 것이다. 파블로프의 개 실험을 떠올리면 이해하기 쉬울 것이다. 음식을 줄 때마다 개에게 종소리를 들려주면 나중에는 그 종소리만 듣고도 개가 침을 흘리게 되는 것처럼 위약의 효과도 사전 조건화를 통해 조절할 수 있다. 2016년 콜로라도 볼더 대학교에서 이루어진 연구에서 사전 조건화 과정을 거친 참가자들의 피부에 가짜 연고를 발랐는데, 연고가 가짜라는 것을 알고 있음에도 통증 완화 효과가 크게 나타났다.[41] 또 한 가지 중요한 것은 사전 조건화가 자신의 경험으로만 형성되지 않는다는 사실이다. 즉, 사전 조건화는 다른 사람의 반응을 보고 듣는 것으로도 형성될 수 있다.[42] 주목할 만한 다른 초기 연구 결과도 있다. 환자에게 어느 약이 진짜인지 모르게 하는 방식으로 진짜 진통제 사이에 위약을 섞어놓고 환자에게 그 사실을 알려주면, 진짜 진통제를 늘리고 싶은 욕구를 줄여주어 약에 대한 의존도와 비용, 부작용을 줄이는 효과가 있었다.[43]

공개 라벨 위약이 효과가 있다는 사실은 내게 큰 충격이었다. 어떻게 효과가 있는지는 아직 확실히 밝혀지지 않았다. 캡척 박사는 의식적 기대나 무의식적 사전 조건화로는 이 같은 특이한 현상을 충분히 설명할 수 없다고 생각했다. 가령 치료 실패 경험이 많고 사전 조건화도 이루어지지 않은 환자들에게 공개 라벨 위약이 효과가 좋은 이유가 설명되지 않았다. 간단히 말해 현재 생체의학 모델은 플라세보 효과에 관해 많은 과학적, 실제적 정보를 보여주었지만 아직 완벽하게 설명할 정도는 아니다. 공개 라벨 위약은 일관된 플라세보 이론을 찾으려는 사람들에게는 걸림돌이 된다. 그러나 캡척 박사는 수십 년간의 연구 끝에 플라세보 효과뿐 아니라 모든 신경과학을 설명하는 일관된 이론이 될 만한 결론에 서서히 도달하고 있다. 나는 이 '예측 처리' 모델을 처음 접했을 때 공상과학 소설을 읽고 있는 것은 아닌지 다시 확인하고 싶을 정도였다. 그만큼 내용이 낯설고 독특했다. 아직은 사실과 추측이 섞여 있지만 증거가 될 만한 결과가 계속 쌓이고 있다.

"우리는 미래를 예측할 수 있고 실제로 늘 그렇게 하고 있다." 내가 이렇게 말한다면 어떤 생각이 드는가? 기존 생의학 이론으로 보면 우리 뇌는 신체 안팎에서 주어지는 감각 입력(시각, 청각, 위험 신호 등)을 수동적으로 받아들이는 기관이며, 뇌로 들어온 감각 입력을 토대로 세상에 대한 지각이나 모델을 만든다. 즉, '상향식' 정보 처리가 이루어진다. 가령 발가락이 문에 부딪혔을 때 위험 신호가 뇌로 전해지고 뇌에서 그 신호를 평가해 통증을 생성하는 식이다. 반면 예측 처리 모델에 따르면 뇌는 외부 세계에 대한 이해를 정리하고 다듬는 기관이다. 뇌는 외부 세계에서 일어나는 일을 최대한 정확히 예측하기 위해 뇌가 가진 세상에 대한 기대, 생각, 믿음(즉, '기존 정보들')을 토대로 새로 들어오는 감각 입력들과 균형을 이루려 한다. 간단히 말해 뇌는 정보 처리 기관이 아니라 미래 예측 기관이다. 우리는 뇌가 보고 싶은 대로 본다. 이 과정을 눈으로 확인하거나 머리로 그려보기는 쉽지 않지만 아래 두 그림을 통해 예를 들어보겠다.

먼저 사진 속의 얼굴을 한번 살펴보기 바란다. 그런 다음 책을 거꾸로 들고 얼굴을 다시 한 번 살펴보자. 사진이 거꾸로 된 얼굴은 뭔가 이상하기는 하지만 정확히 뭐가 이상한지 알 수 없었다면 사진이 바로 된 얼굴은 오른쪽 사진의 눈과 입이 거꾸로 되어 있는 것을 금세 알 수 있다. 이 사진은 사진 속 주인공인 대처 전 영국 총리의 이름을 따서 '대처 착시'라는 이름으로 불리는데,[44] 우리가 어떤 대상을 지각할 때 뇌에서 예측하는 대로 사물을 지각한다는 것을 보여주는 증거다. 이런 예측은 매우 빠른 속도로 끊임없이 일어나고 대부분 무의식적으로 이루어진다. 적응성과 효율성의 관점에서 보면 매초 단위로 접하는 엄청난 양의 감각 정보를 처리하느라 뇌가 에너지를 낭비하지 않아도 된다는 장점이 있다. 대신 뇌가 정말로 관심 있는 것, 즉 '예

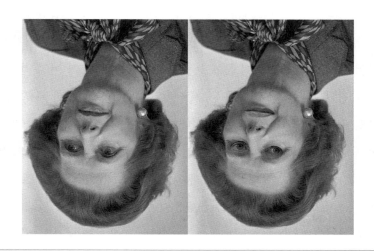

대처 착시

측 오류'에만 집중할 수 있다. 오류는 입력되는 감각 정보가 뇌가 예측한 것과 다를 때 발생한다. 그 오류가 매우 사소하면 대개 '잡음'으로 취급되어 지각과 관련된 뇌 영역에 도달하지 않으므로 우리가 그리는 외부 세계에 대한 모습이 변하지 않는다. 그러나 잡음으로 취급할 수 없는 큰 오류가 발생하면 뇌는 외부 세계에 대한 모델을 수정할지를 결정해야 한다. 즉, 외부 세계에 대한 우리의 인식은 감각 정보가 뇌의 예측을 방해할 때만 일어난다.

이 같은 데이터 필터링 방식은 이미지 압축 기술인 제이펙JPEG과 원리가 매우 유사하다. 제이펙은 우리 눈에 크게 거슬리지 않는 부분의 이미지를 고의로 손실시키는 방식으로 이미지를 저장한다. 보통은 한 픽셀의 값이 인접한 픽셀의 값을 예측하는데, 대상과 대상 간의 경계가 분명할 때는 픽셀값에 차이가 발생한다. 코드는 예상하지 못한 데이터만 코딩하여 압축할 수 있다. 그래서 전송되는 것은 예측 오차뿐이다. 시각을 예로 들면 뇌는 빛이 망막에 닿을 때 무엇을 보게 될지 예측하고, 그 예측에 오류가 있을 때만 더 높은 수준의 뇌로 그 정보를 전송한다.[45] 이는 시각 피질(시각 정보를 처리하는 뇌 영역)을 타고 내려오는 신경 다발이 올라가는 신경 다발보다 훨씬 많다는 해부학적 사실로도 알 수 있다. 그래서 뇌의 예측과 감각 정보 사이에 차이가 발생할 때만 그 정보가 시각 피질로 전달된다.[46] 그런 경우가 아니라면 우리는 우리가 예측한 대로 사물을 보게 된다.

인터넷에서 화제가 되는 사진 한 장으로도 이 사실을 확인할 수 있다. 2015년 봄, 나는 늦은 시간 술집에 들렀다가 우연히 친구들을 보았다. 친구들은 한쪽 구석에서 스마트폰 하나를 가운데 두고 열띤 토론을 벌이고 있었다. 친구들에게 인사를 하려고 다가갔더니 그중 한 명이 스마트폰을 내 코에 들이대고는 "아! 잘 왔어. 몬티! 봐봐. 네 눈엔 이 드레스가 무슨 색으로 보여?"라고 다급하게 물었다. 딱 보니 흰색 바탕에 금색 줄무늬가 있는 드레스였다. 그렇게 말하자 내 친구는 "무슨 소리야! 파란 바탕에 검정 줄무늬잖아. 아니, 이게 무슨 조화지?" 하며 크게 실망한 기색을 보였다. 희한하게도 그 드레스는 보는 사람에 따라 파란 바탕에 검정 줄무늬가 있는 옷으로도 보였고, 흰색 바탕에 금색 줄무늬가 있는 옷으로도 보였다. 누가 어떤 색으로 볼지에 대한 특정한 기준은 없었다. 게다가 다른 착시현상들과 달리 한번 어떤 색으로 보고 나면 다른 색으로는 잘 보이지 않았다. 이 현상의 원인을 규명하려는 많은 연구가 이어졌고 아직 한 가지 결론에 이르지는 않았지만, 뇌의 예측 처리 모델로 설명할 수 있다는 증거가 발견되고 있다. 우리가 어떤 대상을 '본다'고 할 때 그 대상을 파악하는 데 모호함이 있으면, 뇌는 어떤 식으로든 판단을 내려야 하는데, 대체로 그 판단은 기존 정보를 토대로 한다. 예를 들어 그 대상을 인공조명 아래에서 보는지, 햇빛 아래에서 보는지, 아니면 그늘에서 보는지와 같이 어떤 가정하에 이루어진다. 내가 가능성이 가장 크다고 생각하는 가설에 따르면, 햇빛에 자주 노출되는 사람인지, 인공조명에 자주 노출되는 사람인지에 따라 그 드레스를 볼 때 뇌가 내리는 가정에 영향을 미친다. 즉, 나처럼 오전형 인간은 자연광을 보는 시간이 많아 주로 흰색과 금색이 섞인 드레스로 보고, 올빼미형 인간은 인공조명에 노출되는 시간이 많아서 파란색과 검은색이 섞인 드레스로 보는 경향이 있다.[47]

　　　　　　　　　　　　　　　　　　　　　　　　　고통의 비밀

우리는 외부 세계를 있는 그대로 보는 것이 아니다(물론 대부분은 매우 근접하지만). 우리는 어떤 대상을 볼 때 뇌의 예측대로, 심지어 그 대상을 보기도 전에 내려진 예측에 따라 본다. 라스 머클리 교수는 유럽연합EU에서 진행하는 인간 두뇌 프로젝트 중 하나로 최신 신경 영상기술을 이용해 예측 처리 모델을 시험하는 신경과학자다. 그는 인간의 시각을 이렇게 설명한다. "시각은 곧 보게 될 것에 대한 예측으로 시작한다."[48] 이 예측 능력 덕분에 우리는 어떤 물체가 어딘가로 이동하기 전에 그 물체의 움직임과 이동 방향을 예상할 수 있다. 그래서 테니스도 할 수 있고 안전하게 길을 건널 수도 있다. 예측 능력은 우리의 지각에도 영향을 미친다. 독사가 득실대는 아마존 우림 지역을 여행하는 사람은 자기 집 뒷산에서 산책할 때보다 정체 모를 길쭉한 물체를 만났을 때 뱀으로 판단할 확률이 높다.

자기 자신을 간지럽히기 힘든 이유도 같은 선상에서 설명할 수 있다. 우리 뇌는 손이 어떻게 움직일지 알기 때문에 어떤 감각을 느낄지 예측할 수 있으므로 그 느낌이 특별한 자극을 일으키지 않는다. 살아가는 동안 뇌는 수많은 통계 자료를 수집하며 우리 몸과 외부 세계에 대한 내부 모델을 조정하고 다듬는다. 예측 처리 이론에 따르면 그 통계 자료들은 '베이즈 정리'의 지배를 받는다. 베이즈 정리는 토머스 베이즈라는 18세기 영국 목사가 개발한 수학 공식을 말하는데, 새로운 증거에 기초해 기존 정보가 참일 확률을 계산한다. 그래서 예측에 오류가 생겼을 때 새로운 증거를 참고하여 우리의 믿음을 업데이트한다.

테드 캡척 박사는 2018년과 2019년에 잇달아 발표한 논문에서 그동안 발견한 증거와 약간의 추론을 바탕으로 다음과 같이 주장한다.

통증이 줄어드는 것은 몸이 치유된 직접적 결과가 아니라 몸이 치유되고 있거나 통증을 일으키는 자극이 제거되었다고 뇌가 인식하는 과정이다. 다시 말해 우리 몸이 위험에 처해 있거나 손상된 상태라는 뇌의 추측이 상향식 정보와 단서의 변화로 수정되는 것이다.[49,50] 이때 통증 완화를 연상시키는 외적인 단서가 있으면 통증 완화가 더 빨리, 더 강하게 나타난다. 이런 관점에서 보면 아이린 트레이시의 정맥 실험에서 지원자 모르게 진통제를 투여했을 때 통증 완화 효과가 미미하고, 투여 사실을 알리자 효과가 훨씬 강력했던 이유가 설명된다. 또한 언어적 암시만 단서가 될 수 있는 것은 아니다. 치료와 관련된 의식, 즉 약을 먹거나, 신뢰할 수 있는 의사에게서 치료과정에 대해 설명을 듣거나, 치료가 잘 이루어질 것 같은 환경에서 치료를 받는 행위 등은 우리 몸에 변화가 생겼으므로 통증이 줄어들고 있다는 뇌의 판단을 유도한다. 그래서 뇌는 예측 오류를 최소화하기 위해 통증에 대한 인식을 줄인다.

캡척 박사는 공개 라벨 위약이 왜 효과가 있는지를 예측 처리 모델로 설명할 수 있다고 생각한다. 내가 과민대장증후군으로 괴로워하던 순간 동종 요법 알약(다시 말해 위약)을 건네받았을 때 내 머릿속에는 두 가지 상반된 생각이 존재했다. 나의 뇌는 통증에 대한 예측을 바꿀 수도 있고, 바꾸지 않을 수도 있다. 다시 말해 일단 내가 약을 먹었기 때문에 그 행위 자체로 나의 뇌는 통증이 멈출 것으로 예측할 수도 있고, 그 약이 비활성 물질이라는 것을 내가 알기 때문에 통증이 계속될 것으로 예측할 수도 있다. 캡척 박사는 우리 머릿속에서 이런 부조화가 일어날 때, 비이성적이고 무의식적이며 감정적인 반응이 이성적이고 의식적인 마음을 앞설 수 있다고 주장한다. 즉, 공개 라벨 위약이 효과가 있는 것은 약을 먹는다는 행위 덕분에 무의식적으로 영향을 받은 신경학적 결과 덕분이지, 이성적이고 의식적인 사고 때문이 아닐 수 있다는 것이다. 캡척 박사의 주장에 따르면 플라세보 효과는 우리가 어떻게 행동하는지가 가장 중요하고 어떻게 생각하는지는 부차적인 문제이거나 전혀 중요하지 않다. 다시 한 번 강조하지만 이 같은 그의 주장은 아직 추측일 뿐이고 공개 라벨 위약에 관한 연구는 초기 단계에 있다. 그러나 예측 처리 모델은 왜 기대감이 (의식적으로나 무의식적으로) 지각에 영향을 주는지, 왜 통증이 그렇게 변덕스러운지를 홀륭하게 설명한다. 더욱이 통증에 관해 설명할 때 플라세보 효과의 차원을 넘어서 통증에 대한 집중, 감정, 기대감, 과거 경험이 왜 조직 손상만큼 통증에 쉽게 영향을 줄 수 있는지 설명한다. 그래서 만성 통증을 이해하고 다스릴 방법을 찾는 데 도움이 될 수 있다. 만약 요통이 있는 어떤 사람이 '디스크'에 손상을 주면 안 된다는 말을 '과거' 어느 시점에 듣고 허리를 움직이거나 물건을 드는 데 불안감을 느낀다고 가정해보자. 사실 대부분의 만성 요통은 강도를 높여가며 서서히 몸을 움직여주는 것이 통증 완화에 더 도움이 된다. 따라서 요통 전문의나 물리치료사에게 정확한 설명을 듣고 허리를 조금씩 움직일 수 있도록 도움을 받으면 통증을 느낀다 해도 걱정했던 만큼 심하지는 않을 것이다. 이때 뇌에서 발생한 큰 예측 오류로 우리 몸과 외부 세계에 대한 내부 모델이 서서히 바뀌게 되고, 몸을 움직이는 것이 통증을 크게 일으키지 않고 위험하지 않다는 생각으로 이어져 몸이 회복될 가능성이 커진다.

뇌의 기대와 예측은 통증에 대한 우리의 인식에 엄청난 영향을 준다. 이는 서양 의학의 바탕인 심신 이원론으로는 이해하기 힘든 부분이다. 공개 라벨 위약이 진짜 효과가 있는지는 시간이 좀 더 걸려야 알 수 있을 것이다. 하지만 '기대 효과'로 통증을 줄이고 삶의 질을 높일 방법은 많다. 우선 진료실의 물리적 환경이나 의사의 태도같이 긍정적인 치료 환경을 마련하는 것이 부가 서비스가 아닌 필수 항목이 되어야 한다. 또한 환자를 돌보는 위치에 있는 사람은 환자에게 신뢰감을 주고, 불필요하게 불안감을 주는 언어를 사용하지 않으며, 긍정적인 연상작용을 강화하고, 실제적이면서 긍정적인 확신을 심어줄 수 있는 환경을 조성하도록 노력해야 한다. 기대 효과를 활용하는 것은 위약을 주거나 플라세보 효과로만 낫는 치료를 권하는 것이 아니라 정확한 정보에 근거해서 병이 낫는다는 확신을 키워주고 불안감을 낮추는 것이다. 무엇보다 의료 행위를 더 인간답게 만들어서 치료를 받는 사람과 제공하는 사람 모두가 희망과 회복에 초점을 두도록 해준다.

5장

통증의 의미는
무엇일까

통증의 정서적 요인

인간이 느끼는 가장 오래되고 가장 강력한 감정은 공포이고
가장 오래되고 가장 강력한 공포는 미지에 대한 공포이다.
_H. P. 러브크래프트

생리 기능이 안정되고 치유되고 발달하려면
안정이라는 본능적 감정이 필요하다.
_베셀 반 데어 콜크

에번은 서글서글한 성격에 입담이 좋은 호주인이다. 맥주 온도 조절기의 장점을 극찬하다가 어느새인가 국제인도법을 유창하게 설명해내는 그런 사람이었다. 그와 이야기를 나눌수록 이처럼 유쾌한 성격을 가진 멋지고 유능한 사람이 그런 지옥 같은 일을 겪었다는 것이 믿기지 않았다.

2006년 에번은 스물셋의 나이에 그의 오랜 꿈을 이루고 마침내 '모래색 베레모'를 썼다. 160명의 건장하고 유능한 군인들이 호주의 SASR(공수특전단) 선발 과정에 지원해 19명만 살아남았는데, 그중 한 명이 에번이었다. 그는 세계적 명성을 자랑하는 최정예 특수부대의 요원이 되어 실전 배치를 앞두고 열심히 훈련에 임했다. 그해 호주 정부가 아프가니스탄의 우르즈간 지방의 치안 유지와 도시 재건을 위해 기동부대 배치를 발표했다. 기동부대는 피해 복구를 지원하는 임무를 수행했고, 특수부대는 그 기동부대에 위협이 될 수 있는 적군을 찾아서 억류하거나 무력화하는 임무를 맡았다. 특수부대가 적군을 생포하면 아프간 보안군에 인도하기 전 96시간을 넘지 않는 한도 내에서 호주 국방정보국의 요원이 심문할 수 있었는데, 그 임무에 대비하기 위해 국방정보국의 요원들은 젊은 SASR 군인들을 대상으로 심문 기술을 연습했다. 훈련을 지휘하는 교관들은 경험이 부족하고 법적 책임이 없어서, SASR 군인들은 말 그대로 지옥의 문이 열리는 경험을 해

고통의 비밀

야 했다.

"심문 저항 훈련은 적군에 포로로 잡혔을 때 겪을 수 있는, 제한되고 통제된 환경을 체험하는 훈련입니다." 에번은 심문 저항 훈련을 이렇게 설명했다. "훈련생을 고문하거나 무너뜨릴, 혹은 그 비슷한 상황을 재현할 의도로 만들어진 건 아닙니다. 그런 상황을 미리 체험하게 하는 게 목적이죠." 훈련을 받는 동안 SASR 대원들은 최소 48시간 이상 심문에 저항해야 하며, 이름, 계급, 군번, 생년월일을 제외한 어떤 정보도 발설해서는 안 된다. 제네바 협약에 따라 전쟁 포로는 이 네 가지 외 다른 정보는 제공할 의무가 없다.[1]

에번은 얼굴에 두건을 쓰고 결박된 채 트럭 짐칸에 실려 비밀 취조실로 끌려갔다. "취조실에 도착하면 심문 요원들이 장비를 압수해서 어디 소속인지, 어떤 임무를 맡았는지 캐내려고 합니다. 마음만 먹으면 어떤 정보든 알아낼 수 있다고 으름장을 놓죠. 실제 그렇기도 합니다. 저는 그 상황을 미리 알고 제 장비를 모두 못 쓰게 만들고 단서가 될 만한 정보를 없애놓았죠. 그들은 제가 쉽게 넘어가지 않겠다고 판단했는지 처음부터 세게 나오더군요."

에번은 100시간 가까이 고문을 당했다. "그들이 사람을 얼마나 압박할 수 있는지, 얼마나 무력하게 만들 수 있는지 아시면 아마 깜짝 놀랄 겁니다……. 마술에 걸린 것처럼 아무것도 할 수 없게 되어버려요. 감각이라는 감각은 모두 마비되어버리죠. 우선 안대를 씌워서 아무것도 못 보게 하고 고막이 터질 듯한 시끄러운 음악을 사방에서 틀어댑니다. 우리는 그런 상태에서 손을 결박당한 채로 완전히 알몸 위에 환자복 하나만 걸치고 차가운 시멘트 바닥에 고통스러운 자세로 앉아 있어야 해요." 에번은 그런 방식이 관타나모 수용소에서 쓰이는 고문 기술이라는 것은 나중에 알았다. 관타나모 수용소에서는 9·11 테러 이후, 수감자들에게 고문 흔적을 남기지 않고 극심한 신체적, 정신적 고통을 가하는 기술이 훨씬 잔혹하게 발달했다.

에번이 심문을 당한 96시간 중 취조실을 벗어난 것은 총 아홉 차례였다. 심문 요원은 에번 바로 맞은편에 앉아 "이름, 군번, 계급, 생년월일"만 끝없이 외쳐댔다. 포로의 정신 상태를 혼미하게 만들어 더 많은 정보를 캐내려는 전략이었다. 하지만 에번은 굴복하지 않았다. 한번은 심문이 끝나서 화장실에 보내달라고 요구했더니, 화장실은커녕 폭행 세례를 받았다. 그리고 난 뒤 다시 독방에 갇혀 차가운 시멘트 바닥에 꿇어앉아 있는데, 다리 사이로 피가 흘러내렸다. 발길질을 당할 때 누군가 엉덩이를 너무 세게 걷어차서 항문이 찢어진 모양이었다. 그래도 고문은 끝나지 않았다.

에번은 극도의 굴욕감과 무력감을 느꼈다. 계속되는 물리적 폭력과 괴롭힘 탓에 정말로 생명의 위협을 느꼈다. 어느 순간 아주 가벼운 접촉이나 미세한 근육 떨림에도 통증을 느꼈다. "고문에 대한 걱정만으로도 고통이 느껴지더군요." 심리 상태와 감정, 환경적 요소는 물리적 접촉만큼 고통을 느끼는 데 중요한 역할을 한다. 사실 더 중요할 때도 많다. "아무리 심한 고통도 참을 수 있는 게 있습니다. 예를 들어 철인 경기 선수들은 통제된 상황에서 경기에 참여합니다. 실질적인 위협은 없어요. 목표가 있을 뿐이죠. 우승이라는 목표를 떠올리면 고통스러운 순간이 와도 견딜 만하게 여겨집니다. 제가 SASR 선발 과정을 치를 때도 고통스러운 순간이 많았지만 저는 최정예 특수 요원이 되겠다는 목표가 있었습니다. 게다가 그만두고 싶으면 언제든 그만둘 수 있다는 것도 알고 있었죠. 하지만 심문 저항 훈련은 그런 것들과는 달랐어요." 에번은 식사와 수면 활동을 박탈당한 채 계속 고문을 받다가 약 72시간 만에 의식을 잃었다.

이처럼 혹독한 훈련을 끝낸 그는 그 후 몇 달 동안 남들에게 설명하기 곤란한 일을 경험했다. 왜 그런 일이 일어나는지 스스로도 이해할 수 없었다. 어느 날 저녁, 부대 화장실에 갔는데, 갑자기 "이름, 군번, 계급, 생년월일"이라고 외쳐대는 소리가 들렸다. 가장 먼저 나타난 외상 후 스트레스 장애의 증상이었다. 특히 통증에 너무 민감해지는 증상이 가장 혼란스럽고 견디기 어려웠다. 심문 저항 훈련을 받기 전만 해도 힘든 훈련을 잘 견디고 통증 역치가 높은 것에 자부심이 있었는데, 이제는 군화를 신는 일이나 수영 훈련 중에 물이 살짝 닿는 것조차 참을 수 없을 정도로 고통스러웠다. 통증을 느끼는 범위는 신체의 특정 부위를 가리지 않았다. 고문이라는 큰 트라우마로 인해 일시적인 가벼운 통증이 만성 통증으로 변하고 있었다. 그의 뇌 회로가 모든 잠재적 위협에 극도로 예민하게 반응하도록 재구성된 것이다. 예컨대 통증을 센서로 작동하는 실외 보안등이라고 한다면, 에번의 경우는 사람이 아닌 바람에 날리는 작은 나뭇잎에도 작동하는 보안등이 되었다고 할 수 있다. 만성 통증은 고문 후유증으로 흔히 나타나는 증상이지만 외상 후 장애로는 잘 인정되지 않는다. 결정적으로 고문 후 겪는 만성 통증은 고문할 때 받은 물리적 손상이 아니라 심리적 충격과 외상 후 스트레스 장애가 얼마나 심한지에 따라 더 큰 영향을 받는다.[2]

통증은 감각과도 관련이 있고 감정과도 관련이 있다. 이 같은 통증의 요인은 뇌의 물리적 영역과 우리가 살아온 경험 안에서 복잡하게 얽혀 있다. 때로는 뭐가 뭔지 구분이 힘들 정도로 혼재되어 있을 때도 많다. 과학자들은 이런 사실을 오래전부터 잘 알고 있어서 통증을 '불쾌한 감각적, 정서적 경험'[3]으로 정의하는 방식에 대체로 동의한다. 고문 기술자들 역시 감정과 생각이 통증에 얼마나 큰 영향을 미치는지 잘 안다. 그래서 에번을 심문한 요원들은 위협적인 상황으로 공포심을 심어주고, 몸에 대한 모든 통제력을 빼앗았으며, 굴욕감을 주고, 예측할 수 없는 횟수만큼 예측할 수 없는 방식으로 에번을 고통스럽게 했다.

하지만 고문 기술자들이 이용하는 감정회로는 통증을 완화하고 없앨 때도 똑같이 이용될 수 있다. 이에 관한 연구 결과들을 알아보기 전에 먼저 감정이라는 단어의 뜻을 정리할 필요가 있다. 감정이라는 단어에 대해서 아직 과학자들 사이에 합의된 정의는 없다.[4] 하지만 감정적 경험이 신체에서 일어나는 생물학적 활동의 결과로 나타나는 느낌이라는 사실에는 대체로 동의한다. 우리가 느끼는 각각의 감정적 경험은 두려움, 분노, 혐오감같이 크게 몇 가지 범주로 나눌 수 있지만 하나하나로 보면 모두 독특하고 특별하다. 감정적 경험을 케이크에 비유한다면 케이크 하나를 만드는 데 다양한 재료를 혼합해야 하듯이, 감정적 경험을 구성하는 데도 말초 신경계에서 오는 입력(문틀에 찍힌 발가락이나 공복 상태의 위)이나 인지 과정(기억, 주의 집중), 판단, 심리적 평가 등 다양한 요소가 필요하다. 같은 종류라 해도 맛이나 모양에서 조금씩 차이가 나는 케이크처럼 감정도 물리적 감각(공복 상태의 위)이나 환경적 사건(차 사고를 목격하는 것), 혹은 더 깊은 인지 과정

(남들 앞에서 웃음거리가 되었던 때를 기억하는 짓)같이 다양한 요소의 영향에 따라 차이가 난다.

전측 대상피질이라는 뇌 영역은 감정과 감각 입력을 혼합해 하나의 통합된 경험을 생성하는 부위다. 제빵사로 보자면 가장 높은 위치에 있는 마스터 제빵사에 비유할 수 있다. 부메랑처럼 생긴 이 영역은 '감정'에 관여하는 변연계와 '인지' 기능에 관여하는 전전두엽 피질 사이에 위치하는데, 전측 대상피질의 역할을 이해하려면 이런 해부학적 구조를 아는 것이 중요하다. 전측 대상피질은 문틀에 발이 찍혔을 때 발끝에서 느껴지는 위험 신호와 같이 몸에서 뇌로 오는 감각 정보의 흐름을 감시한다. 전측 대상피질은 우리 몸에 어떤 위험이나 손상이 없는지 계속 주시하고 있지만 통증을 감지하는 역할에 그치지 않고 통증의 의미를 파악하는 더 고차원적인 역할을 맡고 있다. 다시 말해 전측 대상피질은 전두엽 피질이라는 일종의 상아탑 위에 앉아 위험 신호가 어디서 오는지와 같은 사소한 정보를 파악하느라 에너지를 낭비하기보다 통증의 '의미'를 찾는다. 그래서 우리가 소외감, 불안, 우울 같은 감정을 느낄 때 물리적, 감정적, 사회적 요인을 통합해서 통증의 의미를 해석한다. 전측 대상피질은 누군가 우리의 감정을 상하게 했을 때 우리가 실제로 감정을 다치고 고통을 느끼도록 관여한다. 따라서 육체적 고통뿐 아니라 우리가 버림받았다는 고통을 느낄 때도 활성화된다.[5] 놀랍게도 파라세타몰이라는 진통제는 정서적 고통도 낮춰주는데, 뇌 영상 연구에서도 전측 대상피질의 활성화가 줄어드는 모습이 관찰된다.[6] 사람들이 어떤 소유물을 버려야 할 때 처방전 없이 살 수 있는 일반 진통제를 복용하면 그 소유물과 연관된 기억에 대한 정서적 반응과 불편한 감정이 줄어들었다.[7] 전측 대상피질과 다른 통증 감정회로의 중요성은 뇌졸중이나 뇌종양이 있을 때 그 부위만 손상되는 것으로도 알 수 있다. 2장에서 다룬 통각 마비 환자인 안나는 통증을 느낀다는 것은 알았지만 통증마다 어떤 불쾌한 감정을 일으키는지 통증의 특징은 구분하지 못했다. 통증이 불쾌한 감정을 일으키지 않으므로 눈에 띄지 않는 상처를 입으면 알아차리지 못했다. 통증에 감정적 요인이 없다면 사실 안나가 느끼는 것은 통증이 아니라고 할 수 있다.

최근에는 한 신경외과 의사 집단에서 감정과 관련된 해부학적 구조를 이용해 특별한 연구 결과를 발표했다. 신경외과에서 행해지는 뇌심부 자극술은 뇌의 특정 부위에 특정 주파수를 발생시키는 전극을 심는 수술법으로 다양한 질환의 치료에 이용된다. 1950년대에 최초로 시행되어 지금까지 이용되었고, 뇌졸중 후유증의 통증처럼 치료가 힘든 만성 통증 치료에 '마지막 카드'로 쓰일 때가 많다.[8] 원래는 뇌심부 자극술을 시행할 때 통증 지각과 감별을 다루는 감각 신경 경로에 전극을 이식하는데, 오하이오주 클리블랜드 클리닉의 신경 외과 의사인 안드레 마카도는 뇌심부 자극술의 성공률에 만족할 수 없어서 새로운 수술법을 시도하고 2017년 미국 신경외과학회 회의에서 놀라운 결과를 발표했다.[9] 마카도 연구팀은 뇌졸중 후유증으로 만성 통증을 앓는 환자들에게 뇌심부 자극술을 시행하면서 통증 감각 경로가 아닌 복부 선조영역과 속섬유막 앞다리 같은 감정 영역에 전극을 이식했다. 결과는 흥미롭기도 하고 놀랍기도 했다. 우선 환자들이 느끼는 통증 강도에는 별다른 차이가 없었다. 통증 강도를 1에서 10으로 표현

고통의 비밀

했을 때 수술 전 통증 강도가 9였다면, 수술 후에도 환자들은 여전히 같은 강도를 느꼈다. 하지만 기분, 행복감, 독립심, 삶의 질의 관점에서 큰 변화가 있었다. 통증 강도는 그대로였지만 통증으로 인해 괴로움을 느끼는 정도가 줄어들었다. 즉, 통증의 의미가 달라졌다. 이 연구는 감정과 관련된 뇌 영역을 조절하는 방법으로 만성 통증 치료법에 새로운 길을 개척했다고 할 수 있다.

통증의 감정적 요인은 고문이나 최첨단 신경외과 수술 같은 극단적 사례에만 국한되지 않는다. 우리가 경험하는 모든 통증은 정도가 약하든 약하지 않든, 기간이 길든 짧든, 우리의 기분과 감정, 생각의 영향을 받는다. 옥스퍼드 대학교의 아이린 트레이시 교수는 건강한 지원자와 만성 통증 환자를 대상으로 감정이 통증에 구체적으로 어떻게 영향을 미치는지 알아보았다. 트레이시 교수는 먼저 인간의 여러 감정 중 가장 강력한 감정이라 할 수 있는 불안과 두려움을 실험 대상으로 삼았다. 2001년 fMRI로 건강한 남성 지원자들의 뇌 영상을 촬영하는 동안 삼각형과 사각형 모양으로 통증과 관련된 시각적 단서를 제시하는 실험을 설계했다.[10] 지원자들에게 삼각형이나 사각형 모양 중 하나를 제시하고 10초 뒤에 지원자의 왼쪽 손등에 열 자극을 가했는데, 삼각형 모양 다음에는 항상 따뜻한 열 자극을 가했고, 사각형 모양 다음에는 따뜻한 온도로 시작해서 중간중간 뜨거운 열 자극을 가했다. 실험이 계속될수록 사각형 모양은 지원자들에게 뜨거운 자극을 일으키는 무서운 단서로 인식되기 시작했다. 뜨거운 자극이 언제 나올지 모른다는 생각에 불안감이 높아졌다. 나중에는 삼각형 다음에 나오는 따뜻한 자극을 사각형 다음에 똑같이 가해도 실제보다 훨

씬 뜨거운 온도로 인식했다. fMRI상에서도 통증에 대한 기대로 내후
각피질 부위가 지속적으로 활성화되었으며 감정 처리와 관련된 뇌 영
역(전측 대상피질)과 통증 강도 암호화와 관련된 뇌 영역(뇌섬엽)에서 활
성화가 증가했다. 결과적으로 이 연구는 불안감이 통증을 악화시키고
두려움과 통증의 관계가 자기충족적 예언 효과가 될 수 있다는 사실
을 확인시켜주었다.

　나는 사실 바늘 공포증이 있다. 의사로서 환자의 혈액을 뽑고 주사
를 놓는 일은 양치질만큼 자연스러운 일이지만, 내가 병원에 가서 그
런 일을 당하는 쪽이 되는 것은 내 기억에 아주 어릴 때부터 무서워했
다. 주사를 맞을 때의 긴장감은 병원에 들어서는 순간부터 생기기 시
작한다. 대기실에서 기다리는 동안 긴장감은 더욱 심해져서 "라이먼
선생님, 3번 방으로 들어오세요"라는 말을 듣는 순간 호흡이 거칠어
지며 식은땀까지 난다. 지나친 걱정과 불안감이 더해지면 대부분의
사람들에게는 아무렇지도 않은 작은 주삿바늘이 고대 무사들의 전투
용 창처럼 느껴지기도 한다. 어쩌면 주사를 놓는 의사나 간호사가 학
부 시절 나보다 더 실력 없는 학생은 아니었을까 하는 걱정 때문인지
도 모른다. 아니면 과거에 심하게 아팠던 경험 때문에 주사에 대한 불
안감이 생겼고, 그런 불안감이 있는 상태에서 다음 주사를 맞았더니
더 아프게 느껴졌고, 그래서 주사에 대한 불안감이 더 커졌고, 그런
과정이 반복되면서 지금과 같은 상태가 되었을지도 모른다.

　바늘 공포심이 더욱 심한 통증으로 이어지는 이 같은 악순환의 고
리는 개인 차원에서 보면 대단한 일이 아닐 수 있지만 인구 전체로 보
면 매우 중요한 일이다. 우선 백신 문제가 그렇다. 백신은 인간이 발

명한 가장 위대한 의료적 개입에 속한다. 미국의 어린이 면역 프로그램은 출생 코호트(같은 해에 태어난 집단)별로 약 2천만 건의 질병과 4만 건의 사망을 예방한다.[11] 장기적으로 코로나19라는 재앙을 해결할 유일한 해법도 백신이다. 그러나 주삿바늘에 대한 두려움-통증의 악순환은 백신이나 다른 의료적 개입의 효과를 떨어뜨린다. 바늘 공포증이 있는 어린이는 백신뿐 아니라 혈액 검사, 치과 진료, 헌혈을 피할 확률이 높다.[12] 그리고 나서 그들이 나중에 어른이 되면 그들의 자녀에게도 예방 접종을 하지 않고 주사에 대한 두려움을 물려주어 두려움-통증의 악순환이 세대를 넘어 계속될 수 있다. 예방 접종 규정을 준수하지 않으면 집단 면역이 낮아져 개인뿐 아니라 사회 전체가 위험해진다. 무엇보다 두려움-통증의 악순환은 백신 접종을 할 때마다 불안과 통증이 증가하므로 개인에게도 큰 고통의 원인이 된다. 하지만 더 심각한 문제는 많은 의사들이 주사 통증을 매우 대단한 것으로 여기지 않는다는 것이다. 의사들은 대개 주사 통증이 참을 수 있는 '따끔한' 정도라고 생각한다. 하지만 주사 통증을 줄이고 예방 접종과 외과적 시술에 대해 긍정적인 생각을 유도할 수 있는 간단하고도 실용적인 방법은 많다.[13]

우선 주사가 아프지 않다고 말하는 것은 좋은 방법이 아니다. 주사에 대한 의심과 불신이 커져서 통증이 더 심해질 수 있다. 좋은 방법은 안정감을 높여주고 긴장감을 달래주며 공포심과 경계심을 최대한 낮춰주는 것이다. 유아들의 경우 똑바로 앉은 자세가 되도록 부모나 돌보는 사람이 꼭 안아주어야 하며, 그보다 좀 더 큰 아이들의 경우 눕히는 것은 좋지 않다. 누운 자세는 몸에 대한 통제력이 떨어져서 불안감이 커지고 주사가 더 아프게 느껴질 수 있다. 모유를 먹는 아기들은 수유 중에 접종하는 방법이 좋은데, 수유가 힘들면 설탕물을 주는 것도 괜찮은 방법이다. 이렇게 하면 관심 전환, 쾌감, 안정감같이 고통을 완화하는 여러 가지 요인이 동시에 제공된다. 관심 전환을 유도할 때는 주사를 맞는 경험이 유쾌하고 안전한 기억이 될 수 있도록 재밌는 이야기나 아이들이 좋아할 만한 놀이를 제공하는 것이 중요하다. 그래서 비눗방울을 불게 하는 것도 좋은 방법이다. 비눗방울을 불면 숨을 깊이 들이쉬게 되므로 마음을 진정시키는 효과도 있다. 연구 결과에 따르면 4세 이상의 어린이는 접종 전후로 주사 맞은 부위를 살살 문질러주는 것이 도움이 된다. 그 외에 접종 전에 부분마취 연고를 바르거나 여러 종의 백신을 한 번에 맞을 때 제일 아픈 주사를 가장 마지막에 놓는 방법이 있다.

접종 전후로 어떤 말을 해주는가도 중요하다. 이해하기 힘들 수도 있지만 아이를 안심시킨다고 하는 말들이 아이를 더 불안하게 할 수 있다. 예를 들어 "괜찮아. 걱정하지 마. 금방 끝날 거야", "에구, 미안해. 아가"와 같은 말들은 실제로 걱정할 일이 있다는 것을 알려주는 메시지가 된다. 우리의 뇌는 부정을 뜻하는 단어에는 귀를 기울이지 않고 의미가 있는 단어에 주목한다. 중요한 것은 접종이 끝난 후에 아이에게 잘했다고 긍정적인 피드백을 주는 것이다. 그래야 다음 예방접종 때 덜 불안해하고 덜 아파한다. 불안감이 너무 심하면 '노출 치료' 같은 심리 치료도 시도해볼 만하다. 두려움-통증의 악순환이 미칠 수 있는 개인적, 사회적 영향을 고려한다면 주사 공포증은 따끔한 정도로 그치는 문제가 아니다.

불안과 두려움은 긴장감이나 경계심을 높여서 통증을 악화시키므로 뇌는 더더욱 몸을 보호하려 한다. 정서적 고통과 관련된 뇌 영역 (전측 대상피질, 뇌섬엽, 전전두엽 피질)은 통증의 원인이 외부적인지 아닌지를 판단하는 데 중요한 역할을 한다. 베이징의 한 연구팀은 이를 증명하기 위해 약간 독특한 고문 도구를 제작했다.[14] 악력 강화용 운동기구인 고무링의 안쪽에 뾰족한 구슬을 부착해서 손으로 누르면 통증이 느껴지게 만든 다음, 피실험자의 왼손에 끼우고 피실험자의 오른손으로 스스로 고무링을 누르거나 다른 사람이 눌러 통증을 느끼는 정도를 알아보았다. 결과는 같은 압력으로 눌러도 다른 사람이 고무링을 눌렀을 때 통증을 훨씬 더 불쾌하게 느꼈고, 뇌 영상에서도 외부 위협은 뇌에서 다르게 해석되는 것으로 나타났다.

외부 위협과 통제력 상실이라는 개념을 묶어서 생각해보면 에번의 고문 훈련이 왜 그렇게 고통스러웠는지 쉽게 이해할 수 있다. 그는 몇 시간씩 손발이 묶인 채 차가운 시멘트 바닥에 놓였는데, 시야는 차단되고 청각은 시끄러운 음악으로 마비되는 상태였다. 그래서 그의 뇌는 아주 가벼운 접촉도 생명이 위험할 정도의 위험으로 판단해서 통증 체계가 필요 이상 과도하게 작동했다. 게다가 아무것도 할 수 없다는 무력감은 통증을 더 악화시킨다. 이는 오래전의 실험으로 증명된 바 있다. 1948년 한 연구진은 쥐들이 먹이를 먹을 때마다 전기 충격을 가하는 실험을 설계했다. A 그룹의 쥐들에게는 먹이를 먹을 때 전기 충격을 가하되 쥐들이 일어서는 동작을 할 때마다 전기 충격을 멈추었고, B 그룹의 쥐들에게는 그 쥐들이 어떤 동작을 해도 전기 충격을 멈추지 않았다. 실험 결과 B 그룹의 쥐들은 A 그룹의 쥐들에 비해 시간이 지날수록 더 불안해하고 음식도 잘 먹지 않았다.[15] 그로부터 20년 뒤 미국의 심리학자 케네스 바우어스는 사람을 대상으로 비슷한 실험을 시행했다. 쥐 실험에서처럼 한 그룹에는 전기 충격을 주되 충격을 피할 방법을 알려주었고, 다른 그룹에는 충격을 피할 방법이 없다고 알려주자, 충격을 피할 방법이 없는 그룹의 사람들이 전기 충격의 강도를 훨씬 세게 평가했다.[16] 에번 역시 SASR 선발 과정이 매우 힘들었지만 그만두고 싶으면 언제든 그만둘 수 있다는 것을 알았기 때문에 어떻게 할 방법이 없는 고문 훈련보다 훨씬 견딜 만했다고 말했다.* 이는 (훈련이든 실제든) 고문이라는 상황에만 적용되는 이야기가 아니다. 만성 통증을 안고 살아가는 사람들이 통증에 대한 통제력과 대응력을 기를 수 있다면 통증의 강도와 불쾌감 자체를 줄일 수 있다. 가장 좋은 방법은 통증의 실체를 정확히 아는 것이다. 어떤 것이 진짜 통증이고, 어떤 것이 진짜 통증이 아닌지 구분할 줄 알아야 한다. 그리고 통증에 대응하는 법을 배워나가야 한다.

통증을 악화시키는 감정에 불안감만 있는 것은 아니다. 세르게이 프로코피예프의 〈몽골 치하의 러시아〉라는 곡은 심리학 연구에서 슬픈 기분을 유도하는 음악으로 잘 이용되는 곡이다.[17] 아이린 트레이시 연구팀은 건강한 학생 지원자들에게 그 곡을 들려주고 "내 인생은 실패작이다", "나는 친구가 없다"와 같은 부정적인 문장을 읽게 한 후 왼

---

* 에번이 자신에 대한 처우 문제로 호주 특수부대에 제기한 소송은 7년간의 법정 다툼으로 이어졌다. 그 기간에 호주 상원 의원 재키 램비의 지지를 얻어 대중에게 알려졌다. 에번은 계급을 박탈당하고 부대에서 제명되었다가, 오랜 투쟁 끝에 직위를 되찾고 국방부로부터 거액의 배상금을 받았다.

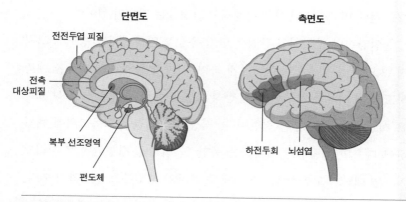

단면도   측면도

전전두엽 피질

전측
대상피질

복부 선조영역

편도체

하전두회   뇌섬엽

통증의 정서적 처리

쪽 팔뚝에 열 자극을 가했다.[18] 얼마 후 좀 더 경쾌한 음악인 안토닌 드
보르자크의 〈신세계 교향곡〉 중 〈라르고〉를 들려주고 중립적인 의미
가 담긴 문장을 읽게 한 후, 이전과 같은 강도의 열 자극을 가했다. 실
험 결과, 학생들은 슬픈 감정일 때 받은 열 자극을 더 불쾌하게 평가했
다. 특별히 놀라운 결과는 아니지만 기분이 통증 경험에 영향을 미친
다는 사실을 확인시켜준 점에서 유용한 연구였다. 무엇보다 fMRI 기
술로 생리학적 과정이 규명되었다는 점에서 의미가 컸다. 학생들의 뇌
이미지를 보면 기분이 가라앉았을 때 편도체, 뇌섬엽, 하전두회, 전측
대상피질 등 통증의 감각적, 정서적 측면을 담당하는 뇌 영역의 활성
화가 증가했다. 감정 상태를 부정적으로 변화시키면 불안감이 높아진
다는 사실이 입증된 것이다. 통증이 원래 위험이나 위협에 대한 경보
시스템이라는 사실을 생각해본다면 당연한 결과로 보인다. 뇌는 우리
가 불안해하거나 두려워할 때 경보음을 더 크게 울리고 싶어 한다. 통

증을 불에 비유한다면 이런 부정적인 감정들은 기름인 셈이다.

불안감이나 부정적인 감정은 단기 통증을 악화시키는 정도에 그치지 않고 만성 통증으로 이어지게 하며, 나아가 통증과 괴로움을 예측하도록 뇌 회로를 재구성한다. 만성 요통을 예로 들어보자. 만성 요통은 서양에서 매우 흔한 질환이다. 직장인들의 결근 사유 1위에 해당하고 다수의 사람들이 살아가는 동안 한 번쯤은 경험한다.[19] 허리가 아프면 대단히 고통스럽고 척추에 큰 문제가 생겼다고 생각하기 쉽다. 그러나 정말 신기하게도 요통과 척추의 건강 상태 간에는 관련성이 매우 적다. 많은 연구 결과에서 만성 요통 환자의 대부분은 구조적 이상이 없고, 추간판 탈출증같이 구조적 이상이 있는 환자의 대다수는 전혀 통증이 없는 것으로 밝혀졌다. 실제로 요통 환자의 90퍼센트 이상은 조직 손상이 발견되지 않는다. 개발도상국은 만성 요통 환자가 적다. 허리를 과도하게 사용하는 노동자와 인체 공학적으로 설계된 의자나 고급 매트리스를 사용하지 않는 일반인들을 포함해도 그렇다.

요통과 척추 상태의 관련성이 적다면 요통 환자들이 느끼는 요통은 대체 어디서 오는 것일까? 요통은 실제로 존재하고 매우 불쾌하며 요통 환자의 삶 자체를 망가뜨리는 경우가 많다. 나 역시 요통으로 힘들어하는 사람들을 병원 안팎에서 수없이 만났다. 다행히 지긋지긋한 대부분의 만성 요통은 정서적 뇌의 힘으로 물리칠 방법이 있다. 실제로 많은 연구 결과가 그 사실을 뒷받침한다. 어느 날 갑자기 요통이 생기면 여러 가지 일이 벌어질 수 있다. 우선 걱정이 많아진다. '척추에 문제가 생겼나?' '언제쯤 나을까?' '낫기는 할까?' 특히 통증이 계속되면, 최악의 사태를 상상하고 걱정하는 부분과 관련된 전두엽 피질이 활성화된다. 가장 많이 드는 감정은 척추 손상에 대한 두려움이나 걱정이다. 통증은 결국 우리 몸을 보호하기 위한 반응이므로 척추 손상에 대한 걱정이 많을수록 통증은 더욱 증폭된다. 그래서 허리에서 느껴지는 일시적인 미세한 통증도 허리를 보호하는 정도의 의미가 아니라 척추 손상에 대한 확신으로 해석될 수 있다. 만성 통증에 가장 좋은 진통제는 활동적으로 지내는 것이다. 하지만 불안감이 과잉 경계심을 낳고, 그 경계심이 통증을 더 악화시키는 악순환으로 이어져 움직임을 더욱 회피하는 경향으로 발전한다.[20] 그래서 어느 순간부터 몸을 조금만 움직여도 통증을 느낄 것 같은 기분이 든다. 즉, 움직임을 회피하는 경향은 통증이 아니라 통증에 대한 예측에서 시작된다. 불안, 걱정, 우울한 기분같이 부정적인 감정은 통증을 심하게 하고, 통증이 심해지면 기분은 더 나빠진다. 게다가 일상생활에서 천연 진통제 역할을 하는 숙면, 사회생활, 건강한 식습관 같은 것들에도 부정적인 영향을 미친다. 또한 호르몬과 면역계를 망가뜨려 만성 스트레스를 유발하기 때문에 통증이 더 심해지는 결과를 낳는다. 그래서 점점 더 깊이 악순환의 늪에 빠져든다.

두려움-통증의 악순환은 많은 뇌 영상 연구에서 증거가 밝혀졌다. 2013년 일리노이주 노스웨스턴 대학교의 한 연구진은 단기 요통 환자들을 분석해 1년 동안 경과를 추적한 후, 요통이 사라진 환자와 만성 통증으로 발전한 환자의 뇌를 비교한 결과 주목할 만한 차이를 발견했다.[21] 단기 통증에서 만성 통증으로 발전한 환자는 통증을 처음 일으킨 원인이 사라져도 뇌 활동의 신경 지문이 감정 관련 회로로 이동했다. 신경 지문은 통증이 만성화될수록 편도체, 전전두엽 피질, 기저

핵같이 감정이나 두려움과 관련된 뇌 영역을 더 많이 차지했다. 10년 이상 만성 요통을 앓은 환자들에게서도 비슷한 결과가 나온 것을 보면 신경 지문은 뇌에 깊게 새겨질 수 있는 것으로 보인다. 당연한 말일 수 있지만 기분 장애가 있는 사람은 단기 통증이 만성 통증으로 발전할 확률이 높다.[22] 연구 결과 통증에 대해 걱정이 많은 사람도 만성 통증으로 발전할 위험과 오피오이드 의존도가 높은 것으로 나타나고 있다.[23]

하지만 악순환의 고리는 끊을 수 있다. 뇌는 놀랄 만큼 적응력이 뛰어나다. 이를 학문적인 용어로 '신경 가소성'이 뛰어나다고 한다. 신경회로를 재조직하고 재구성하는 방식으로 두려움-통증의 악순환을 끊을 수 있고, 통증의 늪에서 빠져나오거나 완전히 해방되는 기쁨도 누릴 수 있다. 우선 한 가지 방법은 대화 치료법을 이용하는 것이다. 2016년 워싱턴 대학교의 연구진은 만성 요통 환자들에게 50달러를 주면서 원하는 방식의 치료나 약물을 찾아보도록 했는데, 그들은 일반적인 치료보다 두 가지 심리 치료를 만성 요통 완화에 더 효과적인 치료로 꼽았다.[24] 그중 하나는 '인지 행동 치료'이고, 다른 하나는 '마음챙김에 근거한 스트레스 완화'라는 프로그램이다. 인지 행동 치료는 통증에 대한 정확한 정보를 교육함과 동시에 통증에 영향을 주는 부정적인 생각을 알아차리고 변화시킬 방법을 제공한다. 마음챙김에 근거한 스트레스 완화 프로그램은 마음챙김 명상이나 요가 등을 활용하는데, 자신의 상태를 있는 그대로 인정하고 자기 생각과 감정, 감각에 더 귀를 기울이게 한다.

수용 전념 치료는 요즘 크게 주목받는 심리 치료 중 하나다. 오랜 통증으로 괴로워하는 사람들에게 수용 전념 치료를 처음 소개하면 '수용'이라는 단어 때문에 거부감을 보일 때가 많다. 내 환자 중에서도 이 상태를 그냥 받아들이라는 말이냐고 되물은 적이 있다. 수용 전념 치료에서 말하는 수용이란 모든 것을 포기하라는 의미가 아니다. 여기서 말하는 수용은 실제로 자신의 몸에 대한 통제권을 되찾고 심리적 유연성을 기르는 방법이다. 수용 전념 치료에서는 통증과 싸우거나 통증을 피하지 않고 있는 그대로 바라보고 받아들이는 것이 무엇보다 중요하다. 이 과정에서 마음챙김 수련이 도움이 될 때가 많다. 수용 전념 치료는 시간이 지날수록 부정적인 생각과 통증에 대한 거부 반응을 서서히 줄여준다. 무엇보다 통증과 더불어 사는 법을 배우게 되고, 결과가 좋으면 통증 완화에도 크게 도움이 된다.[25]

마음챙김에 기반한 심리 치료가 어떻게 효과가 있는지는 (좀 극단적이기는 하지만) 명상 전문가를 통해 알아볼 수 있다. 위스콘신 대학교 매디슨 캠퍼스의 연구팀은 1만 시간 이상 명상 경험이 있는 불교 수행자들을 대상으로 레이저 열을 이용하여 통증을 일으키는 실험을 했다.[26] 신기하게도 전문 수행자들은 명상 경험이 짧은 초보 수련자들보다 통증을 불쾌하게 받아들이는 정도가 매우 낮았다. 명상 전문가의 뇌 영상을 분석한 결과, 처음에는 정서적 고통과 관련된 영역인 전측 대상피질과 뇌섬엽의 활성화가 증가했는데 자극이 반복될수록 활성화가 줄어들었고 통증을 느끼기 이전에 (불안과 공포를 감지하는 데 중요한 역할을 하는) 편도체의 활성화도 낮아졌다. 연구진은 '경험에 대한 개방성'을 기르는 훈련으로 통증에 대한 예측을 줄여서 불안감이나 걱정, 두려움이 낮아진 것으로 해석했다.

트라우마로 만성 통증이 나타났거나 악화된 경우에는 트라우마 치료에 초점을 맞추는 방법이 통증 완화에 도움이 될 수 있다. 미시간주웨인 주립대학교와 미시간 대학교 연구팀이 공동 개발한 새로운 심리치료법은 통증 환자들에게 감정, 관계, 과거 트라우마가 통증을 느끼는 정도에 강한 영향을 준다는 것을 가르쳐주고, 긍정적인 감정과 부정적인 감정을 모두 표출해서 자신의 감정을 더 잘 알아차릴 수 있도록 돕는다. 최근 연구 결과를 보면 '감정 인식 및 표현 치료'라는 이름의 이 심리 치료가 만성 통증 완화에 효과적인 치료가 될 가능성을 보이고 있다.[27] 심문 저항 훈련으로 끔찍한 트라우마를 얻은 에번은 결국 통증을 완화할 유일한 방법은 약물이 아니라 심리적 안정이라는 사실을 깨달았다. 그는 트라우마로 고통받는 사람들을 위해 개발된 '안구 운동 둔감화 및 재처리'라는 심리 치료 덕분에 전신에 걸친 극심한 만성 통증을 거의 완전히 극복할 수 있었다. 안구 운동 둔감화 및 재처리 요법에서 사용하는 기법의 하나는 환자가 고통스러운 기억을 떠올리는 동안 손가락을 따라 눈을 좌우로 움직이는 양측성 자극 임무를 수행하게 한다. 환자가 양측성 자극 임무를 수행하느라 충격적인 기억에 관해 떠올릴 수 있는 정보의 양이 줄어들므로 관련 트라우마로 연상되는 부정적인 감정도 완화시키는 방식이다. 뇌가 충격적인 기억을 부정적인 기억에서 덜 부정적인 기억으로 재처리하도록 만들어 환자가 그 기억에 둔감해지게 하는 것이다. 그 외 다양한 심리 치료가 개발되었지만,[28] 효과가 좋은 치료법들은 몇 가지 공통점이 있다. 첫째, 개인에게 통증의 본질이 무엇인지 교육함으로써 자신의 몸에 대해 통제권을 갖게 하고, 둘째, 불안, 두려움, 긴장감을 낮춰주며,

고통의 비밀

셋째, 감정을 건강하게 처리하도록 돕는다.

육체적 문제를 마음으로 극복하는 방식이 모든 사람, 모든 통증에 효과가 있다는 말은 아니다. 실제로 2020년 8월에 발표된 대규모 연구에 따르면 인지 행동 치료나 수용 전념 치료 같은 심리 치료는 통증을 극복하는 데 도움을 줄 때도 많지만 다른 사람의 도움 없이 스스로 통증을 완화하는 효과는 미미했다.[29] 이런 특정 치료법은 효과를 보는 사람들도 있지만, 그렇지 않은 사람들도 있다. 통증의 원인을 단지 기분이나 감정 탓으로 돌리는 것 역시 매우 위험하고 잘못된 생각이다. 역효과의 문제도 있다. 누군가에게는 정말 실제적이고 끔찍한 통증을 마음만 먹으면 금세 없어질 수 있는 인지 오류나 기분 탓으로 취급하는 것은, 과학적으로도 옳지 않고 엄밀히 말해 통증으로 고통받는 사람들을 모욕하는 행위다. 물론 기분, 감정, 심리적 관점 같은 요인이 통증에 큰 영향을 주는 것이 사실인데도 그런 사실을 대충 무시하고 넘어갈 때도 많다. 통증에 대한 인식과 감정을 변화시키는 일은 많은 시간과 노력이 요구되지만, 고차원적인 기술이 필요 없고 부작용이 거의 없으며 삶을 크게 변화시킬 수 있는 등 많은 장점이 있다.

노력과 인내심은 필요하겠지만 긍정적인 시각을 기르고 나을 수 있다는 믿음이 있으면 통증으로 인한 괴로움과 무력감을 줄일 수 있다. 고통의 늪에서 완전히 벗어나는 날도 올 수 있다. 기분이 우울할 때 기분 전환을 잘하는 것도 중요하다. 사람들과 어울리거나 의미 있는 활동에 참여하거나 항우울제를 복용하는 방식으로, 우울한 감정에 휩싸이지 말고 긍정적인 감정 상태를 유지하는 것이 통증 완화에는 큰 도움이 된다. 특히 관점의 전환이 필요하다. 두려움과 절망이 아닌 확신과 희망의 관점으로 통증을 바라볼 수 있도록 개인에 대한 교육이 이루어져야 한다. 만성 통증을 치유한다는 말은 위협과 위험을 예측하는 관점에서 보호와 안전을 예측하는 관점으로 나아간다는 의미다. 즉, 통증은 조직 손상에 대한 증거가 아니라 우리를 지켜주길 원하지만 가끔은 정도가 지나친 수호천사로 이해해야 한다. 우리의 마음은 통증을 조절할 강력한 힘이 있다. 통증에 담긴 의미를 잘 이해하는 것이야말로 무엇보다 확실한 치료법이 될 것이다.

6장

고통도
즐거울 수 있다

고통과 쾌락의 양면성

아프지만 않으면 나는 고통이 와도 상관없다.
_무명인(오스카 와일드의 영향을 받은 사람)

※주의 사항: 이 장 뒷부분에는 자해 관련 내용이 포함되어 있다.

나는 고등학교 수업 시간에 18세기의 위대한 철학자이자 공리주의의 창시자 제러미 벤담이 "인간은 자연법칙에 따라 고통과 쾌락이라는 두 절대권력의 지배를 받는 존재다"[1]라고 정의한 것을 배웠다. 공리주의자들이 주장하는 삶의 최대 목표는 쾌락을 극대화하고 고통을 최소화하는 것이다. 쾌락은 무조건 선이고 고통은 무조건 악이라는 논리가 아주 단순 명쾌해 보였다. 그런데 수업 시간에 재밌는 말로 친구들을 잘 웃기는 한 친구가 선생님에게 이의를 제기했다. "선생님, 그런데 만약 제가 엉덩이를 맞는 게 좋다면, 그건 어떻게 이해해야 하나요?" 이 말을 들은 선생님은 변태 성욕이라는 주제로 넘어간 열여섯 살 학생들의 관심을 딴 데로 돌리느라 진땀을 흘려야 했다. 하지만 지나고 보니 그 질문은 의도한 바는 아닐지 몰라도 깊은 통찰을 담고 있었다.

　　나는 고통과 쾌락이 항상 반대되는 것이 아니고, 고통도 즐거울 수 있다는 것을 어느 날 경험으로 알았다. 학창 시절 폭설로 휴교령이 내린 날이었다. 영국은 폭설이 내릴 때가 드물어서 그런 날은 아이들에게 아주 소중했다. 학교에 가지 않아도 된 나는 동네 친구들을 따라 원정 눈싸움에 나섰다. 상대편 아이들이 누구였는지 기억이 나지 않지만 아마 다른 학교 친구들이었을 것이다. 그날 나는 상대편의 눈 뭉치가 내 얼굴과 몸을 때릴 때마다 아픔보다는 짜릿한 쾌감을 느꼈다.

　　　　　　　　　　　　　　　　　　　고통의 비밀

상대 팀의 눈에 맞는 것은 내가 얼마나 헌신적으로 그 눈싸움에 임하고 있는지를 친구들에게 (그리고 나 자신에게) 보여주는 의미가 있었기 때문이다. 그리고 다음 날이 되었다. 눈이 아직 완전히 녹지 않았지만 학교는 다시 문을 열었다. 손에 책을 들고 학교로 걸어가는데, 갑자기 퍽 하는 소리와 함께 무언가 내 등을 강타하더니 머리 뒤로 눈발이 흩날렸다. 깜짝 놀라 뒤를 돌아보니 가로수 뒤에 내 동생이 숨어 있는 모습이 보였다. 동생의 손에는 나한테 던지려고 준비 중인 눈 뭉치 하나가 더 들려 있었다. 객관적으로 동생에게 맞은 눈 뭉치는 전날 맞은 눈 뭉치보다는 힘이 약했다. 하지만 동생에게 맞은 눈 뭉치가 훨씬 아프고 거의 한 시간가량 등이 얼얼한 느낌이 들었다. 왜였을까? 상황이 달라졌기 때문이다. 게임은 끝났고 다시 맞는다는 것은 내 예상에 없었다.

같은 감각이 상황에 따라 고통스럽게도, 즐겁게도 느껴졌던 내 개인적인 사례는 오래전부터 꾸준히 가능성이 제기되어왔다. 하지만 통제된 실험을 통해 그 가능성이 사실로 입증된 것은 비교적 최근의 일이다. 2012년 옥스퍼드 대학교의 트레이시 연구팀은 같은 자극이 상황에 따라 고통스럽게도 인식되고 즐겁게도 인식된다는 '쾌락 전환' 가설을 실험으로 확인했다.[2] 실험 참가자는 두 그룹으로 나뉘어 피부에 열 자극을 받았는데, 첫 번째 그룹인 대조군은 고통스럽지 않은 따뜻한 자극을 받고 잠시 후에 가벼운 통증을 일으키는 중간 강도의 열 자극을 받았다. 두 번째 그룹은 중간 강도의 자극에 이어 더 센 통증을 일으키는 높은 강도의 열 자극을 받았다.

실험 결과, 첫 번째 그룹은 중간 강도의 열 자극을 불쾌하고 고통스럽게 평가했다. 그러나 두 번째 그룹은 중간 강도의 열 자극이 높은 강도의 열 자극에 비해 상대적으로 편하게 여겨져서 안도감을 느꼈다. 심지어 중간 강도의 자극을 기분 좋은 느낌으로 평가한 사람도 많았다. 실험 참가자들의 구두 평가에 이어 생물학적 관점에서도 같은 결과가 나왔다. fMRI 결과를 비교해보았더니, 소위 '기분 좋은 통증'을 경험하는 사람들은 정서적 뇌 영역(뇌섬엽과 전측 대상피질)의 활성화가 감소하고 보상 회로와 관련된 뇌 영역(전전두엽과 안와전두피질)의 활성화가 증가해 척추에서 오는 통증 신호의 강도가 약해졌다. 뇌의 보상 체계는 큰돈을 잃을 수 있는 상황에서 돈을 따거나 손실을 조금만 볼 때와 같이 주어진 상황에서 더 나은 결과를 얻을 때 활성화된다. 보상 체계는 상황에 따라 상대적이라는 사실에 주목할 필요가 있다. 그래서 실험 참가자들은 높은 강도밖에 선택지가 없을 때, 상대적으로 강도가 낮은 중간 정도의 자극을 받으면 그 자극을 편안하게, 심지어 기분 좋은 자극으로 느꼈다.

우리는 이 기발한 연구를 통해 똑같은 자극이 상황에 따라 고통스럽게도 느껴지고, 편안하고 즐겁게도 느껴질 수 있다는 사실을 알았다. 통증을 경험하는 상황이 달라지면 같은 통증이라도 부정적인 의미에서 긍정적인 의미로 전환될 수 있는데, 이를 '쾌락 전환'이라고 한다. 그런데 이 말은 우리가 지금껏 알던 통증에 관한 사실과 달라 보인다. 통증이란 아픈 것이고, 통증을 유발하는 원인이 무엇이든 우리가 그 원인을 피하도록 행동을 바꾸는 경험이라고 알고 있기 때문이다. 그러나 뇌는 신기하게도 우리가 경험하는 통증이 특정 상황에서 덜 고통스러운 선택이면 그 통증을 기분 좋게 인식하고 심지어 더 추

고통의 비밀

구하도록 유도한다.

나는 이 흥미로운 논문을 읽고 나서도 처음에는 선뜻 결과를 받아들이기 힘들었다. 내가 계속해서 교육받고 경험한 것은, 인간은 대체로 쾌락을 추구하고 고통을 피하는 존재라는 것이었다. 고통을 느끼지 못하는(피하지도 못하는), 그래서 10대 이후에는 거의 살아남지 못하는 무통각증 환자들에게서 볼 수 있듯이 쾌락을 추구하고 고통을 피하는 것은 우리가 생존하는 데 매우 중요한 문제다. 기원전 4세기 아리스토텔레스는 인간의 행동이 고통과 쾌락의 지배를 받는다는 것을 이해하고 "인간은 즐거운 것을 선택하고, 고통스러운 것을 피한다"라고 했다.[3] 그리고 그것을 좋은 의미로 해석해서 "쾌락과 고통을 방향타로 삼아 젊은이들을 교육한다"라고 했다. 제러미 벤담 역시 고통은 악이며 쾌락은 선이라고 주장했다. 그러나 나는 한 걸음 물러나 우리의 현실 세계를 들여다보고 그 안에서 벌어지는 실제 인간의 행동을 생각해보았다. 그리고 우리가 지금까지 먹은 매운 고추의 양과 마라톤을 뛴 거리, 가학적 성애를 다룬 세계적 베스트셀러인 《그레이의 50가지 그림자Fifty Shades of Grey》가 판매된 부수를 어떤 식으로든 측정해서 계산할 수 있다면 인간은 적극적으로 고통을 추구할 때가 많은 존재라는 것을 확실히 증명해 보일 수 있을 것 같았다.

이를 정확히 이해하려면 무엇보다 통증의 역할을 이해해야 한다. 통증은 우리를 보호하기 위한 반응이고, 그 보호 과정에서 우리의 행동에 동기를 부여하는 요인이다. 인간은 성장과 생존을 위해 보상을 추구하고 벌을 피하는 방식으로 행동한다. 또한 인간의 몸은 평형 상태를 유지하기 위해 끝없이 줄타기한다. 우리의 몸을 평형 상태로 이

끄는 자극은 기분 좋게 느끼고 그 평형 상태에서 멀어지게 하는 자극은 불쾌하게 느낀다. 무더운 여름에 얼음주머니를 이마에 갖다 대면 짜릿하게 느끼지만, 추운 겨울이라면 괴롭게 느낄 것이다. 이틀 동안 굶은 사람에게는 딱딱하게 굳은 빵이 좋은 식사가 될 수 있지만 배가 부른 사람에게는 거들떠보고 싶지 않은 음식이 될 것이다. 비슷한 맥락에서 쾌감은 어떤 자극이 그 사람에게 보상과 도움이 된다는 신호이며 고통은 위험하거나 벌이 된다는 신호이다. 몸을 평형 상태로 이끄는 자극일수록 그 자극이 가져다주는 보상과 쾌감도 더 크게 느낀다.

어떤 자극을 고통스러운 느낌으로 해석할지, 기분 좋은 느낌으로 해석할지는 미래의 보상이나 위협을 어떻게 인식하는지가 중요한 역할을 한다. 두려움이나 위기감이 클수록 고통에 대한 불쾌감도 커진다. 사람들은 분만통이나 통제된 연구 환경에서 주어지는 통증같이 건강이나 생명에 위협이 되지 않는다고 생각되는 통증을 경험하면, 불쾌감이 느껴지는 정도를 실제 통증 강도보다 낮게 평가할 때가 많다. 하지만 암이나 만성 질환이 있는 환자들의 경우, 불쾌감을 느끼는 정도를 실제 통증 강도보다 높게 평가한다.[4] 마찬가지로 가까운 미래에 통증 완화라는 보상이 주어지리라는 기대는 그 자체로 통증 완화 효과, 즉 플라세보 효과(혹은 기대 효과)를 일으킨다.[5] 특히 약간의 고통을 감수해야만 어떤 보상이 주어진다면 우리는 기꺼이 그 고통을 감내할 때가 많다. 고통은 보상의 쾌감까지 강화할 수 있다. 인간이 먹을거리를 재배하고 사냥하느라 얼마나 많은 수고와 고통을 감내했는지를 생각해보면 이를 쉽게 이해할 수 있다.

손바닥 뒤집듯 쉽게 뒤집힐 수 있는 쾌락과 고통 간의 관계는 사회

고통의 비밀

문화적 영향을 고려하면 더 변덕스러워진다. 예를 들어 영국 육군 장교로 복무하는 내 동생의 경우, 적어도 내 생각에는 이제 고통을 즐기는 상태가 되었다. 동생은 육군사관학교에서 1년 동안 새벽 5시부터 시작하는 고된 훈련을 받고, 꼬박 석 달간 벽돌을 짊어지며 빗속에서 웨일스 지방의 크고 작은 산을 오르내리는 그 유명한 소대 지휘관 전투 훈련을 받은 끝에 천진난만하던 인문학 생도에서 강인한 전사로 탈바꿈했다. 그에 반해 나는 달리기 몇 킬로미터 정도는 몰라도 군대라고 하면 일주일도 버티지 못할 비루한 몸을 가졌다. 그래서 동생은 가끔 나를 볼 때마다 내 몸을 보고 능글맞게 비웃으며 갑자기 훈련을 시작한다. 내가 팔굽혀펴기를 30개쯤 근근이 채우고 있으면 동생은 신병 훈련소의 조교들처럼 "고통은 나약함이 몸에서 빠져나가는 것이다!", "오늘의 아픔은 내일의 강인함!", "고통이 없으면 얻는 것도 없다!" 같은 고통에 관한 명언들을 외쳐대며 괴로워하는 나에게 굴욕감까지 안겨준다.

동기 부여에 자주 쓰이는 이런 명언들은 젊은 친구들 사이에서 고통을 동반해야만 어떤 목표를 이룰 수 있다는 가학적 아이러니의 의미로 쓰이겠지만, 통증과 쾌락에 관한 심오한 의미도 내포하고 있다. 나는 왕립 영국군 의료센터가 있는 버밍엄 퀸 엘리자베스 병원에서 실습할 때, 통증은 필요하고 의미가 있으며 심지어 즐거움이 된다고 생각하는 젊은 군인들을 자주 만났다. 왕립 영국군 의료센터에서 이루어진 한 심리 연구에 따르면 군인이 고통에 관해 표출하는 시각에는 두 가지가 있고 이는 상황에 따라 달라졌다. 먼저 두 가지 시각에는, '고통이 없으면 얻는 것도 없다'라고 보는, 통증을 꼭 필요한 것으로 여기는 시각과 고통을 느끼거나 드러내는 것을 나약함으로 이해하는 터프가이 시각이 있다.[6] 사회적 학습과 문화적 기대는 통증과 관련된 사람들의 행동에 영향을 미치고 심지어 통증을 즐겁거나 가치 있게 만든다. 거칠고 강한 이미지를 기대하는 사회적 시각에 부응하려는 권투 선수나 고통을 드러내지 않는 것을 자부심으로 삼는 문화권에서 자란 사람들이 모두 그런 예에 속한다(이에 관해서는 9장에서 자세히 살펴보겠다). 그래서 나는 통증 환자들을 진료할 때 환자의 성장 배경이나 사회 경험, 통증에 관한 신념을 파악하는 것이 치료에 큰 도움이 된다는 것을 알았다.

확실히 인간의 행동을 보면 쾌락은 모두 선이고, 고통은 모두 악이라고 생각하지는 않는 것 같다. 사실 우리는 쾌락을 추구하고 고통을 피하는 존재가 아니다. 엄밀히 말해서 우리는 보상을 추구하고 벌을 피하는 존재다. 비슷한 말 같지만 그 둘은 의미상 중요한 차이가 있다. 보상은 우리 몸의 평형 상태와 사회적 수용을 강화한다. 궁극적으로 우리 몸을 보호하고 생존하는 데 큰 힘을 발휘한다. 보상이 될 수 있는 것은 개인마다 그리고 개인 안에서도 매우 다양하게 나타난다. 우리가 고통이나 쾌락을 경험할 때 물리적 감각 입력과 몸의 내부 균형, 잠재적 보상과 위협에 대한 인식이 결합하여 통증에 대한 '주관적 효용', 즉 통증의 의미가 생성된다. 실제 자극 강도와 우리가 최종적으로 경험하는 통증 간에 가변성이 큰 이유는 바로 그 주관적 효용의 관점으로 이해할 수 있다. 캘리포니아 샌프란시스코 대학교의 하워드 필즈 신경학 교수는 '동기 결정 모델'로 통증의 가변성 뒤에 숨겨진 메커니즘을 훌륭하게 설명한다. "유해 자극의 강도와 그 결과로 나타나는 통증 경험의 강도 사이에 존재하는 가변성은 결정 과정이 발현되기 때문으로 이해할 수 있다."[7]

그 결정은 우리가 통증을 일으키는 자극에 반응할지, 아니면 대립하는 다른 내적 동인에 초점을 맞출지에 따라 달라진다. 중요한 점은 우리의 의식적 자각이 그 결정에 관여하지 않는다는 것이다. 뇌에 있는 경호 팀이 눈 깜짝할 사이에 손익관계를 따져서 통증 경험을 일으킬지 말지를 결정한다. 극단적인 예로 어떤 사람이 공원에서 산책하다가 목줄을 매지 않은 큰 개에게 다리를 물렸다고 가정해보자. 그 사람은 훨씬 더 중요한 내적 동인에 초점을 맞추느라 통증을 느끼지 못한다. 즉, 생명에 직결되는 위협이 눈앞에 닥친 상황이므로 개와 맞서 싸우든지 죽기 살기로 도망치든지, 둘 중 하나를 선택해야 한다. 결국 동기 부여와 관련되는 갈등에 직면했을 때, 통증보다 생존에 당장 더 중요한 문제가 있으면 통증이 줄어드는 효과가 나타난다. 여성들이 출산할 때 통증을 견딜 수 있는 것도 같은 이유로 설명할 수 있다. 동기 결정 모델에 따르면 보상으로 통증 완화 효과가 있는 한 고통을 견딜 수 있다는 것도 알아둬야 한다.

이처럼 복잡한 현상 뒤에 숨겨진 신경과학적 원리는 두 가지 중요한 신경전달물질인 오피오이드와 도파민의 영향으로 설명할 수 있다. 오피오이드로 가장 유명한 것은 모르핀과 헤로인이지만 우리 몸에서도 여러 가지 오피오이드계 신경전달물질이 생성되어 어떤 자극이나 경험을 좋아하도록 만드는, 즉 기분을 좋게 해주는 역할을 한다. 예를 들어 오피오이드 신호 전달이 증가하면 음식에서 얻는 만족감이 증가하고, 오피오이드를 차단하면 음식에서 얻는 만족감이 크게 줄어든다.[8] 특히 오피오이드를 차단하면 보상과 관련된 진통 효과도 줄어든다.[9] 오피오이드가 무언가를 좋아하게 만드는 물질이라면 도파민은 무언가를 원하도록 만드는 물질이다. 도파민은 우리가 보상을 얻기 전에 작용한다. 보상을 추구하거나 벌을 피하는 식으로 우리의 행동을 유인하고, 보상이 기대될 때 현재의 통증을 억제하는 역할을 한다. 도파민을 투여하면 앞으로 일어날 일에 대한 긍정적인 기대감이 높아진다.

유니버시티 칼리지 런던의 연구팀은 실험 참가자들에게 전 세계 유명 휴양지 80곳의 명단을 주고 그곳에 휴가를 간다면 얼마나 기분이 좋을지 상상해보라고 한 뒤, 그 기대감을 휴양지마다 점수로 평가해달라고 요청했다. 그런 다음 참가자 전원에게 위약과 그 휴양지 목록의 절반인 40곳의 휴양지 목록을 주고 다시 그곳에서 휴가를 보내는 모습을 상상하도록 요청했다. 그리고 실험 참가자를 절반으로 나눈 후 첫 번째 그룹에는 도파민(파킨슨병 치료제인 L-도파)을 투여하고, 두 번째 그룹에는 2차 위약을 투여한 다음, 나머지 절반의 목록을 주고 다시 휴가를 보내는 모습을 상상하도록 했다. 그리고 다음 날, 실험 참가자들에게 전날 똑같은 점수를 준 휴양지 중에서 한 곳을 고르게 한 후, 80곳의 점수를 전부 다시 매기게 했다. 놀랍게도 결과는 도파민을 투여한 실험 참가자들 사이에서 휴양지에 대한 기대감이 상당히 증가하는 것으로 나타났다.[10] 도파민은 보상을 추구하게 만들지만, 고통스러운 자극이 멈출 때도 생성되기 때문에 뇌에서는 통증 완화도 보상으로 인식된다는 것을 알 수 있다.[11] 통증 완화로 얻는 만족감에 관해서라면 사실 비관주의자가 되는 것이 도움이 된다. 옥스퍼드 대학교 연구팀은 실험 대상자를 낙천주의 성향과 비관주의 성향으로 나누고 통증이 완화되는 경험을 제공했는데, 비관주의 참가자가 낙천주의 참가자보다 만족감을 더 크게 느낀다는 것을 확인했다.[12] 비관주의 참가자들은 큰 통증을 예상했다가 생각만큼 심한 통증이 없자 크게 안도감을 느껴 통증 완화로 인한 만족감이 더 컸던 것이다.

도파민과 오피오이드가 통증 경험을 어떻게 기분 좋게 만드는지 알아보기 위해 가상의 마라톤 선수 케이티의 몸에서 일어나는 일들을 살펴보자. 케이티는 런던 마라톤에서 32킬로미터 지점에 가까워지고 있다. 몇 시간 동안 이어진 달리기로 그녀의 다리에는 다량의 젖산이 쌓였다. 그 젖산이 통각수용기를 자극해 뇌로 가는 통증 신호에 불을 붙인다.

하지만 그녀는 마라톤 완주라는 의미 있는 개인적, 사회적 보상을 기대하고 있으므로 복측피개영역이라는 뇌 부위에서 도파민 분비가 증가한다. 그로 인해 뇌의 보상 회로를 구성하는 주요 부위인 측좌핵과 배쪽 창백, 편도체에서 엔도르핀 같은 오피오이드 분비가 일어난다. 오피오이드 분비는 쾌감을 기대할 뿐 아니라 쾌감을 경험할 때도 이루어진다. 궁극적으로 오피오이드 분비는 케이티의 다리에서 오는 위험 신호를 억제하여 일반적으로 통증을 일으킬 수 있는 신호를 차단한다. 인간에게 상당히 흔한 유전 변이 중 하나는 통증 자극에 노출될 때 도파민과 오피오이드 분비를 증가시킨다.[13]

뇌에서 고통과 쾌락을 감지하는 부위는 특히 보상 체계와 관련된 영역에서 겹치는 부분이 있다. 고통과 쾌락의 상호연관성을 들여다본 연구는 오하이오 주립대학교 연구팀에서 이루어졌는데, 연구 결과 파

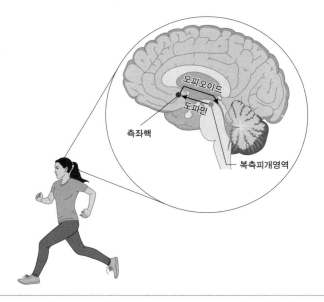

보상 회로와 통증 완화

라세타몰이라는 진통제를 투여했을 때 통증의 감정적 요소가 호전되어 자극을 덜 불쾌하게 느꼈지만 긍정적인 감정도 줄어들었다.[14] 고통과 쾌락이 서로 직접적인 영향을 주는 것도 확실하다. 음식, 섹스, 음악 같은 즐거운 경험이 통증을 줄여준다는 것은 오래전부터 알려진 사실이다.[15,16] 관심 전환이라는 요인 덕분이기도 하지만 본질적으로 즐거운 자극이 뇌에서 안정감을 일으키기 때문이다. 반대로 통증 경험은 즐거운 감정을 줄일 뿐 아니라 즐거움을 추구하는 행동도 줄게 한다. 만성 통증 환자들은 우울증의 주요 특징인 무쾌감증, 즉 예전에 즐거움을 느끼던 활동에서 즐거움을 얻지 못하는 증상을 나타내는 사례가 많다. 또한 만성 통증이 있으면 만족감을 추구하거나 경험하지 못할 뿐 아니라 목표를 추구하고 행동에 옮기는 것과 관련된 뇌 회로가 손상되어 의사 결정이 힘들어지고 통증에 대처하는 능력이 떨어져 통증이 더 악화되는 악순환에 빠질 가능성이 크다.[17]

뇌의 보상 회로는 급성 통증이 만성 통증으로 발전하는 과정에서 결정적인 역할을 한다. 여러 연구 결과에서 볼 수 있듯이 만성 통증 환자의 보상 회로 주요 부위에서 구조적 차이와 활성화의 변화가 나타났다.[18,19] 만성 통증이 있으면 확실히 도파민 신호 전달도 감소한다. 건강한 사람의 경우, 도파민은 어떤 자극에 대한 동기 부여 반응을 유도한다. 고통스러운 자극을 경험할 때는 그 자극을 피하거나 학습하게 하고, 긍정적인 자극을 경험할 때는 즐거움과 보상을 기대하게 한다. 만성 통증으로 도파민 신호 전달이 감소하면 의욕이 저하되고 기분이 우울해진다.[20] 전신에 통증을 느끼는 섬유근육통 환자들의 경우, 통증이 예상될 때는 물론이고 통증 완화가 예상될 때도 도파민이 분비되는 복측피개영역의 반응도가 건강한 사람들보다 훨씬 낮았다.[21] 섬유근육통 환자나 다른 많은 만성 통증 질환에서 통증 민감도가 높은 이유는 이런 현상과 관련지어 설명할 수 있다. 통증, 쾌락, 뇌의 보상 체계 간에 얽힌 복잡한 관계를 이해한다면 더 좋은 약리적, 심리적 치료법을 찾는 데도 도움이 될 것이다.

확실히 인간은 보상이 주어진다는 것을 알면 고통을 어느 정도 적극적으로 추구할 수 있고, 통증을 일으키는 것보다 생존이 더 중요하다고 뇌에서 판단하는 일이 있을 때는 통증이 진압되는 효과가 나타난다. 케이티는 마라톤 완주라는 보상을 인식했기 때문에 천연 진통제 역할을 하는 오피오이드와 칸나비노이드가 뇌에서 뿜어져 나와 통증을 느끼지 못했고 아마도 격렬한 운동 후에 맛보는 높은 성취감도 경험했을 것이다. 여기까지는 그렇다고 치자. 그러면 왜 우리는 단지 고통을 위한 고통일 뿐일 때도 쾌감을 느낄까? 예를 들어 매운 고추를 먹는다고 어떤 특별한 보상이 주어질 것 같지는 않은데 말이다. 매운 맛을 좋아하는 사람들은 '양성 피학증'일 가능성이 매우 크다. 펜실베이니아 대학교의 폴 로진 심리학 교수가 만든 이 용어는 뇌가 처음에 위협이 될 것으로 잘못 판단한 부정적인 경험을 즐기는 상태를 의미한다. 즉, 실제로는 위협이 되는 상황이 없으므로 몸이 속았다는 자각이 쾌감으로 이어진다는 것이다.[22]

모든 인간은 즐거움을 얻는 방법으로 어느 정도의 고통을 추구한다. 가령 매운 음식을 먹거나 센 마사지를 받거나 마조히즘적 성행위를 추구하거나 아주 차갑든지 뜨거운 물에서 목욕하는 행위들이 그런 예에 속한다. 중요한 것은 그 위협이 '안전'해야 한다는 것이다. 뇌는 그 자극이 통증은 일으키지만 궁극적으로는 위험하지 않다는 것을 인식한다. 어떤 의미에서 유머가 작동하는 방식과 비슷하다. 즉, 유머도 장난스럽게 규범을 위반함으로써 즐거움을 자아내는 일종의 '안전한 위협'이다.[23] 불편함을 느끼지만 사실은 안전하다. 이처럼 생존이 위태롭지 않은 것이 분명한 상황에서 고통에 대한 욕구는 사실 괴로움이나 벌이 아닌 '보상'에 대한 욕구다. 이런 보상 선호 효과는 고통에 대한 정복감에서 생긴다. 이에 대한 이해를 돕기 위해 매운 고추를 좋아하게 되는 과정을 좀 더 자세히 살펴보겠다. 고추의 유효 성분인 캡사이신은 우리 혀에 닿는 순간, 타는 듯한 느낌을 받을 때 활성화되는 수용기를 자극한다. 우리 몸은 위험 신호를 발산하고 있지만 우리는 실제로 아주 안전하다는 것을 알기 때문에 쾌감을 느낀다. 어릴 때는 누구나 고추를 싫어하지만 고추를 몇 번 먹어보면 실제로 특별히 해가 되지 않는다는 것을 알게 되고, 그 과정에서 만족감이 드는 것을 습득한다. 신기하게도 고통을 위한 고통을 추구하는 동물은 인간뿐인 듯하다. 인간과 다른 동물의 세계에서 매운 고추를 좋아하거나 자해를 좋아하게 만들려면 훈련을 통해 고통에는 즐거움의 보상이 따른다는 것을 연상시키는 방법밖에 없다.

일반 사람들은 자해 행위가 마음에 어떤 위안을 준다고 하면 대부분은 언뜻 이해하기 힘들 것이다. 내 소꿉친구인 엘리(가명)는 어렸을 때 자해한 경험이 있다고 내게 고백하듯 털어놓은 적이 있다. 왜 그런 행동을 했는지는 본인도 이해하지 못했다. 열네 살 생일 다음 날에 남자친구와 심하게 다툰 후, 부모님이 일하러 나간 사이 주방에서 쇠 수세미를 발견하고 팔뚝을 문지르기 시작했다. 몇 번 문지르다 보니 피부에 상처가 났다. "팔에 피가 맺힌 모습을 보니까, 이상하게 마음이 편안해졌어. 물론 곧바로 죄책감은 들었지. 부모님이나 친구들에게 상처 자국을 안 들키려고 얼마나 애썼는지 몰라. 나도 내가 왜 그랬는지 모르겠어. 그냥 나도 모르게 그렇게 돼버렸어."

엘리의 이런 행동 패턴을 심리학에서는 보통 '부정적 강화'라고 한다. 부정적 감정을 없애려고 어떤 행동을 하게 되는 경우다. 엘리는 남자친구에게 너무 화가 났고 다시는 누군가를 사랑할 수 없을 것 같은 불안에 휩싸였다. 자해를 시도할 때마다 통증이 가라앉으면, 잠깐이었지만 그녀의 표현대로 몸에 있는 모든 걱정이 빠져나가는 듯했다. 단지 그뿐이었다. 자기 처벌적 성격이 있는 것이 아니었고 관심을 끌려는 의도는 더더욱 아니었다. 자해는 '긍정적 강화'의 수단도 될 수 있다. 가령 우울증으로 감정이 무뎌진 사람에게는 육체적 고통이 살아 있다는 느낌을 들게 해주므로 긍정적 보상이 된다. 흔하지는 않지만 자해가 도움을 요청하기 위한 수단도 될 수 있다. 나는 의사들을 포함해서 자해가 관심을 끌기 위한 행위라거나 자신이 원하는 것을 이루려고 상대를 조종하는 행위라고 생각하는 사람들을 많이 만나보았다. 그러나 그런 사례는 아주 소수에 불과하다.

자해가 부정적인 감정을 덜어주는 것은 분명해 보인다. 이에 하버드 대학교 연구팀은 이처럼 모순되고 안타까우며 이해하기 힘든 자해 행위의 메커니즘을 밝히는 연구에 도전했다. 조셉 프랭클린 박사는 2010년에서 2013년까지 이루어진 일련의 연구에서, 자해 시도자들이 손을 얼음물에 넣거나 전기 충격이 가해지는 식의 자극을 받으면, 자극을 받기 전보다 자극이 끝난 후 느끼는 안도감에서 훨씬 더 만족감을 느낀다는 것을 발견했다.[24] 심지어 자해를 시도해본 적이 없는 통제 집단도 자해 시도자들처럼 고통이 끝난 후에 느끼는 높은 안도감을 경험했다. 이 같은 감정 상태를 '고통 상쇄 안도감'이라고 한다. 엘리가 육체적 고통이 가라앉을 때 감정적 고통도 가라앉는 것을 경험한 것은 그런 이유와 관련이 있다. 육체적 고통에 관여하는 신경학적 영역 대부분이 감정적 고통에도 관여하기 때문이다. 또한 하버드 연구팀에 따르면 자해 시도자가 같은 자극(예컨대 면도날을 사용하는 방식)으로 통증을 일으켜 안도감을 느끼면 시간이 지남에 따라 그 자극과 안도감이 연상작용을 일으켜서 통증의 불쾌감 자체가 줄어든다. 자해를 한번 해본 사람이 계속하게 되는 것은 이런 이유로 설명할 수 있다.

엘리는 자해할 때마다 고통을 느꼈다. 고통이 끝난 후에 느끼는 안도감은 감정 해소에 중요한 역할을 한다. 하지만 자해하는 사람 중에는 고통을 크게 느끼지 않는 사람도 많다. 2014년 하버드 연구팀은 자해 시도자들이 그렇지 않은 사람들보다 얼음물에 손을 더 오랫동안 담글 수 있는 것으로 보아 고통을 견디는 인내심이 더 높다는 것을 알았다.[25] 특히 감정 조절에 어려움이 많은 사람일수록 자기 비난이 심한 사람들처럼 육체적 통증을 더 오랫동안 견디는 것 같았다. 자기 비난적 측면에서 자존감이 낮고 자신이 '벌을 받아 마땅하다'라고 생각하는 사람일수록 고통을 더 오랫동안 참는 것으로 보였다.[26] 2019년 연구 결과에 따르면 자신감이 매우 낮은 사람들은(자해 시도자나 통제 집단 모두) 고통을 느끼는 경험 자체로 안도감을 느낄 뿐 아니라 기분도 좋아지는 것을 경험했다.[27]

내게 자해 사실을 밝히던 엘리는 자신에게 정서불안 성격 장애가 있는 것을 최근에야 알게 되었다고 말했다. 정서불안 성격 장애 혹은 경계성 성격 장애는 감정 조절에 어려움을 보이는 특징이 있고 자해 행동과도 관련이 높다. 연구 결과에 따르면 정서불안 성격 장애가 있는 사람들은 긍정적 감정이나 부정적 감정을 일으키는 그림을 보여주었을 때 정서적 뇌 회로(특히 대뇌변연계에 존재하는 아몬드 모양의 뇌 부위이자 자극에 대한 정서적 반응에 중요한 역할을 하는 편도체)에서 대조군보다 활성화가 증가한다. 하지만 통증을 일으키는 자극에 노출될 때는 편도체의 활성화가 억제된다.[28] 역설적이게도 육체적 고통이 뇌의 정서적 영역을 억제하여 일시적으로 정신적 고통이 줄어드는 것이다.

하버드 대학교의 핵심 연구원인 질 홀리와 조셉 프랭클린 박사는 자해로 인한 고통과 자해 이후에 느끼는 안도감이 결과적으로 자해 시도자들에게 이득을 가져온다는 '이득-장벽 모델'을 만들었다. 즉, 자해는 부정적 감정을 줄이고 긍정적 감정을 키워주어 부정적 강화와 긍정적 강화가 동시에 일어난다.[29] 하지만 자해에는 장벽도 있는데, 아마도 가장 중요한 장벽은 피, 상처, 칼, 면도날같이 자해와 관련된 물건과 자해를 일으키는 자극에 대한 혐오감이 될 것이다. 2020년 홀리 연구팀이 예비 연구의 하나로 자해 시도자와 건강한 대조군을 대상으로 면도칼과 손목에 난 상처 사진을 보여주고 그들의 뇌 영상을 촬영했다. 연구 결과, 대조군에서는 편도체의 활성화가 증가하고 공포심과 두려움을 보였지만, 자해 시도자들 사이에서는 편도체의 활성화가 줄어들었다.[30] 특히 자해 시도자들은 그런 사진을 볼 때 보상 회로 영역의 활성화도 증가했다. 물론 이것은 예비 연구일 뿐이어서 앞으로 더 많은 증거가 필요하겠지만 자해 시도자의 뇌는 시간이 지남에 따라 통증에 대해 혐오감이 아닌 보상을 주는 대상으로 해석하도록 재구성된다는 것이 확실해 보였다. 자해와 관련된 통증의 가변적인 의미는 단지 학문적 호기심의 대상이 아니라 자해를 시도하는 사람들이 파괴적인 악순환의 고리를 끊을 수 있도록 그들의 뇌를 재구성할 수 있다는 희망을 제시한다. 예를 들어 연구 결과를 보면, 자해를 시도하는 사람들이 통증 인내심이 높은 것은 자아 존중감이 낮아서인 경우가 많았다. 질 홀리 박사는 자해 시도자들에게 자아 존중감을 높이는 심리 치료를 제공하고 변화를 관찰하던 중 그들의 통증 인내심이 줄어들고 건강한 내적 동인을 지향하는 것을 발견했다. "자신을 더 소중하게 여길수록 나쁜 상황을 견디려는 의지는 더 줄어든다."[31]

           고통의 비밀

고통과 쾌락은 삶을 살아가는 우리가 피하거나 추구하는 두 절대 권력이 아니다. 언뜻 생각하면 그렇게 보이지만, 그보다는 뇌가 우리에게 보상을 추구하고 벌을 피하도록, 그래서 더 오랫동안 생존하도록 도와주는 수단에 가깝다. 고통과 쾌락이라는 두 수단은 유연하고 쓰임이 다양하며, 뇌가 우리 편에서 무엇이 최선인지를 판단하는 능력이 얼마나 뛰어난지를 보여준다. 또한 우리가 어떻게 느끼고 어떻게 행동할지를 결정하는 데 감정과 생각이 얼마나 중요한지를 잘 보여준다. 고통스러운 자극은 위협, 불확실성, 공포와 짝지어지면 참기 힘든 느낌이 되고, 안전, 성적 흥분, 보상이 기대되는 상황에서는 기분 좋은 느낌이 된다. 고통은 그 고통을 당하는 사람이 처한 상황과 사회에서, 성장과 생존에 도움을 주는 수단이라는 의미가 전달되면, 견딜 만한 가치가 생기고 즐길 수도 있는 것이 된다. 고통과 쾌락 간의 이같이 복잡하고 역설적인 관계가 시사하는 바가 한 가지 있다면, 의학계에서 자주 무시당하고 폄하되는 통증의 감정적, 사회적 요인이 사실은 만성 통증, 중독, 자해 같은 질환을 이해하는 데 중요한 역할을 하므로 치료법을 고려할 때도 그러한 요인이 중요하게 반영되어야 한다는 점이다.

7장

통증은
왜 전염성이 강할까

신경 공명으로 알아보는 통증의 의미

누군가를 정말로 이해하고 싶으면 그 사람의 관점에서 생각해야 해…….
그 사람의 몸속으로 들어가서 그 사람인 것처럼 생각할 수 있어야 하는 거지.
_하퍼 리, 《앵무새 죽이기 *To Kill a Mockingbird*》 중에서

"이것도 느껴지십니까?"

조엘은 희미하게 웃으며 그렇다고 답했다. 눈썹이 살짝 올라가는 모습을 보니, 나처럼 말하는 사람을 많이 만난 듯했다. "같은 공간에 있을 때보다는 약하지만 그래도 느낄 수는 있어요. 다른 사람의 감각을 거울처럼 느끼니까, 전 왼쪽 뺨에서 손길이 느껴지는군요."

내가 오른뺨을 쓰다듬자, 5천 킬로미터 떨어진 곳에서 나와 영상통화를 하던 남자가 자신의 왼뺨에서 내 손길을 느꼈다. 조엘 살리나스라는 이름의 그는 하버드 대학교 의과대학에서 수련의 과정을 마친 신경학자다. 그는 '거울 촉각 공감각'이라는 매우 특이한 신경학적 특징이 있다. 다른 사람이 어떤 감각을 느끼는 것을 보면 자신도 그 감각을 똑같이 느낀다. 실제로 느끼는 것이 아니라면 적어도 그의 뇌는 그렇다고 믿는다. 그리스어로 '감각을 함께 느끼다'라는 어원을 가지는 공감각Synaesthesia은 뇌가 다른 감각을 동시에 처리하는 현상을 말한다. 시각으로 촉각이 느껴지는 조엘의 사례처럼 하나의 감각에 주어진 자극이, 자극을 받지 않은 다른 감각 기능까지 활성화한다. 알파벳에서 색채를 감지하거나 숫자에서 성격과 성별을 떠올리고, 심지어 소리에서 맛을 느끼는 공감각도 있다. 실제로 공감각은 종류가 매우 다양해서 70여 가지가 존재하는 것으로 알려져 있다.

조엘은 시각과 촉각이 결합한 경우다. 어린아이의 머리를 쓰다듬

　　　　　　　고통의 비밀

거나 연인끼리 포옹하는 모습을 보면 부드럽고 편안한 손길이 느껴지고, 다른 사람의 팔에 주삿바늘이 들어가는 모습을 보면 따끔한 감각을 자신의 팔에서도 느낀다. 그래서 나는 그가 왜 하필 의사라는 직업을 선택했는지 궁금해졌다.

"궁금하실 만도 합니다. 사실 의대에 지원할 때만 해도 제가 다른 사람들과 다른 점이 있는 줄은 몰랐어요. 환자들이 고통스러워하는 모습이나 수술 부위를 절개하는 모습을 보는 것은 힘들 때가 많지만 이런 능력 덕분에 환자의 아픔을 쉽게 공감할 수 있고 치료과정에서 포착하기 어려운 단서를 다른 의사들보다 쉽게 찾기도 하죠. 그래도 외상 외과에서는 일하기 힘들 것 같군요!"

그 말을 하며 그가 미소를 짓자, 내 얼굴에도 미소가 번졌다. 그의 미소에 내가 미소로 화답하는 모습이나, 우리가 무의식적으로 상대의 표정이나 몸짓을 따라 하는 모습에서 인간은 모두 어느 정도 거울 촉각 공감각이 있는 것 같다는 생각이 들었다. 평범하지 않은 삶을 사는 그였지만, 어쩌면 그래서 평범한 사람들이 겪는 고통에 대해 더 할 말이 있을 것 같았다.

나는 초능력을 가진 만화 속 캐릭터와 대화를 나누는 듯한 기분으로 그의 이야기에 매료되어 질문을 이어갔다. "남자 분이라 출산을 해본 적이 없고 앞으로도 그럴 텐데, 진통을 느끼는 임산부를 볼 때는 어떠신지 궁금합니다."

"그게 정말 이상하긴 한데, 그럴 때도 배에서 통증이 느껴지긴 해요. 하지만 제가 진짜로 진통을 겪을 일은 없으니, 통증이 느껴져도 떨쳐버리려고 노력합니다. 어떨 때는 그냥 제 몸에서 오는 신기한 느낌을 즐기려고 하죠."

조엘은 통증의 강도가 셀수록 더 잘 느껴진다고도 했다.

"그럼 병원에서 돌아가시는 분들을 볼 때는 어떠신가요?"

조엘은 환자의 사망 사례를 처음 접했을 때 자신이 다른 의대생들과 확실히 다르게 반응한다는 것을 알았다. 그의 책 《거울 촉각 공감각Mirror Touch》에는 그때의 감정이 생생하게 묘사되어 있다. "의사들이 환자에게 흉부 압박을 하는 동안 등이 바닥에 눌리고 가슴이 찌그러드는 것 같았다. 인공호흡기로 공기를 밀어 넣을 때는 내 가슴도 부풀어 오르는 느낌이 들었다. 하지만 그 느낌은 가짜였다. 나는 죽어가고 있었지만 실제로 죽는 것은 아니었다."[1] 그는 화장실로 달려가 먹은 것을 변기에 게워내며 마음을 진정시키려고 필사적으로 노력했다.

조엘은 자신과 타인 사이에 경계를 세울 방법을 찾아야겠다고 생각했다. "마음챙김 명상이 큰 도움이 되었어요. 마음챙김 명상은 제가 환자의 고통 속에서 길을 잃지 않게 해주었죠." 거울 촉각 공감각이 있는 사람 중에는 집 밖으로 나가면 다른 사람이 느끼는 수많은 감각에 압도되기 때문에 집에서만 지내는 이도 있다. 2015년 미국 공영 라디오 방송 〈인비저빌리아Invisibilia〉에 출연한 아만다는 다른 사람과 한자리에서 밥을 먹을 수가 없어서 집에 식탁이 없다.[2] 다른 사람이 음식을 삼키는 것까지 느껴져 같이 밥을 먹기가 너무 괴롭기 때문이다. 사람들에게서 전해지는 수많은 자극을 차단하기 위해 집 안의 모든 창문에는 항상 블라인드를 친다. 사람들을 보기만 해도 그들의 감각 세계가 전달되어 너무 고통스러웠다. 집 밖을 나서는 것은 위험 부담이 크다. 하루는 마트에 가다가 공원에서 놀던 남자아이가 미끄러저 머리를 땅에 부딪치는 모습을 보게 되었다. "아이를 도우려고 달려가는데 갑자기 눈앞이 흐려지더군요……. 도착하고 보니 제가 무릎을 꿇고 있더라고요……. 머리가 너무 아파서 기어서 갔던 거였죠."

나는 조엘에게 또 한 가지 중요한 질문을 던졌다. "거울 촉각 공감각을 진단하거나 확인할 방법이 있을까요? 지어내는 거라고 말하는 사람들도 분명 있을 것 같은데요."

"그럴 만도 하죠. 그런데 이건 직접 경험해보지 않으면 정말 알기 힘들어요. 거울 촉각 공감각을 객관적으로 측정한다는 건 공감 능력을 측정한다는 말과 같은 건데, 그게 쉬운 일은 아니니까요. 게다가 종류도 너무 다양해서요."

하지만 객관적 측정에 매우 가까워 보이는 실험에 참여한 적은 있다. 조엘은 유니버시티 칼리지 런던에 있는 제이미 워드와 마이클 바니시 박사의 실험실에서 여러 가지 테스트를 받았다. 그중 하나는 '시각-촉각 일치성 과업'이라는 테스트였다. 시각-촉각 일치성 과업은 다른 사람이 느끼는 촉각과 실제 내가 느끼는 촉각을 얼마나 정확히 구별해내는가를 알아보는 테스트였다. 우선 컴퓨터에 연결된 '태퍼'(플라스틱 부품이 부착된 작은 핀)라는 장치를 조엘의 양 볼에 붙인 후, 같은 장치를 한 어떤 여성이 태퍼로 얼굴에 접촉이 일어나는 모습을 TV 화면으로 보게 했다. 그 태퍼가 여성의 볼 오른쪽이나 왼쪽 혹은 양쪽을 접촉할 때마다 조엘의 볼도 그 태퍼로 오른쪽, 왼쪽 혹은 양쪽에 무작위로 접촉이 가해졌다. 조엘이 수행해야 하는 과업은 접촉이 일어날 때마다 그 접촉이 실제로 자신에게 가해진 접촉이라고 생각되는 쪽의 버튼을 눌러서 맞히는 것이었다. 조엘은 테스트가 계속될수록 그 접촉이 자신의 볼에 실제 접촉이 일어나서 나는 느낌인지, TV 속 여성의 볼에 접촉이 일어나서 나는 느낌인지 구별하기 힘들어 틀릴 때가 많았다. 둘 다 똑같이 실제처럼 느꼈다. 결국 틀린 답이 많다는 사실로 그에게는 확실히 거울 촉각 공감각이 있다는 결론이 내려졌다.

나는 그가 말 그대로 다른 사람의 고통을 그대로 느끼는 능력 덕분에 보통 사람들보다 뛰어난 공감 능력을 나타내는 점이 흥미로웠다. 공감 능력이 다른 사람의 고통을 느끼고 이해하는 능력으로 정의된다면 조엘은 공감 능력이 매우 뛰어나다고 할 수 있다. 이를 입증한 연구 결과도 있다. 조엘의 거울 촉각 공감각 능력을 측정한 제이미 워드와 마이클 바니시 박사는 거울 촉각 공감각이 있는 사람들을 대상으로 10년 이상 연구한 결과, 거울 촉각 공감각이 있는 사람들은 공감 능력 수준이 보통 사람들보다 높다는 것을 발견했다. 얼굴에 드러나는 감정 표현을 더 잘 구별하고 다른 사람의 감정을 이입하는 정도가 높았다.[3] 하지만 '인지적 공감', 즉 다른 사람의 입장이 되어 그들의 관점에서 생각할 수 있는 능력 수준은 평균보다 높지 않았다. 그들을 돋보이게 하는 특징은 타인과의 경계가 쉽게 허물어져 '정서적 공감' 능력이 높아진다는 점이다. 한마디로 그들은 미국 교수이자 심리 전문가 브레네 브라운이 말하는 '타인과 함께 느끼기'라는 공감의 정의에 가장 가까운 사람들이다.

조엘과의 인터뷰를 끝낸 나는 두 가지 큰 의문이 남았다. 첫째, 모든 사람들 혹은 대부분의 사람들은 얼마큼 타인의 고통을 느낀다고 할 수 있을까? 아마도 무의식 수준에서? 둘째, 타인의 육체적 고통을 느끼는 것이 타인에 대한 공감을 일으킬 수 있을까? 이에 대한 답

고통의 비밀

을 알아보기 전에 공감을 의미하는 영어 단어인 'empathy'와 비슷하게 쓰이는 몇 가지 단어들에 대해 알아보려 한다. sympathy, pity, compassion 같은 단어들은 동정, 연민 등으로 비슷비슷하게 풀이되지만 미묘한 뜻 차이가 있다. 우선 sympathy는 다른 사람의 고통을 안타깝게 생각하는 마음을 의미하고, pity는 다른 사람의 고통을 인지하는 정도의 의미로 쓰이며, compassion은 다른 사람의 고통을 안타깝게 여기는 정도에서 그치지 않고 고통을 덜어주기 위해 더 적극적으로 행동에 나서는 의미를 담고 있다.

조엘의 거울 촉각 공감각은 드물기는 하지만 완전히 희귀한 사례는 아니다. 인구의 약 2퍼센트가 거울 촉각 공감각을 보유한 것으로 알려져 있다.[4] 공감각적 성향이 나타나는 것은 유전적 요인이 가장 크고 환경이나 발달상의 변화도 영향을 미치는 것으로 보고된다.[5] 뇌졸중 환자나 절단술을 받은 사람도 거울 촉각 공감각이 나타날 수 있다. 팔과 다리 등 신체 절단술을 받은 사람의 약 3분의 1은 다른 사람이 팔다리를 만지는 모습을 보았을 때 자신의 환상 팔다리에서 감각을 느낀다. 이는 관찰된 촉각과 직접 느끼는 촉각 사이에 있는 뇌의 연결성이 변화했기 때문일 가능성이 크다.[6] 하지만 공감각 능력이 없더라도 고통은 그 자체로 전염성이 강하다. 이는 조금만 관찰력을 발휘해보면 쉽게 알 수 있는 사실이다. 자전거를 타고 가던 사람이 넘어지는 모습을 보면 자연스럽게 몸이 움찔하고, 폭력적이고 잔인한 장면이 나오는 영화를 보면 저절로 몸을 움츠리는 현상은 모두 공감각 능력을 보여주는 것이라 할 수 있다.

나는 사람들이 공감각 능력을 보이는 모습을 확인하고 싶어서 유튜브 검색에 나섰다. 검색한 지 몇 분 만에 적당한 '반응 영상' 하나를 찾을 수 있었다. 반응 영상은 사람들이 다양한 종류의 영상을 시청하며 보이는 반응을 담은 영상이다. 내가 본 영상에는 배우이자 유튜버로 활동하는 타이론 매그너스가 여성들의 팔씨름 경기를 시청하며 보이는 반응이 담겨 있었다. 팔씨름에 참여한 두 여성은 막상막하의 접전을 펼쳤는데, 어느 순간 한쪽 여성이 탄력을 받으며 상대편 여성을 반대편으로 조금씩 밀어붙이고 있었다. 그러다 갑자기 '뚜둑' 하는 소리와 함께 팔씨름 영상이 꺼졌다. 내 쪽에서 보이는 팔씨름 영상은 꺼졌지만 타이론이 보는 영상은 그렇지 않았다. 타이론은 상대편 여성의 오른팔이 부러지는 모습을 보자마자 비명을 지르고 얼굴을 찡그리더니, 마치 자기 팔이 부러진 양 왼손으로 오른팔을 받쳐 들었다. 이러한 반응은 대부분 실제로 물리적 고통을 일으키지 않는 정서적 반응일 뿐이지만, 다른 사람이 고통스러워하는 모습을 보고 자신도 고통의 감각적, 정서적 요소를 모두 느끼는 것은 흔히 있는 일이다. 많은 증거가 보여주듯이 다른 사람이 고통스러워하는 모습을 지켜볼 때, 고통을 직접 느끼는 것과 관련된 뇌 영역의 많은 부분이 활성화된다.[7] 영상 속 여성의 팔이 부러지는 모습을 보는 동안 통증 신경 지문이 활성화될 뿐 아니라 오른팔과 관련된 뇌 영역도 활성화된다. '신경 공명'으로 알려지는 이 현상은 기본적으로 통증을 거울처럼 비춘다. 신경 공명은 확실히 실재하는 흔한 현상이지만 그 과정이 인간의 뇌에 있는 '거울 신경' 세포로 일어나는지는 열띤 논쟁이 되고 있으며, 어쩌면 완전히 새로운 결론에 도달할 수도 있다.[8]

2015년 UCLA 연구팀은 한 걸음 더 나아가 통증과 공감의 연관성을 입증했다.[9] 환자 102명을 대상으로(이런 유형의 연구에서는 많은 인원에 속한다) fMRI 뇌 스캔을 시행했을 때, 전기 충격을 손등에 가하는 실험에서 환자들에게 가짜 진통제를 투여하자, 당사자가 느끼는 통증 강도뿐 아니라 하루 전에 만난 사람에게 전기 충격을 가하는 장면을 보면서 그 사람이 느낄 고통에 공감하는 정도도 줄어들었다. 공감과 통증에 관여하는 뇌 영역도 fMRI 영상에서 줄어들었다. UCLA 연구팀은 여기에서 만족하지 않고 더 인상적인 연구를 시도했다. 환자 50명을 대상으로 오피오이드를 차단하는 날트렉손을 투여했는데, 플라세보 효과가 차단되어 다시 통증을 느끼게 된 것은 물론이고 타인의 고통에 공감하는 정도도 되돌아왔다. 결과적으로 이 연구는 내가 고통을 당하거나 다른 사람이 고통스러워하는 모습을 볼 때 뇌에서 매우 유사한 과정이 일어난다는 것을 증명했다고 할 수 있다. 이 연구의 논문 제목처럼 "고통에 대한 공감은 자신의 고통에서 시작된다".

신경 공명의 해부학적 구조와 그 구조가 공감 능력에 미치는 영향을 이해하려면 뇌 발달 과정에서 신경 공명이 어떻게 형성되는가를 알 필요가 있다. 아이들은 뇌가 발달함에 따라 타인의 고통을 공감하는 모습을 미약하게나마 보이기 시작한다. 2008년 시카고 대학교 연구팀에 따르면 일곱 살 아이들은 고통스러워하는 사람을 볼 때 통증 인식에 중요한 역할을 하는 수도관 주위 회색질과 운동 피질이 뇌 촬영 영상에서 밝게 나타났다.[10] 아버지가 망치로 엄지손가락을 찧는 모습을 보면 아이들은 아버지가 고통스러워한다는 것을 알고 자신의 주먹을 꽉 쥐거나 스스로 아픔을 느끼기도 했다. 고통을 당하는 사람을 보고 고통을 느끼게 되는 이 과정은, 공감 능력을 형성하는 초기 단계이자 신경 공명의 첫 출현이다. 하지만 수도관 주위 회색질이 활성화되었다고 해서 그 아이들이 고통을 당하는 사람의 감정과 경험을 이해한다거나, 그 고통이 의도적으로 가해졌는지 아닌지를 이해한다고 하기에는 증거가 불충분하다. 이러한 이해가 이루어지려면 전측 대상피질, 편도체, 뇌섬엽 같은 정서적 뇌 영역, 사고력 발달과 의사 결정을 담당하는 전전두엽 피질이 수도관 주위 회색질과 결합해야 한다.[11]

10세 전후반이 되면 아이들은 타인의 신체적 고통뿐 아니라 정신적 고통도 이해할 만큼 공감 능력이 충분히 정교하게 발달한다. 그 후에는 기차 사고의 희생자나 쓰나미 생존자, 독재 정권의 탄압을 받는 국민과 같이 실제로 만난 적이 없는 추상적인 집단에도 감정 이입을 하는 공감 능력이 발달한다. 다른 사람의 고통을 이해하는 능력은 건강한 대인 관계를 형성하는 데 매우 중요한 역할을 한다. (흔히 '사이코패스'로 불리는) 반사회적 성향이 있는 청소년들은 타인이 육체적 고통을 당하는 모습을 볼 때, 정서적 뇌 영역의 반응이 낮다. 한 연구진이 반사회적 성향을 보이는 청소년들에게 문틈에 손가락이 끼인 장면같이 고통스러운 자극에 노출된 신체 부위의 사진을 보여주고 그들의 뇌 영상을 촬영했다.[12] 그 신체 부위를 자신의 몸으로 생각하고 사진을 보라고 하면 정서적 뇌 영역이 활성화되었고, 다른 사람의 몸으로 생각하고 사진을 보라고 하면 활성화가 현격히 줄어들었다. 다시 말해 정서적 뇌 영역의 반응이 얼마나 낮은지로 반사회적 성향이 얼마나 심한지를 예측할 수 있었다.

특히 공감에 관여하는 부위가 뇌의 특정 영역에 집중해 있다는 점이 흥미롭다. 전측 대상피질은 오류 예측과 갈등 감지에 관여하는 부위인데, 어떤 결과로 뜻밖의 보상을 받았을 때처럼 어떤 일이 예측과 차이가 날 때 뇌 영상에서 밝게 나타난다. 5장에서 살펴보았듯이 고통의 물리적, 정서적, 사회적 요인을 통합해서 통증의 의미를 해석하는 부위이기도 하다. 전측 대상피질은 자신에게 이익이 되는가에 초점을 맞추는 뇌 영역이다. 즉, 우리가 마땅히 받아야 할 것을 받았는지, 사회적으로 소외되지 않았는지, 육체적 고통이 있는지 등을 판단한다. 그런 점에서 다른 사람의 고통을 공감할 때, 전측 대상피질이 거의 항상 관여한다는 점이 특이해 보인다.[13] 2010년에 발표된 한국의 연구 자료가 이를 이해하는 데 도움을 준다.[14] 그들의 연구 결과를 보면 안타깝게도 인간의 이타심이 마냥 긍정적으로 보이지는 않는다. 연구에 따르면 두려움과 회피적 반응은 다른 사람이 육체적 고통을 겪는 모습을 보는 것만으로도 학습될 수 있다. 이때 전측 대상피질이 중요한 역할을 하는데, 주목할 것은 우리는 다른 사람이 육체적 고통을 겪는 모습을 보기만 하는 것이 아니라 그 모습을 보고 실제로 고통을 느낀다는 점이다. 어떤 것에 대한 위험성을 아는 방법은 직접 경험해보는 것도 좋지만 다른 사람이 고통스러워하는 모습을 보고 깨닫는 것이 이득일 때도 있다. 예를 들면 내게 고소공포증이 생긴 것은 어릴 때 서커스를 보고 난 후였을지 모른다. 그때 곡예사가 공중에서 묘기를 펼치다 약 10미터 아래 바닥으로 추락해서 나무 문짝을 떼어 만든 들것에 실려 나갔는데, 몹시 괴로워하던 모습이 아직도 생생하게 남아 있다. 또한 내가 요리할 때 겁이 많은 이유는, 어릴 때 동생이 화상을 입는 모습을 보았기 때문일 수도 있다. 동생은 여섯 살 때 기름이 끓고 있는 프라이팬에 생각 없이 고등어를 떨어뜨렸다가 기름이 튀어서 왼쪽 팔과 이마에 3도 화상을 입고 고생했다. 다른 사람이 고통을 당하는 모습을 보고 조심하는 것은 고통이 전염성이 강하다는 증거가 되기도 하지만, 그렇게 하는 것이 자신에게 직접 이익이 되기 때문일 수 있다. 다른 사람이 겪는 고통을 조금이라도 체험할 수 있다면 그 고통을 일으키는 상황이나 자극을 피하려고 더 노력할 것이다. 2017년 스탠퍼드 대학교의 로버트 새폴스키 생물학 교수는 여러 증거를 토대로 그의 저서 《행동하라*Behave*》에서 다음과 같이 말한다. "다른 사람의 고통을 직접 느껴보면 그냥 보기만 하는 것보다 학습 효과가 더 좋을 수 있다."[15]

자신의 아픔을 느낄 때와 마찬가지로 타인의 아픔을 느낀다는 것은 과거의 경험이나 문화적으로 형성된 믿음, 그 사람이 아픔을 느끼는 상황에 어떻게 놓이게 되었는지에 관한 판단에 이르기까지 다양한 인지적 요인의 영향을 받는다. 그러한 요인들은 우리의 통증 체계가 타인이 아픔을 느끼는 모습을 보고 어떻게 반응할지에 영향을 미친다. 2010년 이를 확인한 흥미로운 연구 결과가 있다. 마약 투여로 에이즈에 걸린 환자들과 감염된 수혈로 에이즈에 걸린 환자들이 고통스러워하는 영상을 실험에 참여한 사람들에게 보여주었는데, 수혈로 에이즈에 걸린 환자들을 볼 때 그들의 전측 대상피질이 더 활성화되었다.[16] 생각해보면 나도 수련의 시절 응급실에서 일할 때, 술에 취해 버스 정류장에서 넘어져 다친 환자보다는 이유 없이 칼에 찔린 환자를 볼 때, 환자의 아픔을 공감하기가 더 쉬웠던 것 같다. 안타깝게도 사람들은 인종 외집단보다 내집단의 사람이 고통스러워하는 모습을 볼 때 전측 대상피질이 훨씬 더 활성화된다.[17] 인종 편견이 심할수록 당

　　　　　　　　　　　　　　고통의 비밀

연히 그 차이도 커진다.[18] 특히 우려스러운 점은 내집단보다 외집단에 속한 사람들에 대한 공감 능력이 떨어지면(그 기준이 인종, 사회 혹은 다른 무엇이 되었든) 그 사람들을 도울 확률도 떨어진다는 것이다. 하지만 반가운 소식도 있다. 호주와 칠레의 2015년 연구 결과를 보면 외집단과 함께 보내는 시간이 길어질 경우, 외집단에 속한 사람이 고통스러워하는 모습을 볼 때 공감 능력이 높아졌다.[19]

조엘 살리나스가 느끼는 거울 촉각 공감각은, 고통을 당하는 사람이 자신과 닮았을 경우에 더 강하게 나타난다. 물론 대부분의 사람은 타인의 고통을 느끼는 정도가 조엘보다는 훨씬 약하다. 하지만 증거를 보면 우리 또한 행동하는 점이 우리와 더 비슷하고 닮은 사람일수록 아픔을 더 쉽게 공감한다. 우리와 비슷하게 닮은 사람이 고통스러워하는 모습을 볼 때 통증 경로의 정서적 요인이 공감을 일으키기 쉽기 때문이다. 우리와 비슷하지 않은 사람이 고통스러워하는 모습을 보면 전전두엽 피질 같은 뇌의 인지적 영역이 더 일을 해야 한다. 간단히 말해서 우리와 비슷하지 않은 사람들의 처지에서 생각한다는 것은 '생각하는 수고'가 더 많이 요구된다. 하지만 모두에게 이를 유리하게 사용할 방법은 있다. 우리에게 암묵적 선입견이 있다는 사실을 인정하고 성찰하는 행위만으로도 타인이 고통스러워하는 모습을 볼 때 타인의 고통을 더 쉽게 느끼도록 전전두엽을 훈련할 수 있다. 우리는 타인을 돕고 싶은 마음도 있고, 뇌가 해야 할 일의 양을 줄이고 싶은 마음도 있다. 고통받는 사람이 나와 더 관련이 있을수록 뇌가 하는 일의 양이 줄어들어 공감하기가 더 쉬워진다. 국제 자선 단체들은, 동아프리카 지역의 난민이나 사이클론으로 인한 인도 이재민에 이르기까지, 피해의 규모보다는 피해를 본 개인에 대한 실제적이고 공감할 수 있는 이야기가 기부를 끌어내는 데 더 설득력이 있다는 것을 잘 안다. 테레사 수녀의 말을 빌리자면, "우리는 대중을 위해서라면 행동에 나서지 않지만 한 사람을 위해서라면 발 벗고 나설 수 있다".

하지만 내가 좋아하지 않는 사람이 고통받는 모습을 보고, 안타까운 마음을 느끼며 공감 능력을 보이는 것은 상당히 힘든 일이다. 프린스턴 대학교에서 박사 과정을 밟던 미나 시카라는 양키스 스타디움에서 열린 뉴욕 양키스 대 보스턴 레드삭스 경기에서 양키스의 영원한 라이벌인 레드삭스팀의 모자를 쓰고 관중석에 앉아 있다가 분노한 양키스팀 관중들로부터 온갖 조롱을 당했다. 그 일을 계기로 집단 분노의 심리를 파헤치는 논문을 쓰게 된 그녀는 지도 교수인 수잔 피스크와 함께 집단 간 증오심과 질투, '샤덴프로이데Schadenfreude'(독일어로 타인의 불행에서 행복을 느끼는 인간의 심리를 뜻함)를 인간이 나타내는 이유를 파헤쳤다.[20] 연구 과정에서 양키스와 레드삭스 팬들에게 프로 야구의 하이라이트 장면을 여러 차례 보여주고 그들의 뇌 영상을 촬영했는데, 자신의 팀이 약팀에 속하는 볼티모어 오리올스와 붙는 경기에서는 그 팀이 이기든 지든 별다른 뇌 활동이 관찰되지 않았다. 그러나 그들의 라이벌 팀이 볼티모어 오리올스에 지는 모습을 보면 보상과 쾌락에 관여하는 뇌 영역이 밝게 표시되었다. 이는 인간이 샤덴프로이데를 느낀다는 것을 보여주는 분명한 증거가 될 수 있다. 자기 보고서self-report를 이용한 다른 실험에서는 볼 근육의 전기적 활성으로 미소의 강도를 측정하고 뇌 영상을 스캔했는데, 자신보다 지위가 높고 경쟁 관계에 있는 사람에게 불행한 일이 생기면 더 행복해했고 반대로

고통의 비밀

자신이 부러워하는 사람이 성공하면 전측 대상피질이 크게 활성화되는 모습이 나타났다.[21] 다른 사람의 행복은 나의 불행이고, 다른 사람의 불행은 나의 행복이라는 말이 그냥 나온 말은 아니다.

본능적인 감정을 극복하고 경쟁자의 아픔에 공감하려면 전전두엽 피질에 훨씬 더 많은 에너지가 든다. 특히 남성들에게는 더 힘든 일이 될 수 있다. 유니버시티 칼리지 런던의 연구팀은 피실험자를 대상으로 '죄수의 딜레마'에 빠지는 게임에 참여하게 했다. 즉, 피실험자들은 상대를 믿고 협력하든지, 아니면 상대를 배신하고 최소한 자신에게 유리한 상황을 만들든지 결정해야 했다.[22] 같이 경기에 임하는 다른 피실험자가 전기자극으로 힘들어하는 모습을 보게 하고 뇌 이미지를 스캔한 결과, 상대를 속이지 않고 게임에 참여하는 사람이 전기자극을 받는 모습을 볼 때 공감에 관여하는 뇌 영역이 활성화되었다. 더 흥미로운 결과도 있다. 남성 참가자들은 상대를 배신한 사람이 전기자극을 받을 때 공감에 관여하는 반응이 매우 적게 나타났고, 여성 참가자들과 다르게 쾌락과 보상에 관련된 뇌 영역이 fMRI 스캔 상에 밝게 나타났다. 생물학적으로 남성이 여성보다 본능적으로 복수심이 강해서일 수도 있고 문화적인 이유 때문일 수도 있다. 어느 쪽이 되었든 타인의 불행으로 안타까운 마음이 드는 것은(혹은 즐거운 마음이 드는 것은) 그 불행이 우리에게 어떤 의미가 있는지가 중요하게 작용한다.

철학을 전공한 친구에게 신경 공명에 대해 타인의 고통을 이해하고 공감하는 능력이라고 설명한 적이 있다. 친구는 내 얘기를 듣더니 재밌는 질문을 던졌다. "혹시 그 신경 공명이라는 것이 도덕성을 결정하는 뇌 부위와 직접 관련이 있는 것은 아닐까? 우리가 타인에게 고통을 주고 싶지 않은 것은 그 자체가 우리 자신에게 고통을 주기 때문인 거지." 나는 최근 자료에서 그에 대한 답을 찾을 수 있었다. 2017년 UCLA의 연구팀이 비슷한 궁금증을 가지고 신경 공명이 도덕적 결정에 영향을 주는지를 알아보는 연구를 시작했다. 연구진은 우선 실험 자원자들에게 바늘로 손을 찌르는 영상과 면봉으로 손을 살살 문지르는 영상을 보여주고 fMRI 장비로 그들의 뇌 활동을 관찰했다. 한 달 뒤, 그 참가자들에게 타인에게 피해를 주는 주제와 관련해 둘 중 하나를 선택해야 하는 도덕적 딜레마 문제 열 가지를 제시했다. 예를 들면 전쟁 중에 적군의 병사들을 피해 마을 사람들과 함께 지하실에 숨어 있는데, 옆에 있던 갓난아기가 울음을 터뜨렸다. 당신은 아기의 울음소리가 밖으로 새어나가지 않도록 아기의 입을 틀어막았다. 하지만 아기의 입을 계속 막고 있으면 아기가 질식할 위험이 있다. 입을 막지 않으면 울음소리가 밖으로 새어나가 숨어 있는 사람 모두의 목숨이 위험하다. 즉, 아기를 죽음에 이르게 하고 최대한 많은 사람을 살릴지, 아기를 살려두고 다수를 위험에 빠뜨릴지, 둘 중 하나를 선택해야 한다. 연구진은 타인의 고통에 신경 공명을 더 많이 보이는 사람일수록 도덕적 딜레마 문제에서 자신이 남에게 직접 피해를 주는 일을 하지 못할 것으로 생각했다. 즉, 타인이 고통스러워하는 모습에서 고통을 더 많이 느끼는 사람들은 그들 스스로가 고통을 느끼고 싶지 않으므로 아기를 해칠 확률이 낮다고 생각했다. 하지만 신경 공명 회로가 활성화되는 것과 한 명의 목숨을 해치고 더 많은 목숨을 구하는 선택 간에는 아무런 상관관계가 발견되지 않았다. 이 연구 결과로 보면 내 친구의 추측은 사실이 아니고 신경 공명이 우리의 도덕성에 직접 관

고통의 비밀

여하는 것도 아니다. 그래도 인류에게는 좋은 소식이라고 생각한다. 우리가 도덕적 판단을 내리는 것은 단지 감정적 고통을 피하려는 우리의 자기중심적 욕구 때문이 아니라 타인을 향한 순수한 관심 때문이라는 의미로 해석할 수 있을 테니 말이다.

타인의 고통을 이해하는 것은 우리 자신을 포함해 타인과 사회 전체에 이익이 되는 것 같다. 그러나 얼마나 깊이 이해해야 하는가는 한번 생각해볼 문제다. 한 연구진이 의사 그룹과 의사가 아닌 그룹을 대상으로 머리에 전극을 붙인 후, 신체에 통증을 일으키는 자극이 가해지는 영상을 보여준 다음 그들의 뇌파를 비교했다.[23] 의사가 아닌 사람들로 구성된 통제 집단은 신체 부위가 바늘에 찔리는 영상을 볼 때 뇌파 검사에서 정상적인 뇌파 활동이 관찰된 반면, 의사로 구성된 실험 집단은 감정 반응이 낮게 나타났다. 의사들은 아픔을 느끼는 사람을 볼 때 무덤덤하게 바라보는 능력이 발달해 있고, 그 사람과 자신을 더 분리해서 생각하는 것으로 보였다. 그러한 점 때문에 의사들이 대체로 냉정하고 차가워 보이기도 한다. 실제로 나는 환자들을 걱정하는 마음이 없어 보이는 의사들과 현장에서 일해본 적이 있다. 하지만 의사들이 이러한 반응을 보이는 것은 그들이 겪는 연민 피로나 일반적인 정신적 피로를 줄이는 데 중요한 역할을 한다. 모든 환자의 고통에 본능적인 감정대로 반응하지 않아야 인지적 영역에 더 여유가 생겨서 더 많은 의학적 지식과 기술을 환자들을 실질적으로 돕는 데 사용할 수 있기 때문이다.

그렇다면 이제 정말 중요한 현실적인 문제를 생각해볼 차례다. 타인의 고통을 잘 느끼면 고통을 피하는 법을 학습하고 건강한 사회적 유대관계를 유지하는 데 도움이 될 가능성이 크다. 하지만 누군가의 고통을 느낀다고 그 사람을 위해 반드시 무언가를 하게 되는 것은 아니다. 즉, 타인에 대한 공감이 반드시 타인을 돕는 결과로 이어지는 것은 아니다. 사실은 역효과가 날 수도 있다. 만약 타인의 고통에 공감만 하고 그런 자신의 모습에 도덕적 우월감을 느끼면, 실제로 아무 일도 하지 않았는데 자기 할 일을 다 했다는 안도감에 빠질 수 있다. 게다가 타인의 고통을 보는 것이 불안감, 고통, 괴로움을 안겨주기 때문에 타인을 돕기보다 자신의 어려움을 돌볼 가능성이 커진다. 이같이 모순된 상황을 해결하는 방법은 타인의 고통에 대한 공감 능력을 키우되 그 타인과 어느 정도 거리를 유지하는 것이다. 연구 결과에 따르면 타인의 아픔을 보고 같이 아픔을 느끼는 사람들에게 그들 자신에 대해 집중하도록 요청하자 도움을 주려는 경향이 줄어들었다. 타인의 아픔을 보는 것은 자신을 보호하는 효과를 일으키므로 당연히 그런 결과가 나올 수 있다. 하지만 타인 지향적 마음에 집중하게 하자(가령 공감보다 공감에서 우러나오는 '행동'에 초점을 맞추도록 연습하기), 공감 능력을 보이는 데에서 그치지 않고 실제로 친절을 더 많이 베푸는 결과를 나타냈다.[24,25] 바로 내 앞에 있는 사람이든 지구 반대편에 있는 사람이든, 다른 사람의 고통에 괴로워하는 것은 나쁜 일이 아니다. 중요한 것은 그처럼 괴로운 마음으로 어떤 행동을 하는가이다. 즉, 한 걸음 떨어져 뇌에게 생각할 여유를 주고, 실제로 자신이 어떻게 하는 것이 도움이 될지를 아는 것이 중요하다. 또한 타인의 어려움을 돌볼 때 자신감을 가져야 한다. 타인의 아픔에 공감하고 따뜻한 마음을 보여주는 행위 자체가 실제로 그들의 고통을 덜어주는 효과가 있다.[26,27]

우리는 감정 없이 반응하는 기계가 아니라 누군가의 다정한 친구이자 배우자가 되어야 하고, 실제로 도움을 줄 수 있는 의사, 간호사 혹은 간병인이 되어야 한다. 인간에 대한 따뜻한 마음은 그 자체로 강력한 치료제가 된다.

우리가 타인의 고통을 거울처럼 따라 느낀다는 사실은 만성 통증 환자들에게도 시사하는 바가 크다. 오랫동안 목 통증에 시달려온 팸은, 10대인 아들이 고개를 숙이고 스마트폰을 볼 때나 전기 수리공이 천장을 올려다보며 작업하는 모습처럼 다른 사람이 목을 길게 뺀 자세만 봐도 자신의 목에서 극심한 통증을 느꼈다. 왜 그런지 이유를 몰라 계속 답답해하고 불안해하자, 통증이 점점 더 심해졌다. 나는 그녀에게 신경 공명에 대해 간략히 설명한 후, 타인의 행동을 거울처럼 반사해주는 뇌의 기능이 있어서 실제로 통증이 느껴질 수 있다, 그 기능 덕분에 우리가 위험을 학습하고 피할 수 있다고 알려주었다. 특히 그녀는 만성 통증에 시달려온 특수한 상황에 있었기 때문에 이 거울 체계가 과잉 작동하고 있었다. 그녀는 그런 사실을 안 뒤로 타인의 행동이 자신에게 위협이 되지 않는다는 것을 점차 인식했다. 만성 통증으로 고통받는 사람들에게 이런 정보를 알려준다면 시간은 걸리겠지만 만성 통증이 심해지는 결과를 막을 수 있을 것이다. 나는 신경 공명을 이용해 만성 통증의 늪에서 사람들을 구할 수 있다고 생각한다. 신경 공명을 단련해서 만성 통증을 다스리는 효과적인 치료법으로 '단계별 심상 훈련'이 있다. 이 프로그램을 개발한 사람의 표현대로 '통증 레이더망에 걸리지 않고' 신경 공명 시스템에 접근해서 고통스러워하는 타인의 모습을 봐도 자신이 고통을 느끼지 않도록 훈련하는 방법이다.[28] (이 치료법은 11장에서 자세히 살펴보겠다). 만성 통증이 있는 사람들과 이야기를 나눌 때는 통증을 악화시키는 말과 행동을 하지 않는지 주의할 필요가 있다. 아파하는 사람들을 도울 때 가장 중요한 것은, 통증은 전염성이 강하다는 사실을 인지하는 것이다. 통증은 전염성이 강하다는 것을 이해하는 것은 통증으로 고통받는 사람들을 돕기 위한 시발점이자 '공감'을 실질적인 '행동'으로 전환하는 방법을 이해하는 첫걸음이다.

8장

사회적 통증에
주목하라

마음의 통증

얼마나 불행하고 철저히 외로운지
돌봐주는 사람 하나 없이 그는 항상 질병의 횡포로 고통받는다.
_소포클레스, 《필록테테스 *Philoctetes*》 중에서

'사회적 통증'이라는 말은 언뜻 의미가 와닿지 않는다. 하지만 어떤 느낌인지는 우리 모두 잘 안다. 팀을 나눌 때 제일 마지막에 뽑히는 순간이나 기대하고 있던 파티의 초대장을 받지 못하는 순간처럼 사람들에게 거부당할 때 느껴지는 고통은 끔찍할 수 있다. 사회적 통증은 우리의 마음을 아프게 하지만 인간이 경험하는 보편적인 현상이고 아주 오래전부터 존재해왔다. 하지만 사회적 통증은 소셜 미디어의 탄생 이후, 모든 방면에서 훨씬 더 심각해지고 있다. 모든 가치가 '좋아요'와 폴로어follower 수로 측정되고, 보이지 않는 집단이 언제든 등을 돌릴 수 있는 사회에서 살아가는 요즘 세대는, 스마트폰 하나로 매 순간 사회적 판단과 거부를 경험하며 자라기 때문이다.

　　2003년 UCLA 연구팀은 사회적 거부의 고통, 즉 '마음의 상처'나 '마음이 아픈 느낌'이 심리적 고통이 아닌 물리적 통증이 있을 때처럼 실제로 아픈 느낌이라는 것을 알아냈다. UCLA의 박사 과정 연구생 나오미 아이젠버거와 지도 교수 매튜 리버만 박사는 UCLA 학부생을 대상으로 〈사이버볼Cyberball〉이라는 온라인 게임에 참여하게 한 후, fMRI로 뇌 영상을 촬영하는 실험을 설계했다.[1] 게임은 세 사람이 삼각 대형으로 서서 공을 주고받기만 하면 되는 방식인데, 게임에 참가한 피실험자들은 게임 속 캐릭터가 자기 옆에 있는 다른 피실험자들인 줄로 알고 있지만, 실제로는 컴퓨터로 프로그래밍이 된 가상 캐릭터다.

　　　　　　　　　　　　　　　　　　　　　　　　고통의 비밀

세 선수는 서로 공을 던지고 받으며 리버만 박사의 말대로 '세상에서 제일 재미없는 게임'을 하다가, 어느 시점부터 피실험자를 제외한 나머지 두 캐릭터만 공을 주고받으며 피실험자를 게임에서 의도적으로 소외시킨다. 이때 소외된 사람의 뇌를 관찰했더니, 전측 대상피질의 활성화가 증가하는 매우 흥미로운 현상이 나타났다. 전측 대상피질은 물리적 고통을 느낄 때 반응하는 부위이고 감정적 요인과 인지적 요인을 합쳐서 고통의 의미를 파악한다. 물리적 통증 역치가 낮은 사람들은 사회적 거부에 더 크게 상처를 받는 것으로 조사되었고, 공 던지기 게임에서 사회적 통증을 많이 느낀 사람일수록 통증을 일으키는 물리적 자극에 노출되었을 때 불쾌감을 더 많이 느꼈다.[2] 물리적 통증과 사회적 통증은 신경학적 수준에서 매우 밀접하게 관련되어 있다. 의아해 보일 수 있지만 고통의 본질을 생각해보면 당연한 이치다. 통증은 위험을 피하고 안전한 상태로 이르게 하는 우리 인체의 보호 반응이다. 뇌는 우리가 사람들과 분리되는 것도 우리의 생존에 잠재적 위협이 된다고 인식한다. 아이젠버거의 논문에 따르면 전측 대상피질에 외과적 손상이 있는 어미 햄스터는 새끼를 가까이 두려 하지 않았고, 그와 비슷한 신경 손상이 있는 새끼 다람쥐원숭이는 어미와 분리되어도 울지 않았다.[3,4]

통증의 사회적 의미는 통증을 이해하고 통증의 치료법을 찾는 데 있어서 중요하다. 질병의 '생물심리사회적 모델'은 나온 지 이미 수십 년이 지났지만 내가 수련의로 일할 무렵에야 의학계와 의학 연구 분야의 호응을 얻었다. 모든 질병은, 특히 만성 통증은 심리적, 사회적 요인을 함께 고려하지 않으면 제대로 이해하거나 치료하기 어렵다.

이제라도 질병의 진단과 연구에서 사회적 요인을 고려하게 된 것은 매우 다행한 일이다. 하지만 생물심리사회적 모델이라는 이름에서 제일 마지막에 등장한다는 사실로도 알 수 있듯이, 사회적 요인은 왠지 중요도가 낮게 느껴지고 실제로도 대부분의 의사가 중요하게 생각하지 않는 경향이 강하다. 의사들은 엄청난 양의 정보를 기억하고 그 정보를 토대로 매 순간 중대한 결정을 내려야 한다. 그래서 생물학적 메커니즘에 따른 법칙과 확실성 안에 머무는 것을 편하게 느끼고, 환자의 사회적 맥락은 복잡하고 주관적이며 다루기 힘들다고 생각할 때가 많다. 하지만 실제로 개인의 신념과 사회적 상호작용, 사회 구조 자체 같은 '사회적' 요인은 통증 경험에서 매우 중요하게 작용한다.

만약 의학 교과서에는 나오지 않는 질병이지만 흡연보다 위험하고 우울증과 자살의 주된 원인이 되며 전염성이 강하고 사회 전반에 걸쳐 계속 증가하고 있다면 그것은 과연 무엇일까? 눈치 빠른 사람은 알겠지만 정답은 바로 외로움이다. 사회적 고립은 개인의 삶을 파괴하고, 심지어 죽음에도 이르게 하며, 사회적 상황이 통증과 얼마나 밀접하게 관련될 수 있는지를 보여주는 가장 냉혹한 사례 중 하나다. 통증이 외로움을 낳고, 외로움이 통증을 낳는다. 신경병성 통증이 있는 쥐들은 다른 쥐들과 상호작용이 줄어들지만, 신경병성 통증에 효과가 있는 가바펜틴을 투여하여 통증이 줄어들면 다시 상호작용을 시작한다.[5] 인간도 이러한 모습을 자주 보인다. 우리는 통증이 있으면 운동성이 떨어지고, (통증 자체와 사회적 낙인에 대한) 두려움이 커지며, 우울감과 피로감이 높아진다. 시간이 갈수록 사회 활동이 줄어들고 바깥세상과 단절되며 사회적으로 점점 더 고립된다. 사회적 고립은 정

고통의 비밀

신 건강과 육체 건강에 전혀 도움이 되지 않는다. 자살 위험이 증가하며 하루에 담배 15개비를 피우는 것만큼 건강에 해롭다.[6] 외로움을 느끼는 것은 그 자체로도 만성 통증에 악영향을 미친다.[7] 그래서 외로움이 통증을 낳고, 통증이 외로움을 낳는 악순환이 반복되는 것이다. 인간은 사회적 동물이지만 자신의 신체와 삶에 대한 통제권과 지배력도 필요하다. 하지만 통증이 있으면 그 지배력을 제대로 행사하기가 어렵고 타인에 대한 의존도가 높아진다.

그래도 희망적인 소식이 있다. 사회적 유대는 모든 통증에 진통제 역할을 한다는 것을 많은 증거가 보여준다. 2010년 옥스퍼드 대학교의 심리학자들은 팀워크가 통증 역치를 높인다는 사실을 발견했다.[8] 옥스퍼드 대학교의 남자부 우수 조정 팀인 '블루보트'와 '아이시스'에서 열두 명의 선수를 뽑아 한 주 동안 두 번의 운동 세션을 받게 한 후, 세션 때마다 실내 조정 기계에서 45분간 노 젓기를 시켰다. 첫 번째 세션에서는 선수들이 각자 노를 저었고, 두 번째 세션에서는 가상의 배를 젓는다고 생각하고 8인 1조로 동시에 노를 저었다. 세션이 끝나면 혈압측정 띠로 팔을 압박했고, 선수들은 피가 덜 가서 생기는 허혈성 통증을 일으켰다. 두 번의 세션 모두 선수들의 운동량은 비슷했지만 각자 노를 저었을 때보다 팀으로 노를 저었을 때, 선수들은 두 배나 더 통증을 잘 참았다. 즉, 여러 사람이 어떤 일을 함께 행할 때 확실히 통증이 줄어드는 효과가 있었다. 선수들이 한 팀이 되어 노를 저으면 말 그대로 노를 '함께 젓는 것'이므로 뇌가 그 임무에 의미와 목적을 더 많이 부여해서 엔도르핀이 더 많이 분비되기 때문일 가능성이 크다. 다른 이유도 있을 수 있다. 조정 경기의 승패는 선수 한 명 한 명이

얼마나 동시에 정확하게 노를 젓는가에 달려 있다. 따라서 여러 사람
이 동시에 움직여야 하는 활동 자체가 사회적 유대를 강화하고 엔도르
핀 분비를 촉진해서 통증이 감소했을 수도 있다.

그렇다고 너무 걱정할 필요는 없다. 모든 사람이 8인 1조로 노를
젓는 활동을 해야만 통증 완화에 도움을 받는 것은 아니다. 음악은 유
사 이래 매 순간 전 세계 모든 문화에서 인간의 사회 활동과 생존에
중요한 역할을 해왔다. 현대 사회를 살아가는 우리는 유명 가수들을
우상화하고, 오디션 프로그램에서 우승을 다투는 아마추어 가수들의
훌륭한 노래를 들으면서 음악은 '재능 있는 소수'의 전유물이라고 생
각하는 경향이 있다. 그러나 연구에 따르면 음악적 재능이 없는 사람
은 매우 적다.[9] 음악이 우리의 몸과 마음에 도움이 된다는 연구 결과
는 무수히 많다. 영국에서는 최근 다양한 매체 활동의 증가로 지역 합
창단과 교회 성가대가 늘어나고 있는데, 외로움 유행병을 치유하는
훌륭한 솔루션이 되고 있다. 여러 사람과 함께 노래를 부르면 행복한
기분을 느끼고 구성원들과 강한 유대감을 형성해 통증 완화에 큰 도
움이 된다.

랭커스터 대학교의 연구진은 합창단 활동이 통증 완화에 어떻게
도움을 주는지 알아보기 위해 음악 치료 합창단에서 활동하는 사람들
을 인터뷰했다. 대부분의 사람들은 합창하는 동안 그리고 합창이 끝
난 후까지 상당한 정도의 통증 완화를 경험했다고 답했다.[10] 어떤 사
람은 "지금까지 먹어본 어떤 진통제보다 효과가 좋았다"라고 말했다.
노래 치료는 비용이 거의 들지 않고 장소에 구애를 받지 않으며 집에
서도 혼자 효과를 누리는 장점이 있다. "저한테는 정말 효과가 좋았

어요. 이제는 집에서도 늘 노래와 함께합니다"라고 말한 응답자도 있다. 사람들과 어울려 노래하는 것은 여러 방면에서 통증 완화 효과가 있다. 우선 노래하는 동안 기분이 좋아져서 통증을 잊을 수 있고 엔도르핀 생성이 촉진된다. 장기적으로는 통증의 의미가 달라지므로 통증으로 인한 불쾌감과 영향력이 줄어든다. 합창단에서 활동한 어떤 사람은 "노래 덕분에 버틸 수 있었답니다. 이제는 이런 삶에 적응이 되었어요"라고 말했다. 무엇보다 합창 활동으로 목적의식이 생기고 활동량이 많아져 태극권이나 수영같이 통증 완화에 도움이 되는 다른 활동에도 적극적으로 참여하게 된다. 어떤 사람은 "합창부를 시작하지 않았다면 아마 지금도 집 밖을 벗어나지 못하고 누워서만 지냈을 것 같아요"라고 말했다. 궁극적으로 음악은 사람들에게 희망을 전한다. 여러 사람과 화음을 맞춰서 노래해도 좋고 자기 방에서 혼자 '아바ABBA'의 노래를 목청껏 따라 불러도 좋다. 음악은 그 자체로 좋은 치유제가 될 것이다.

통증 완화에 도움이 될 만한 또 다른 사회적 활동도 있다. 앞서 조정 선수들로 팀워크의 효과를 연구한 옥스퍼드 연구팀은 웃음도 좋은 진통제가 될 수 있다는 사실을 발견했다.[11] 증거에 따르면 사람들은 재미있는 영상을 혼자 시청할 때는 잘 웃지 않지만 여러 사람과 함께 시청할 때는 웃을 확률이 30배 이상 높아진다.[12] 이에 옥스퍼드 연구진은 〈미스터 빈〉, 〈심슨 가족〉 같은 코미디 프로그램이나 다큐멘터리 영상을 같은 공간에서 피실험자들에게 시청시킨 다음, 손목에 통증을 가하는 실험을 했다. 실험실 환경을 벗어나 '에든버러 프린지Edinburgh Fringe 축제'에서 코미디 쇼와 연극을 보게 한 후에도 같은 통

중 자극 실험을 했다. 이 같은 연구로 밝혀진 흥미로운 사실은, 웃음
이 통증 역치를 높이는 것은 물론이고 안정적인 마음 상태보다 통증
완화에 더욱 강력한 효과를 발휘한다는 점이다. 피실험자 가운데 마
음은 안정적이지만 재밌는 영상을 볼 때 웃지 않은 사람들은, 실제로
통증 역치가 높아지지 않았다. 당시 연구진은 뇌 영상기술을 활용할
수 없어서 정밀한 결과는 얻지 못했지만, 여러 사람이 함께 노를 젓는
행위처럼 웃음이라는 물리적 근육 활동도 오피오이드 분비를 증가시
키기 때문에 통증이 완화되는 것 같다고 추측했다. 실제로 그 가설은
5년 뒤 핀란드의 투르쿠 대학교 연구진에 의해 뇌 신경 영상기술로 증
명되었다(옥스퍼드 연구팀에서 핵심 연구원으로 활약했던 로빈 던바 교수의 도
움을 받았다).[13]

　노래, 춤, 운동, 종교 활동은 사람들과 긍정적이고 규칙적인 유대관
계를 맺을 수 있다는 점에서 많은 이들에게 약물보다 좋은 진통 효과
를 가져다준다. 하지만 여러 사람과 상호작용이 있어야만 진통 효과
가 있는 것은 아니다. 만성 통증을 다스리는 데는 단순한 친구 관계도
모르핀보다 강력한 효과를 낼 수 있다. 또한 옥스퍼드 대학교의 로빈
던바 연구팀은 인간관계 폭이 넓은 사람일수록 통증 역치가 높다는
사실을 발견했다.[14] 사회적 유대관계가 활발하면 오피오이드 수용체
에 엔도르핀이 결합해 통증 완화에 도움이 된다. 이러한 결과는 사회
적 고립과 우울증, 만성 통증이 서로 밀접한 상관관계가 있다는 사실
도 입증한다. 의미 있는 상호작용은 통증만 줄이는 것이 아니다. 좋은
인간관계를 형성하는 것은 정신 건강과 육체 건강의 모든 면에서 도
움이 된다.

고통의 비밀

사회참여 활동은 통증으로 고통받는 당사자뿐 아니라 그들에 대한 사람들의 이해도를 높이는 데도 도움이 된다. 신경과학자이자 통증 전문가로 알려진 제프리 모길 교수는 연구 방식 중 하나로 쥐들의 행동 연구를 많이 이용한 것으로 유명하다. 사람들에게 많이 알려진 2006년 연구 결과를 보면 쥐는 혼자 있을 때보다 통증이 있는 다른 쥐와 함께 있을 때 통증을 더 많이 표현한다.[15] 특히 그 쥐가 다른 쥐와 친밀한 관계일 때만 그런 반응이 나타났다는 점이 신기하다. 인간을 대상으로 한 후속 연구에서는 7장에서 보았듯이 낯선 사람이 아파하는 모습을 볼 때 그 사람에 대한 공감과 이해도가 훨씬 낮게 나타났다. 모길 박사의 연구팀은 낯선 사람에게 공감하는 것은 스트레스가 따르는 일이라서 공감하기가 더 힘들다는 사실을 입증했다. 즉, 낯선 사람과 있을 때는 글루코코르티코이드라는 스트레스 호르몬이 더 많이 분비되기 때문에 공감 능력이 떨어진다는 것이다. 그렇다면 이를 극복할 방법은 없을까? 이에 대한 답도 모길 박사팀이 발견했다. 2015년 모길 박사팀은 낯선 사람과 있을 때 분비되는 스트레스 호르몬을 약물로 차단하면 공감 능력이 되살아난다는 것을 확인하고, 그들이 개발한 〈록 밴드Rock Band〉라는 비디오 게임에 피실험자들을 참여시켰다. 피실험자들은 컨트롤러를 신나게 두드려대는 이 게임을 함께하고 나면 원래 모르는 관계였던 사람에게도 그 사람의 고통에 공감을 표현했다. 이 연구는 게임을 함께했다는 사실이 중요한 것이 아니라 통증으로 힘든 시간을 보내는 사람들과 대화를 나누고 같이 시간을 보내는 것이 중요하다는 사실을 일깨워준다. 뜨개질, 산책, 카드게임처럼 함께할 수 있는 건전한 활동이면 무엇이든 좋다. 상대에게 힘을 주고 공감을 표현하는 물리적 접촉은 무엇보다 강력한 진통제가 된다.[16] 따뜻한 포옹의 힘은 생각보다 엄청나다. 의미 있는 사회적 상호작용은 고통에 처한 사람에게도 도움이 되지만 다른 사람들이 그 고통을 이해하고 통찰하는 데도 도움이 된다. 어쨌든 양쪽 모두 스트레스가 줄어들고, 혈압, 면역계, 정신 건강에도 도움이 될 수밖에 없으며, 타인을 향한 따뜻하고 열린 마음을 갖는 데도 도움이 된다.

사회적 상호작용은 약물치료보다 효과가 좋을 때가 많다. 개입이 간단하고 비용이 적게 들며 상호작용에 관련된 모두에게 도움을 준다. 만성 통증을 치료하는 의료진의 진료방식에도 변화가 필요한데, 다행히 정부와 의료기관은 이에 대한 문제의식을 느끼고 있다. 지역사회의 도움을 구하는 '사회적 처방Social Prescribing'도 세계 여러 나라에서 호응을 얻고 있다.[17] 하지만 사회적으로 고립된 사람들을 돕는 일은 우리 각자의 몫이기도 하다. 현재 우리는 코로나19 팬데믹으로 사회적 고립을 경험하고 있다. 이를 계기로 오랫동안 외로운 환경에 고립되어 있는 사람들을 돌아보는 시간이 되었으면 좋겠다.

사회적 불평등을 경험하는 사람들은 불필요한 통증도 경험할 수 있다. 2016년 한 기관에서 미국 병원의 응급실을 찾은 사람들을 조사한 결과, 흑인 환자는 진통제를 받을 확률이 백인 환자의 절반에 그쳤고, 진통제를 받아도 백인보다 투여량이 적은 경우가 많았다.[18] 맹장염으로 병원을 찾은 흑인 아이들은 경증 및 중증 통증에 대해 가벼운 진통제나 오피오이드계의 강력 진통제를 투여받을 확률이 백인 아이들에 비해 매우 낮았다.[19] 더 불편한 사실은 이런 차별을 초래하는 인종적 편견과 잘못된 믿음의 정도에 관한 것이다. 이는 버지니아 대학

교의 사회심리학자들로 구성된 연구팀에서 최근 몇 년에 걸쳐 밝혀
낸 사실이다. 연구진은 600명이 넘는 전미대학체육협회 소속 의료진
을 대상으로 전방십자인대가 파열된 학생 선수의 사례 연구를 제공하
되 흑인이나 백인 선수 중 한 명을 무작위로 배정했다.[20] 환자의 통증
을 1에서 4까지의 범위로 평가하는 질문을 한 다음, '상징적 인종차별
척도'에 따른 설문을 실시했다. 상징적 인종차별 척도는 "어떤 사람이
열등한 환경에서 살아가는 것은 열심히 노력하지 않기 때문이다", "흑
인은 백인처럼 열심히 노력하면 잘살 수 있다"와 같은 편견이 담긴 문
장에 동의하는 정도로 인종에 대한 태도를 측정하는데, 인종차별주의
와 관련된 문장에 더 많이 동의할수록 점수가 낮아진다. 조사 결과 의
료진은 백인 선수보다 흑인 선수의 통증에 더 낮은 점수를 매겼다. 놀
랍게도 의료진이 보이는 인종에 대한 태도와 흑인 선수의 통증에 대
한 평가 사이에는 아무런 관련이 없었다. 연구진의 한 명인 소피 트라
왈터에 따르면, 매우 긍정적인 인종적 태도를 보이는 의료진도 흑인
선수의 통증을 더 낮게 평가하는 편견을 보였다. 의료진은 선수들이
통증을 얼마나 잘 이겨내는가보다는 초기에 느끼는 통증이 어느 정도
인가에 초점을 맞추고 있었기 때문에 흑인 선수의 통증을 낮게 평가
했다. 즉, 의료진은 흑인 선수들이 통증에 잘 대처해서가 아니라 처음
부터 통증을 덜 느낀다고 평가하는 것으로 보였다. 이 연구로 의료진
에게 인종적 편견이 존재하는 이유는 밝혀지지 않았지만 인종적 편견
이 존재한다는 사실은 확실히 드러났다.

　　버지니아 대학교의 연구팀은 200명 이상의 백인 의대생을 대상으
로 통증이 있는 백인 환자와 흑인 환자에 관한 사례 연구를 읽게 한

후, 백인과 흑인 간의 생물학적 차이를 다루는 잘못된 설명에 어느 정도 동의하는지를 물어보는 설문 조사를 시행했다.[21] 예를 들어 "흑인은 백인보다 신경 말단이 덜 예민하다", "흑인은 백인보다 피부가 두껍다" 등의 문장에 동의하는 정도를 표시하게 했는데, 조사 결과 흑인과 백인 간의 생물학적 차이에 대해 잘못된 믿음을 가진 의대생일수록 흑인 환자들이 고통을 덜 느낀다고 생각하는 경향이 강했다. 더 우려스러운 부분은 잘못된 믿음이 전혀 없는 의대생도 흑인 환자에게 진통제를 더 많이 처방하는 것은 권하지 않았다는 점이다. 또한 의대생의 절반이 잘못된 믿음에 최소 하나 이상 동의를 표하는 결과가 나왔다. 이는 인종에 대한 우리의 편견과 잘못된 믿음이 얼마나 심각한지, 따라서 의대에서 이루어지는 교육 과정에 대한 패러다임의 전환이 얼마나 시급한지를 적나라하게 보여준다. 의대 교육 과정에서 소외된 대상에 대한 문제도 있다. 조사 결과, 2014년 기준 미국의 흑인 의대생 수는 1978년에 비해 적었다.[22] 문제는 의대 자체라기보다 사회 구조 전반에 침투한 인종차별과 편견이다. 한 나라에 존재하는 의료인의 구성비가 인구 구성비를 반영하지 못한다면, 소외된 계층에 대한 부정확한 가정, 편견, 힘의 불균형이 훨씬 심해지고, 불필요한 고통을 감내해야 하는 결과가 발생할 수 있다.

나는 2019년에 여성 운동가이자 저널리스트로 활동하는 캐럴라인 크리아도 페레스와 함께 일할 기회가 있었다. 그녀는 자신이 쓴 《보이지 않는 여자들*Invisible Women*》에서 여성들의 고통이 어떻게 무시되어왔고 지금도 무시되고 있는지를 수많은 연구 결과와 함께 거침없이 폭로한다. 그녀 덕분에 나는 바로 내 눈앞에서 벌어지는 일이지만 내

고통의 비밀

관심 밖에 있던 의료계의 불평등 문제에 눈을 뜨게 되었다. 의료계는 여전히 남성 중심 문화가 뿌리 깊게 자리하고 있다.《보이지 않는 여자들》에서 언급되었듯이 여성들이 호소하는 통증은 있는 그대로 받아들여지기보다 정신적인 문제로 취급되는 경향이 있다. 이제는 히스테리 치료라는 명목으로 여성들을 정신 병원에 가두고 자궁 절제술과 뇌엽 절제술을 시행하는 끔찍한 일은 일어나지 않지만(믿기 힘들지만 20세기 전반에 걸쳐 이런 일이 행해졌다), 남성보다 진통제가 적게 투여되고 진정제와 우울증 치료제는 더 많이 투여된다는 사실로 보아 여성의 고통을 덜 중요하게 생각하는 문화는 여전히 남아 있는 것 같다.[23]

2008년의 한 연구에 따르면 복통으로 응급실을 찾은 여성 환자는 오피오이드계 진통제(모르핀)가 투여될 확률이 남성 환자보다 훨씬 낮았고, 처방을 받아도 실제로 투여되기까지 더 오랜 시간을 기다려야 했다.[24] 이유는 밝혀지지 않았지만 통증을 인식하는 정도는 성별에 따라 차이가 있다. 즉, 같은 수준의 진통 효과를 얻으려면 남성보다 여성에게 일반적으로 더 많은 양의 모르핀이 요구된다. 하지만 현실에서는 여성에게 투여되는 진통제 비율이 더 낮다.[25] 나는 수련의 2년 차 때 위장관 수술을 주로 행하는 일반 외과에서 근무했는데, 그때 복통으로 응급실에 온 여성 환자의 상태를 살펴서 '일반 외과' 문제인지, '부인과' 문제인지를 파악하는 일도 했다. 생각해보면 그때도 여성들의 고통은 알게 모르게 무시될 때가 많았다. 특히 의료 장비로 확인이 어렵고 수술이 불가능한 골반통의 경우가 그랬다. 더욱이 여성은 남성보다 (평균적으로) 통증 내성이 낮고 통증 강도를 높게 표현하며 통증을 더 오래 경험한다는 점에서 남성보다 진통제가 적게 투여되는

사실은 더 잔인하게 느껴진다.[26]

심지어 대부분의 여성이 겪는 어떤 통증은 처음부터 관심의 대상에서 벗어나 있다. 월경전증후군은 성인 여성의 90퍼센트가 평생에 걸쳐 경험하고 두통, 유방 압통, 복통 등 여러 증상을 동반한다. 하지만 충분한 연구가 이루어지지 않고 있으며 그에 관한 이해도도 낮은 편이다. 그에 비해 발기 부전은 남성의 19퍼센트만 인생의 어느 시점에서 경험하는 증상이지만, 월경전증후군보다 5배 이상 많은 연구가 이루어진다.[27] 자궁 조직이 자궁이 아닌 다른 부위에서 자라는 자궁 내막증 역시 여성에게 상당히 높은 비율로 발병하는 질환이지만 이해도가 낮은 질환에 속한다. 자궁 내막증 환자가 정확한 진단을 받기까지 몇 년간 여러 병원을 전전하는 일은 비일비재하다. 실제로 통계 자료에 따르면 영국에서는 자궁 내막증 진단을 받기까지 평균 8년이 소요되고, 미국에서는 10년이 소요된다.[28]

진단받기까지 시간이 오래 걸리는 상황도 여성들의 생명을 위협하는 요인이 되고 있다. 2018년 스웨덴의 한 연구에 따르면 심장 마비를 겪은 여성 환자의 경우, 통증 발생 후 병원에 도착하기까지 남성보다 한 시간을 더 기다렸고 진찰을 받기까지는 20분을 더 기다렸다.[29] 이유는 여러 가지가 있겠지만, 여성들이 호소하는 통증에는 가족, 주변인, 심지어 의료인조차 심각하게 반응하지 않는 경향이 있고, 여성들 자신도 남들에게 폐를 끼치고 싶어 하지 않는 성향이 강하기 때문이다.[30] 2018년 프랑스 스트라스부르에 사는 22세 여성은 극심한 복통으로 응급구조대에 전화해서 "죽을 것 같아요!"라고 말했는데, "네. 모든 사람처럼 언젠가는 죽겠죠"라는 답을 들어야 했다. 다섯 시간 만에 병원에 도착한 여성은 다발성 장기 부전으로 결국 사망하고 말았다.[31] 정부와 의료기관은 인구의 절반이 겪는 고통에 대한 부당한 조치를 인식하고 나서야 그들의 목소리에 귀를 기울이기 시작했다. 늦었지만 이제라도 시작해서 다행이다. 2017년 영국 국립보건임상연구소는 의료계가 여성들의 말을 더 잘 들어줄 것을 강조하면서 자궁 내막증의 진단과 치료에 대한 지침을 설립 이래 처음으로 발표했다. 이에 세계 자궁 내막증 협회의 회장 론 험멜쇼이는 "이번 지침이 의사들에게 주는 전반적인 메시지는 무엇보다 여성들의 말에 귀를 기울여달라는 의미가 아닐까 생각한다"라고 전했다.[32]

"상대의 말에 귀를 기울여라!"라는 말은 사회에서 무시되고 억압받는 모든 집단을 위한 표어가 되어야 한다. 나는 인종과 성별 문제에 관심이 많다. 사회적 불평등 문제로 통증이 악화되는 집단과 개인에 대해 제대로 다룬다면 이 책의 나머지 부분은 물론이고 도서관 하나를 채울 수도 있을 것이다. 사회적 통증의 핵심을 이루는 중요한 요인 하나는 부당함을 인식하는 것이 통증을 악화시킨다는 사실이다. 즉, 자신이 부당한 대우를 받는다고 생각하거나 그 사실을 알면 통증은 더 심해진다. 가장 쉽게 떠올릴 수 있는 사례는 차 사고를 당한 피해자다. 차 사고를 당해 만성 통증이 생긴 사람이 있다면 그는 자신이 겪는 만성 통증의 일차적 원인이 차를 부주의하게 몰아 부상을 초래한 운전자에게 있다고 생각할 수 있다(사실 그 생각이 정당할 때도 많다). 하지만 부당함을 인식하는 것만 통증을 일으키는 일차적인 원인이 되는 것은 아니다. 사고가 나서 응급실을 찾았는데 부당하게 오래 기다려야 하는 상황이나 보험금 지급을 거부하는 보험 회사와 싸우느라 힘든 시간을 보내야 하는 상황도 통증을 악화시킬 수 있다. 그러나 더 중요한 점은 부당함이 통증과 관련이 있을 필요가 전혀 없다는 사실이다.[33] 2016년에 진행한 한 연구에서 114명의 건강한 피실험자를 대상으로 얼음물에 손을 넣어 통증을 느끼는 정도를 평가하도록 요청했다. 그중 일부에게는 얼음물에 손을 넣기 전에 부당하게 대우받은 경험을 떠올리도록 했는데, 결과적으로 부당함에 대해 생각한 사람들이 통증을 더 많이 느꼈다.[34]

부당함을 인식하는 것이 통증을 어떻게 악화시키는지는 이해하기 어렵지 않다. 부당한 일을 당했다는 생각은 지나간 일에 대한 되새김, 분노, 불안, 스트레스를 유발하는데, 그 모든 것이 통증을 악화시키는 부정적인 생각과 행동 사이클을 부채질한다. 당연한 말일지 모르지만 '정의로운 세상에 대한 믿음', 즉 세상은 정의롭고 자신이 뿌린 대로 거둔다는 신념이 강한 사람일수록 부당함에 대한 인식으로 고통을 더 많이 받는다.[35] 여기서 우리는 모순에 빠진다. 우리는 부당함과 싸워 이기고도 싶고, 만성 통증에서 벗어나고도 싶다. 하지만 부당함과 싸우는 데 필요한 생각과 행동, 감정은 통증 완화에 도움이 되지 않을 때가 많다. 부당함과 관련된 통증을 가라앉히는 데는 심리적 유연함과 수용적 태도를 키우는 치료가 도움이 된다.[36] 수용은 포기하고 굴복하라는 의미가 아니다. 수용을 통한 치유는 자신의 상황을 이해하고 한 개인으로서 무엇을 할 수 있고 무엇을 할 수 없는지를 깨닫게 한다. 물론 말처럼 쉬운 일은 아닐 것이다. 어차피 쉽게 해결되는 방법은 없다. 사회적 불평등을 덮어놓자는 말이 아니다. 부당함은 사라져야 하는 것이 옳다. 어쨌든 우리는 통증으로 고통받는 사람들의 처지를 더 적극적으로 이해하려는 노력이 필요하다. 부당한 대우로 상처받은 사람들에게 힘이 되어주고 그들을 위해 목소리를 내야 한다. 사회적 불평등은 그들만의 문제가 아니다.

"혹시 그거 아세요? 1980년대 말까지도 의학계나 과학계는 아기들이 고통을 느끼지 못한다고 여겼어요……. 아기들을 수술할 때는 진통제를 놓지 않았죠. 더 끔찍한 것은 신경근 이완제만 투여하고 진통제는 주지 않아 아기들이 신경 근육만 마비되고 의식은 깨어 있어서 고통을 고스란히 느꼈다는 거예요."

데니즈 거설 박사를 처음 만난 것은 그녀가 '유아의 통증'을 주제로 박사 과정을 막 시작할 때였다. 의대 과정이 끝날 무렵이었던 나는 그녀 덕분에 유아들이 느끼는 고통에 관해 처음으로 생각할 수 있었다. 그로부터 수년이 흐른 후, 뇌 영상기술을 이용해 유아들이 느끼는 고통을 연구해온 거설 박사를 인터뷰를 하기 위해 다시 만났다. 나는 의학계에서 유아들은 왜 고통을 느끼지 못한다고 생각했는지 궁금했다. 아기들도 아픔을 느낀다는 것쯤은 모든 부모, 아니 모든 사람이 당연히 알고 있는 사실 아닌가?

거설 박사에 따르면 아기들이 느끼는 고통을 인정하지 않게 된 기초는 20세기 초에 마련되었다고 한다. 당시 연구원들은 아기들에게 바늘로 찌르거나 전기 충격을 가했을 때 나타나는 반응을 근거로 아기들이 느끼는 통증의 정도를 측정했다.[37] "그때 연구 자료들을 보면 정말 믿기지 않아요……. 대부분 다 엉터리였죠. 아기의 발을 바늘로 찔러보고 '명시적 반응이 없음', 그게 끝이었어요."

연구원들은 아기들의 발을 바늘로 찌른 뒤 어른들보다 반응이 느리게 나타나는 모습을 보고 아기들은 통증을 느끼지 못하거나 감각이 둔하다고 생각했다. 혹시 격렬한 반응을 보이면 통증이 아닌 원시 반사로 여겼다. 아기들의 신경 체계가 완전히 발달하지 않았다는 추정과 우리가 아주 어릴 때의 일은 기억하지 못한다는 사실, 아기들에게 진통제를 과잉 투여했을 때 나타날 수 있는 부작용 문제가 합쳐져 영유아는 통증에 민감하지 않다는 가설이 20세기 전반에 걸쳐 의학계의 정설로 자리 잡았다.

영유아의 통증에 관한 과학적 인식에 변화가 생긴 것은 분노한 한 어머니의 영웅적 행동이 있었기 때문이다. 1985년 질 로손이라는 여성이 워싱턴 D.C.에 있는 미국 아동국립의료센터에서 아들 제프리를 출산했다. 조산아로 태어난 제프리는 심장 절개 수술을 받아야 했다. 질은 수술이 끝나고 나서야 아들이 근육 이완제만 투여받고 진통제는 투여받지 못했다는 사실을 알았다. 게다가 그런 방식이 의학계의 표준이라는 사실에 더 충격을 받았다. 의료진은 질이 보낸 수많은 편지와 탄원, 아기들에 대한 걱정을 무시하고 외면했다. 다음 해에 《워싱턴 포스트》에서 그녀의 이야기를 다루기 전까지는 그러했다.[38] 질의 주장은 꼭 필요했던 연구에 불을 지피는 계기가 되었다. 그로부터 1년 뒤인 1987년에 옥스퍼드 대학교 연구팀이 그동안의 관행을 뒤엎는 연구에 도전했다. 심장 절개 수술을 받는 조산아들을 대상으로 오피오이드계 진통제인 펜타닐을 투여했을 때와 아무런 진통제도 투여하지 않을 때를 비교하자, 진통제를 투여받은 아기들의 수술 결과가 훨씬 좋았고 합병증이 적었으며 혈액 검사 결과에서 수술에 대한 스트레스 반응도 적게 나타냈다.[39] 부모들의 간절한 마음과 과학자들의 창의적인 연구 덕분에 지난 30년간 많은 변화가 일어났다. 이제 국제통증연구협회는 "언어적 표현은 고통을 나타내는 여러 행위 중 하나일 뿐이다. 의사소통을 할 수 없다고 해서 인간이 고통을 느낄 가능성이 배제되는 것은 아니다"라고 말한다.[40]

아기들은 아프다는 것을 말로 표현하지 못한다. 그렇다면 우리는 아기들이 아프다는 것을 정확히 어떻게 알 수 있을까? "엄밀히 따지면 확실히 알 수는 없어요." 거설 박사는 이렇게 답했다. "통증은 지각이라서 통증을 느끼는 사람이 말하지 않으면 어떤 것을 지각하는지 알기 어려워요. 하지만 '대리 척도'로 아기들이 느끼는 통증 정도를 추정해볼 수는 있습니다. 어떤 방법은 울음의 길이와 강도, 지속 시간 등을 측정하는 식이라서 사실 좀 조잡해요. 박사 과정 때, 제 일과 중 하나가 아기들을 관찰한 후, 이마가 붉어지거나 눈을 찡그리는 것 같은 얼굴의 움직임을 기록하는 일이었죠."

아기들의 통증을 연구하는 일은 확실히 마음이 약한 사람들이라면 하기 힘들 것 같다. 거설 박사는 아기들의 경우 거의 모든 것을 울음으로 표현하므로, 특히 아기들의 고통을 측정하는 데는 뇌 영상기술이 중요하다고 설명했다. 그녀가 활용한 비침습적 측정 방법은, 뇌의 산소 포화도로 활성화되는 부위를 알아내는 fMRI 기술과 두피에 붙인 전극으로 뇌의 전기적 활성 변화를 측정하는 뇌파 검사였다. 뇌 영상기술이 사람의 마음까지 읽을 수 있는 것은 아니지만 말을 못하는 사람들의 감정을 이해하는 데는 상당한 도움이 된다. 거설 박사의 연구는 그녀의 지도 교수인 레베카 슬레이터 교수의 옥스퍼드 연구실에서 대부분 이루어졌다. 2015년 슬레이터 연구팀이 fMRI 영상을 비교해본 결과, 아기들에게 유해 자극을 노출하면(아기들에게 전혀 해가 되지 않는 탐침을 사용하므로 안심해도 된다) 성인이 고통을 느낄 경우 일반적으로 활성화되는 20개 영역 중 18개 영역이 활성화되는 것으로 나타났다. 이는 아기들도 성인과 비슷하게 통증을 느낄 가능성이 있다는 의미였다.[41] 연구 결과로 보면 사실상 아기들의 뇌가 성인들보다 자극에 더 민감하게 반응하는 것이 분명했다. 아기들은 고통을 느끼지 못한다는 20세기 전반에 걸친 의학계의 가정이 완전히 뒤집히는 결과였다. 뇌파 검사를 이용한 연구에서는 아기들에게 유해 자극을 가했을 때 통증과 관련된 전기적 활성이 뇌에서 관찰될 뿐 아니라 자극의 세기와 밀접하게 관련이 있는 것으로 나타났다.[42]

아기들이 고통을 느낀다는 것은 명백하다. 고통은 단기적으로도 괴로운 경험이지만 어릴 때 느낀 고통이 평생에 걸쳐 영향을 미친다는 증거도 있다. 영유아기 때 반복된 수술 통증은 그 이후 나타나는 행동 장애, 인지력 저하(지능, 언어 능력)뿐 아니라 통증 처리 이상과 관련이 있다.[43] '관련이 있다'라는 말이 곧 인과관계를 의미하는 것은 아니지만, 어린 시절에 반복된 통증 경험은 통증 체계와 뇌 발달 전체에 영향을 줄 수 있다. 어린 시절의 극심한 통증이 나중에 만성 통증을 초래할 수 있다는 추측도 가능하다. 하지만 오랫동안 자료를 수집하는 일과 신생아 때의 세부 기록에 접근하는 일이 너무 어려워서 추론을 입증할 만한 자료는 아직 없다. 어쨌든 우리는 말 못하는 아기들의 고통을 덜어줄 의무가 있고, 아직 해야 할 일도 많다. 2014년의 연구에 따르면, 신생아집중치료실의 아기들은 코에서 기관지로 튜브를

삽입하거나 발꿈치에 채혈 검사를 하는 등의 고통스러운 검사를 10여 개 이상 받지만, 대부분은 어떤 진통제도 투여받지 못했다.[44]

슬레이터 교수팀은 신경 촬영법으로 영유아의 통증 완화에 도움이 되는 약물과 처치를 알아보는 연구에 앞장서고 있다. 우선 수술 전에 마취 연고를 바르면 통증 관련 전기적 활성이 뇌파 검사에서 줄어드는 것이 확인되었다.[45] 하지만 모든 진통제가 좋은 결과를 보여준 것은 아니다. 연구진은 조산아들이 혈액 검사와 안과 검사같이 통증을 느낄 수 있는 처치를 받기 전에 모르핀으로 진통 효과를 얻을 수 있을지 알아보려 했다. 하지만 위약보다 통증을 덜어주는 효과가 크지 않아 보였고 부작용이 우려되어 실험을 조기에 중단해야 했다.[46] 어쨌든 연구 규모가 크지 않아서 많은 결론을 도출하기는 힘들었다. 그렇지만 큰 소득이 있다면, 비용이 들지 않고 고차원적인 기술도 필요하지 않으며 부작용 걱정이 없는 통증 완화제를 발견한 점이다. 바로 '손길'이라는 좋은 진통제다. 우리는 토닥거림이나 쓰다듬는 손길이 마음을 진정시키고 기분을 좋게 해준다는 것을 잘 안다. 쓰다듬는 손길의 과학적 원리는 확실히 밝혀져 있다. 만약 피부 접촉으로 누군가에게 완벽한 애정 표현을 하고 싶다면 초당 3센티미터로 상대의 피부를 가볍게 쓰다듬어라(물론 상대의 허락하에).[47] 이렇게 하면 피부에 있는 'C-촉각 섬유'가 활성화되어 기분 좋은 사회적 접촉과 관련된 신호가 뇌로 전송된다.[48] 성인의 경우에는 쓰다듬는 행위로 급성 통증이 인식되는 강도가 크게 줄어든다.[49] 거설 박사는 영유아들에게도 비슷한 반응이 일어나는지 확인해보고 싶었다. 그래서 아기들에게 유해 자극을 가하기 직전 붓을 이용해서 초당 3센티미터로 쓰다듬거나 초당 30센티미터로 빨리 쓰다듬거나 아예 쓰다듬지 않는 방식으로 비교하자, 최적의 속도인 초당 3센티미터로 쓰다듬어줄 때는 통증 관련 뇌 활동이 줄어든 반면, 나머지 둘은 그런 반응이 나타나지 않았다.[50] 이 결과를 보면 마음을 진정시키는 부드러운 손길이 영유아들의 고통을 실제로 덜어줄 수 있다는 확신이 든다. 부드럽게 쓰다듬어주는 접촉은 아기의 뇌에 긍정적인 정보와 안정감을 전달한다. 맨살을 맞닿아 조산아를 돌보는 방식인 캥거루 케어kangaroo care와 나이와 관계없이 마사지를 해주는 행위와 같은 신체 접촉이 건강에 도움이 된다는 증거는 많다. 영유아의 고통에 대해 지금까지 밝혀진 사실은 연구 단계로 보면 아직 걸음마 수준이지만, 삶이라는 여정의 출발대에 선 모든 인간이 불필요하게 겪는 고통을 덜 수 있다는 가능성을 시사한다.

통증은 사회적이다. 외롭고 소외되고 침묵을 강요당하는 사회에서 상처받은 사람들은 거의 반드시 통증이 악화된다. 사회 구조로 통증이 악화되는 메커니즘은 고문 기술자들이 환경과 심리를 조작해 고통을 가하는 방식과 다르지 않다. 고립, 굴욕, 위협, 압박, 부당함은 추상적 개념 같지만 실제로 통증의 육체적, 정신적 경험을 더 나빠지게 만든다. 통증의 본질을 생각해보면 당연한 말이다. 통증은 안전한 상황에서는 언제나 가라앉고 위험한 상황에서는 언제나 심해진다. 우리는 통증에 대한 이 같은 현대적 이해를 바탕으로 약자와 소외 계층을 보살피고 돌볼 수 있어야 한다. 통증은 우리에게 사랑을 가르친다.

9장

인종, 문화, 신념과
통증의 관계

수용과 희망이 전하는 메시지

죽는 것이 두렵지 않다고 말하는 남자가 있다면,
그는 거짓말을 하고 있거나 구르카인이다.
_샘 마넥쇼, 인도 육군참모총장(1969~1973)

내 절친 중에는 맨쿠니언Mancunian이 있다. 맨체스터인 특유의 기질 덕분에 붙은 별명이다. 그 친구는 나를 '소프트 사우서너Soft Southerner'라고 부른다. 북부인 시각으로 보면 남부 출신은 언제나 부드럽고 말랑해 보여서 생긴 말이다. 한 사람의 통증 내성과 강인함이 그 사람의 출신 지역과 관련이 있다고 보는 영국인의 고정관념은 역사가 깊다. 사실 고통을 지각하고 참는 정도는 문화에 따라 차이가 난다는 믿음은 인류 역사만큼이나 오래되었다. 우리는 특정 지역 출신에 대한 자신만의 생각과 견해가 있다. 그 생각과 견해는 대부분 자신이 사는 문화에서 생성된 이야기와 고정관념을 토대로 한다. 나는 어렸을 때 역사책이라면 무엇이든 좋아했다. 특히 그리스 신화 속의 아마존 여전사나 전쟁으로 단련된 바이킹같이 두려움을 모르는 용감무쌍한 영웅들의 이야기가 좋았다. 그중에서도 구르카인은 언제나 경이로움을 느꼈던 대상이다. 네팔 구르카 지역에 사는 소수 민족인 구르카인은 영국을 포함한 많은 나라에서 세계 최고의 용병으로 불린다. 구르카 용병은 용맹하기로 소문이 자자해서 매년 전 세계 200여 개 지역에서 약 2만 5천 명에 달하는 구르카 청년이 용병으로 선발된다. 선발 과정의 하이라이트는 힘들기로 정평이 난 '도코 레이스'라는 경주다. 도코 레이스에 참가한 선수들은 25킬로그램의 돌이 든 바구니를 머리에 묶고 산길을 6킬로미터나 달려야 한다.

고통의 비밀

나는 구르카 용병과 영국 장교가 함께 훈련받고 전투에 임하는 모습을 볼 때마다 구르카 용병이 정말로 통증 역치나 통증 내성이 더 높은지 늘 궁금했다('통증 역치'는 어떤 자극을 통증으로 느끼기 시작하는 최소의 자극 강도를 의미하고, '통증 내성'은 한 사람이 견딜 수 있는 최대의 자극 강도를 의미한다). 자료를 찾아보니 관련된 연구는 거의 없었는데, 1980년의 한 연구가 내 궁금증에 가장 와닿았다. 그 연구에 따르면 네팔 산악 지대를 오르내리는 짐꾼은 유럽 지역의 짐꾼보다 통증 역치가 훨씬 높았다.[1] 어쨌든 기존 자료가 없어서 구르카 용병 선발 과정에 직접 참여한 경험이 있는 제임스 로빈슨 대령에게 도움을 청해보기로 했다. 네팔 출신인 로빈슨 대령은(아버지가 구르카 장교였다) 왕립 구르카 소총연대에 입대한 후 2012년에서 2019년까지 구르카 여단장으로 지냈고 3등급 사령관 훈장을 받았다. "요즘은 네팔 출신과 영국군 간에 통증 역치가 크게 차이가 나는지 모르겠군요. 하지만 과거에는 그랬던 것 같네요. 1980년대에 용병대 선발차 처음 네팔에 갔을 때만 해도 우리가 방문한 많은 지역에는 차로가 없었습니다. 사람들은 대부분 농사로 자급자족했고 청년들은 매우 강인했어요. 서양인들보다 고통을 훨씬 더 잘 참았다고 할 수 있죠. 그들에 비하면 당시의 서양인은 확실히 더 약했어요. 하지만 네팔이 서구화되면서 그 차이가 크게 줄어들었죠. 1990년대에 네팔의 많은 젊은이가 인도와 서양에 가서 의사 과정을 수련하고 양약 중심의 서양 의학을 가지고 들어왔어요. 마을마다 도로가 들어서서 이제 젊은 친구들은 서양식 편의 시설과 의료체계를 훨씬 쉽게 접하고 있죠."

로빈슨 대령의 이야기는 넓은 의미에서 보면 세계가 모든 면에서 점점 좁아지고 국가와 문화 간의 경계가 희미해지고 있는 현실을 반영한다. 사람들을 볼 때, 그 사람의 배경이 아닌 한 개인으로 바라보고 이해하게 해주므로 이는 여러모로 좋은 현상이다. 로빈슨 대령은 구르카 군인들의 훈련 모습을 통해 또 다른 점도 관찰했다. 그들은 훈련을 받다가 다쳐도 부상이 아주 심하지 않으면 병원에 가지 않으려 했다. 실제로 통증 역치가 높아서일 수도 있지만, 부상자로 판명되어 집으로 돌아가야 하는 상황을 우려해서 그러했을 가능성이 크다. 개인이 고통을 인식하는 정도는 그 고통을 다른 사람에게 전달하는 방식과 관련이 있고, 그 방식은 문화에 따라 다양하게 나타난다. 가장 극단적인 사례는 극기심을 다른 차원으로 끌어올리는 서아프리카 지역의 바리바족에게서 찾아볼 수 있다. 바리바족은 그들이 사용하는 언어에 고통을 뜻하는 단어를 갖고 있지 않을뿐더러 고통을 표현하지 않는 것을 미덕으로 여긴다. 여자들은 아기를 낳을 때 출산의 고통을 말없이 견뎌야 하고, 남자들은 전투 중에 상처를 입어도 가족에게 불명예를 주지 않기 위해 고통을 호소하면 안 된다.[2] 바리바족뿐만이 아니다. 영국 사회는 2000년대에 들어서야 '감정을 드러내지 않는 문화'에서 '자신을 표현하는 문화'로 옮겨갔다. 질병과 고통을 수치로 보고 낙인찍는 문화는 여전히 많이 남아 있지만, 자신의 괴로움을 표현하는 것이 훨씬 더 자연스러운 문화로 많은 사회가 변하고 있다.

문화나 인종 간 통증의 역치를 비교하는 연구는 비교적 역사가 길다. 1965년 하버드 대학교의 정신의학자 리처드 스턴바크와 버나드 터스키 박사는 미국에 사는 다양한 인종의 '주부'들을 대상으로 통증 내성과 통증 역치를 비교하는 실험을 했다. 연구 결과 감각 역치(물리

고통의 비밀

적 자극을 느끼는 데 필요한 최소한의 자극 강도)에는 큰 차이가 없었지만 통증 내성에는 상당한 차이가 있었다. 예를 들어 이탈리아인은 유대인이나 미국 북부인보다 통증 내성이 낮은 경향을 보였다.[3] 이 같은 결과는 당시 통증에 대한 문화적 태도를 말해주는 것 같다. 즉, 일반적으로 이탈리아인은 통증을 더 적극적으로 표현하고, 북유럽 혈통의 미국인은 감정을 잘 드러내지 않고 냉정하게 보이고 싶어 하는 경향이 있다고 여겨졌다. 하지만 이러한 연구는 사람들의 행동 패턴을 보여줄 뿐 인과관계를 설명하지 못한다. 게다가 지나친 일반화로 고정관념을 양산한다는 문제도 있다. 통증에 대한 문화적, 인종적 태도는 집단 간에도 차이가 있지만, 집단 내에서도 차이가 있고 시대에 따라 변하기도 한다. 구르카 용병에 대한 로빈슨 대령의 시각이 달라졌듯이 스턴바크와 터스키 박사의 연구가 1960년대가 아닌 오늘날 이루어졌다면 다른 결과가 나왔을지도 모른다.

위 연구를 바탕으로 더 세밀한 자료들을 통계적으로 묶은 2017년 연구 결과를 보면, 미국과 유럽에 사는 대부분의 소수 민족은 백인보다 통증에 더 민감한 경향을 보였다.[4] 그러나 신기하게도 자기 민족이 다수를 차지하는 나라에서 실험할 때는 인종 집단 간 차이가 분명하지 않았다. 한 연구에서는 인도에 사는 인도인과 미국에 사는 인도계 혈통(인도인 2세나 그 이상)을 비교한 결과, 인도에 사는 인도인의 통증 역치가 더 높게 나타났다.[5] 소수 민족의 일원이라는 사실, 소수 민족으로서 겪을 수밖에 없는 보건상의 부당함과 사회적 부당함이 통증의 주요 매개 인자가 되는 것 같았다. 2020년 스웨덴에서 이루어진 대규모 연구가 이를 뒷받침한다. 무작위 표본 인구 1만 5천 명을 대상으로 설문 자료를 분석했더니, 이민자들은 (민족과 관계없이) 만성 통증과 광범위한 통증, 심각한 통증의 수준이 스웨덴에서 태어난 사람보다 훨씬 높았다.[6] 이민자들에게 만성 통증이 더 많이 나타나는 주된 이유는 우울증과 불안감 때문으로 보였다. 2019년 미국의 실험 연구에 따르면 불안, 우울증, 스트레스는 소수 민족의 통증 민감도가 높게 나타나는 주요 원인이 된다.[7] 통증의 본질을 생각하면 당연한 이야기다. 소수 민족과 이민자 집단은 취약 계층에 속할 때가 많다. 따라서 위협감을 더 많이 느끼고 불안, 스트레스, 우울증이 나타날 확률도 높아진다. 이는 통증이 악화되는 완벽한 조건이다.

통증을 인식하고 전달하는 방식의 문화적, 민족적 차이는 우리에게 몇 가지 중요한 사실을 가르친다. 첫째, 그 차이는 매우 복잡하고 유동적이라는 사실을 인식해야 하며 특정 문화나 민족이라는 이유로 한 집단을 일반화하거나 개인에 대해 성급하게 추론을 내려서는 안 된다는 것이다. 2014년 출간된 간호학 교과서에는 이에 관해 매우 잘못된 내용이 담겨 있었다.[8] 통증에 관한 문화적 차이를 설명하는 부분에서 (더 많은 표현이 있었지만) 다음 두 가지 표현이 등장했다. "유대인은 도움을 많이 요구하고 불만을 많이 표현할 수 있다." "흑인은 …… 통증과 고통을 당연하게 생각한다." 저자의 의도가 무엇이었든 이런 표현은 인종차별적이고 대단히 잘못된 생각이다. 한 명의 간호사라도 이 글을 읽고 직업적 관점에서 영향을 받는다면 매우 위험한 일이 벌어질 수 있다. 당시에도 당연히 논란이 되었기 때문에 출판사가 내용을 삭제하고 사과하는 것으로 상황은 마무리되었다. 통증의 민족적 차이나 문화적 차이를 비교하려 한다면, 기본적으로 다른 문화를 이

고통의 비밀

해하고 존중하며 다양한 사회에서 살아가는 우리 모두의 고통을 다스리는 데 도움이 되는 방향으로 이루어져야 한다. 통증에 대한 문화적 태도는 의사인 나와 육군 장교인 내 동생 간에도 큰 차이가 있을 것이다. 무엇보다 우리는 사람들을 저마다의 개성을 지닌 독특한 존재로 볼 필요가 있다. 둘째, 우리는 개개인인 동시에 어딘가에 속해 있다. 그런 의미에서 한 나라 안에서 살아가는 소수 민족과 소수 문화의 사람들은 고통에 취약하고 불평등한 위치에 놓여 있다는 사실을 잊지 말아야 한다. 소수 집단의 소외감을 줄이기 위해서는 사회적 관심이 중요하다.

물론 통증 경험, 통증 내성, 통증 표현의 차이는 문화적 영향도 있지만 궁극적으로 통증이 무엇을 '의미'하는가의 문제로 귀결된다. 그러면 인생에서 우리에게 가장 중요한 의미가 있는 것은 무엇인가? 지난 수십 년간 통증 연구에 큰 공헌을 해온 통증 연구의 일인자인 아이린 트레이시 교수는 2008년 한 가지 실험을 했다.[9] 천주교 신자와 무신론자라는 특이한 조합으로 사람들을 모집해서 전기 충격을 가한 후, 뇌 영상을 찍어 비교하는 실험이었다. 1차 실험에서는 전기 충격만 가했고, 2차 실험에서는 충격을 가하기 30초 전에 이탈리아 화가 사소페라토의 〈기도하는 성모 마리아〉와 레오나르도 다 빈치의 〈담비를 안고 있는 여인〉 그림 중에서 하나를 보여주었다. 전기 충격이 가해지는 동안 두 그림 중 하나를 온전히 감상하게 했다. 실험 결과, 그림이 없었을 때는 천주교 신자와 무신론자가 비슷한 기준으로 통증 강도를 인식했는데, 〈기도하는 성모 마리아〉가 나왔을 때는 천주교 신자들이 인식하는 통증 강도가 현격히 낮아졌다. fMRI 영상 결과도 이를 뒷받침한다. 성모 마리아의 그림을 본 천주교 신자들은 전기 충격이 가해지는 동안 우측외배측전두엽피질이 밝아졌다. 우측외배측전두엽피질은 뇌로 전달되는 위험 신호의 강도를 억제하는 것과 관련된 영역이다. 통증의 종교적 요인은 연구가 많이 이루어지는 분야는 아니다. 하지만 2019년 자료에 따르면 신앙심과 영성이 통증을 다스리는 데 도움이 되고 통증 강도를 줄여주기도 한다는 것이 다수의 조사를 통해 보고되었다.[10] 신념은 통증 치유에도 도움이 되는 것 같다.

종교적 믿음이 통증 완화에 영향을 미친다는 사실 때문에 종교에 귀의하는 사람은 거의 없겠지만, 무신론자를 자처했던 카를 마르크스조차 종교를 '대중의 아편'[11]이라고 한 것을 보면 연구해볼 가치는 있는 것 같다. 내가 다닌 의과대학에는 소단위 강의나 모듈 수업이 있었다. 환자 치료에는 중요하지만 시험을 치르지 않아서 안타깝게도 기억에는 오래 남지 않는 수업이었다. 그때 배운 주제 중 하나가 '건강의 영적 차원'이다. 환자의 깊은 신념과 그 신념이 건강에 미치는 영향에 관한 내용이었다. 의사들은 질병의 영적 차원을 인정하지 않는다. 하지만 이런 태도는 두 가지 이유에서 문제가 된다. 첫째, 인구 대다수가 종교를 믿기 때문에 개인의 깊은 신념을 무시하는 행위는 오만하고 정당하지 않다. 둘째, 종교적 믿음에 통증을 완화하는 요인이 있다면 후기 기독교 시대의 비종교인들에게도 분명히 어떤 식으로든 도움이 될 것이다. 인간은 오랜 옛날부터 고통이라는 문제를 해결하기 위해 고심해왔다. 그러므로 고대인들의 지혜에서 어떤 교훈을 얻을 수도 있지 않겠는가?

폴 브랜드 박사는 한센병 연구에 평생을 바친 외과 의사이자 의료

선교사다. 2차 세계대전 당시 유니버시티 칼리지 런던 의과대학을 졸업하고 런던 대공습 때 응급 외과 의사로서 의료인의 길을 걷기 시작했다. 전쟁이 끝나고 인도의 타밀나두주로 건너가 20년간 한센병 환자들을 위해 헌신했다. 한센병 환자들이 손발을 쓸 수 있도록 힘줄 이식술을 개발했고, 한센병의 조직 손상과 변형이 나균 때문이 아니라 나균이 피부의 신경 조직을 파괴해 고통을 감지하지 못해서 생긴 결과라는 사실을 발견했다. 《아무도 원하지 않는 선물*Pain: The Gift Nobody Wants*》은 통증의 중요성을 깨달은 경험을 담은 책이다.[12] 한편 브랜드 박사는 그 지역에서 독실하게 신앙생활을 하는 힌두교, 기독교, 이슬람교 등의 교인들이 서구 사회에서 신앙생활을 하는 종교인들보다 통증을 더 잘 견디는 모습도 관찰했다. 그리고 그 이유로 수용적 태도와 감사하는 마음, 기도, 명상, 가족 간의 강한 유대감을 꼽았다. 20년 뒤 의료 선교 활동을 끝내고 미국으로 돌아간 그는 서구 사회의 모습에서 큰 문화적 차이를 발견했다. "나는 무슨 수를 써서라도 고통을 피하려는 사회와 맞닥뜨렸다. 환자들은 내가 전에 치료했던 그 어떤 환자들보다 훨씬 안락한 상태에서 살았지만 고통을 감당하기 버거워했고 정신적으로도 훨씬 힘들어했다." 그는 서구 사회가 주요 '미덕'으로 행복과 쾌락을 추구하고 과학과 의술의 힘으로 고통을 어느 정도 덜게 되면서, 역설적으로 고통과 더불어 살아가는 것이 더 힘들어졌다고 주장한다.

브랜드 박사의 이론은 이론일 뿐이지만 나는 그 이론의 토대를 지지한다. 통증은 이제 보이지 않는 적이 되었다. 그 보이지 않는 적을 없애려고 많은 의사가 소환되고 온갖 진통제를 들이붓는다. 우리 몸은 그야말로 전쟁터가 되었다. 세속적인 현대 사회에서 통증은 기껏해야 우리의 행복, 쾌락, 자유를 방해하는 대상에 불과하다. 통증은 인간의 서사에서 의미 있는 역할이 없다. 최악의 경우, 그저 무자비하게 삶을 파괴하는 적이다. 물리적 통증, 특히 만성 통증을 줄인다는 목표 자체는 훌륭하지만 통증을 피하거나 없애야 할 적으로 보는 시각은 분명히 역효과를 낳는다.

세상의 위대한 종교들은 다른 점도 많지만, 어떤 목적을 이루는 과정에서 고통이 어떤 역할을 한다고 믿는 공통점도 있다. 나는 그 역할이 서구 사회에서 보기 힘든 '수용적인 태도'와 '희망적인 자세'라는 두 가지 요인으로 나뉜다고 생각한다. 종교는 고통의 실재성에 대해, 그리고 인간이 존재하는 데는 고통이 필연적으로 따를 수밖에 없다는 사실에 대해 빙빙 돌려 말하지 않는다. 대부분의 성전聖典은 기본적으로 고통에 관한 이야기가 주를 이루고 고통의 존재 이유로만 채워진 경우도 많다. 종교에서 말하는 수용적 태도의 강력한 예는, 이슬람교에서 찾아볼 수 있다. 이슬람교는 알라의 뜻에 복종하는 것이 가장 중요하다. 나는 이슬람교 친구이자 동료인 이트샴 이크발 박사에게 이슬람교도들은 고통을 어떤 시각으로 바라보는지 간단하게 설명을 부탁했다. 그의 답변을 정리하면 다음과 같다. "이슬람교에서는 알라가 자비로운 분이고 우리가 고통과 시련을 겪는 것은 알라에게 더 가까이 다가가기 위한 길이라는 것을 가르친다. 인간이 시련을 겪는 것은 우리가 이슬람교도로서 더 훌륭한 사람이 되길 알라가 바라기 때문이다. 물론 시련을 이겨냈을 때는 보상이 따른다. 이슬람교는 우리가 힘든 일을 겪을 때 우리의 믿음을 알라에게 둠으로써 우리가 선한 일을 더 많이 행하게 된다고 가르친다. 결국 고통은 벌이 아니라 축복이다. 그 사실을 깨달을 때 인간은 평온함이라는 보상을 얻는다."

이슬람교에서 고통이라는 현실을 받아들이는 과정은 자아를 성장시키고 단련하기 위해 반드시 거쳐야 하는 단계다. 그리고 그 과정의 핵심은 인내심을 키우는 것이다. 이슬람교 신자들이 고통의 의미를 되새기는 차원에서 자주 인용하는 성전 문구가 있다. "알라는 누군가에게 선을 베풀고자 할 때 고난으로 그를 시험한다"라는 말이다.[13] 그렇다고 이슬람교도들이 고통을 무조건 수동적으로 받아들인다는 의미는 아니다. 이슬람교에는 이미 10세기 전부터 진통제와 마취 분야를 개척한 의사와 연구자가 존재한다.[14] 물론 한 종교나 그 종교의 일원은 각자의 경험과 신념을 가진 개인이므로 누구도 정형화해서는 안 된다. 하지만 종교가 고통에 접근하는 방식은 종교인과 비종교인 모두에게 도움이 될 수 있다.

비슷한 시기 고대 아테네 학파와 갠지스 평원의 마을에서 발생한 두 고대의 믿음은 고통의 수용에 대한 깨달음을 같이한다. 하나는 고대 그리스의 스토아학파이고, 다른 하나는 불교이다. 고대 그리스 스토아학파는 그때그때 느끼는 감각을 있는 그대로 받아들이고, 좋다 나쁘다를 판단하지 않는 것이 옳다고 믿었다. 불교 역시 수용과 초연함이 중심이 되는 사상이다. 불교에는 고통에 대해 석가모니가 전하는 훌륭한 가르침으로 '두 번째 화살'이라는 비유가 있다. "괴로움이 닥쳤을 때 깨달음을 얻지 못한 범인은, 안타까워하고 슬퍼하며 괴로워한다. 그래서 우리는 육체적 고통과 정신적 고통, 즉 두 가지 고통을 느낀다. 마치 첫 번째 화살을 맞고 난 뒤에 두 번째 화살을 또 맞는 것과 같다."**15**

고대인들 역시 고통이 감각뿐 아니라 감정이나 인지와도 관련이 있음을 간파했다고 볼 수 있다. 우리는 우리에게 닥치는 모든 상황을 통제할 수는 없지만 그 상황에 반응하는 법은 통제할 수 있다. 마음챙김 수련, 인지 행동 치료, 수용 전념 치료, 최면 치료 같은 치료법은 그 같은 사고의 영향을 받은 현대식 통증 치료법이다. 수용적 태도가 만성 통증의 치료제는 아니지만 치료를 위한 첫 번째 단계임은 분명하다. 통증과 싸우기보다 통증을 수용하면 더 잘 견딜 수 있다는 말은 역설적이지만, 통증의 본질을 생각해보면 전혀 역설적이지 않다.

많은 종교가 현실에 대한 수용과 더불어 미래에 대한 희망을 제시한다. 이크발 박사에 따르면 이슬람교도들은 현세에서 고통을 통해 알라에게 더 가까워질 수 있고 내세에서 구원을 얻는다. 힌두교와 불교같이 카르마를 믿는 종교에서는 고통을 통해 사람들이 선한 일을 행하고 도덕적인 삶을 살게 되므로, 궁극적으로 다음 생애에 고통이 덜한 삶을 살게 된다고 믿는다.

기독교에서도 고통은 매우 중요한 의미가 있다. 기독교의 상징인 십자가는 대성당의 형태에 영향을 미치고 국기에 등장하며 빵 장식에도 표현되지만, 원래는 고문 도구로 제작된 것이다. 고대 로마의 십자가는 죄인을 최대한 고통스럽고 굴욕스럽게 죽이려고 고안된 도구였다. 기독교인들은 (완전한 신이자 완전한 인간인) 예수 그리스도가 인간의 죄를 대신해 십자가에 못 박혀 죽었다고 믿는다. 기독교인들은 비록 현세에서 고통을 겪더라도, 스스로 손과 발이 찔리는 고통을 선택함으로써 그들의 고통을 온전하게 이해하고 공감하는 예수 그리스도가 함께한다는 사실에 위안을 얻는다. 예수의 제자 베드로는 초기 기독교인들이 박해와 고난을 겪을 때 육체적 고통을 당하는 것은 '그리스도의 고난에 참여하는 것'이라고 했다.[16] 기독교인들은 현세에서도 위안을 얻지만 예수의 죽음과 부활이 죽음과 고통을 물리쳤다고 믿기 때문에 '다시는 죽음도 슬픔도 눈물 흘리는 일도 고통도 없을 것이다'[17]라는 성경의 마지막 구절처럼 미래에 대한 확실한 희망도 있다.

기독교 신학자이자 베스트셀러 작가인 팀 켈러 뉴욕시 리디머 장로교회 목사는 고통받는 사람들을 위해 기독교가 어떤 일을 하느냐고 묻는 내게 이렇게 답했다. "기독교는 고통받는 사람들에게 특별한 수단을 제공합니다. 첫째, 기독교는 신이 세상에 직접 들어와 자신의 고난을 통해 인간을 구원했다는 이해에 근거하는, 단 하나의 주요 신앙이자 세계관입니다. 하나님의 아들인 예수님은 나약함과 고난 가운데에도 불구하고 악을 이긴 것이 아니라 나약함과 고난을 통해 악을 이기셨습니다. 그 사실이 기독교인들에게 고통을 당하는 것은 헛된 일이 아니라 더 큰 지혜와 아름다움, 악을 이기는 수단이라는 독특한 틀을 제공하죠. 둘째, 기독교는 새로워진 물질세계라는 시각을 제공하는, 단 하나의 주요 신앙이자 세계관입니다. 성경에서 말하는 구원이 아무런 근심 걱정 없는 영적 내세를 위한 영혼의 구원만을 의미하는 것은 아닙니다. 기독교의 구원은 새로운 육체의 탄생을 위해 몸을 구원합니다. 그리하여 우리가 원했지만 결코 가져본 적 없는 세상에 대한 위로를 얻는 데 그치지 않고, 오점, 결점, 고통, 쇠락, 죽음으로부터 자유로운 세계를 얻게 되죠."

그 자신 역시 고통에 익숙한 삶을 살아간 켈러 목사는 신념을 실천에 옮겼다. 51세 때 갑상샘암 진단을 받아 수술과 방사선 치료를 받았고, 아내는 크론병이 심해져 1년간 일곱 차례나 수술을 받았다. 2020년 말에 인터뷰차 켈러 목사를 다시 만났을 때는 췌장암이 4기인 상태였다. 췌장암 4기는 완치하기가 힘들다.

"이런 병을 얻은 덕분에 저와 제 아내는 오랜 시간 치열하게 성찰과 기도를 하며 지냈습니다. 그동안 고통에 관해 성경에서 배운 것들을 다시 공부했어요. 우리 부부는 그 어느 때보다 위안을 얻었고 가슴에 사무치도록 큰 기쁨을 누렸습니다."

우리는 종교가 있든 없든, 종교적 믿음이 통증을 다스리는 데 중요한 역할을 한다는 사실을 인식할 필요가 있다. 종교적 믿음은 통증과 함께 살아가는 법을 가르친다. 종교적 믿음을 통해 통증을 완화할 수도 있다. 수용적인 태도와 희망적인 자세는 모순된 개념으로 보일 수 있다. 하지만 그 둘을 포기하지 않는 것이 통증과 함께 살아가는, 혹은 통증이 완화되는 삶의 비결이다. 수용은 통증으로 인한 어려움과 삶의 변화를 있는 그대로 바라보고. 통증이 짧은 시간 안에 사라지지 않는다는 사실을 아는 것이다. 희망은 단순히 희망적인 생각이 아니다. 지금은 문제가 있지만 앞으로 좋아질 수 있다는 것을 아는 것이다. 긍정적인 시야를 갖기 위해 신념 체계를 재구성하는 것은 말처럼 쉬운 일이 아니지만 확실히 효과는 있다. 가장 좋은 방법은 통증 치료에 도움이 되는 교육적인 환경이다. 하지만 통증에 대해 가장 중요한 믿음을 살펴보는 것만으로도 좋은 출발이 될 수 있다. 우리는 만성 통증이 조직 손상을 의미한다고 믿을 수도 있고, 현대 통증 과학에 근거한 수많은 증거를 믿을 수도 있다. 즉, 통증은 우리 몸을 보호하기 위

고통의 비밀

한 반응이며 대부분의 만성 통증은 뇌의 통증 체계가 과잉 반응하기 때문이라는 사실을 믿을 수도 있다. 어느 쪽을 믿을지는 우리의 선택에 달렸다.

앞에서 예를 든 요통으로 이를 더 자세히 살펴보겠다. 척추는 매우 튼튼하고 유연하며 적응력이 좋고 신체 다른 부위와 마찬가지로 회복이 잘된다. 하지만 서구인들은 허리가 매우 약한 부위라는 믿음을 받아들였다. 그래서 추간판이 쉽게 터지고, 신경은 잘 눌리고, 그것들을 감싼 척추뼈는 잘 무너진다고 생각한다. 이런 시각을 갖게 된 데는 여러 요인이 있다. 우선 의학과 물리치료 교육 과정이 낡은 생체 역학 모델을 따르는 것은 문제가 있다. 또한 우리 사회에는 틀어진 허리를 치료하는 직업으로 먹고사는 사람도 많다. 하지만 이 이야기는 핵심을 벗어난 주제이므로 여기서는 언급하지 않겠다. 사실 대부분의 요통은 영구적 조직 손상과 관련이 없고, 요통과 조직 손상 간에는 인과 관계가 약하다. 심한 요통이 있어도 정밀 검사 결과에는 아무런 이상이 없을 수 있고, 반대로 요통이 전혀 없는 건강한 사람도 의심스러운 결과가 나올 수 있다.[18] 실제로 검사상 요통이 없는 20세의 37퍼센트와 80세의 96퍼센트에서 '추간판 퇴화'가 발견된다.[19] 나이로 생기는 이런 변화는 주름이 생기는 일만큼 의학적으로 자연스러운 현상이다. 하지만 대부분의 만성 요통은 척추를 보호하려는 뇌의 과잉 반응이 원인이다. 그 통증이 가짜라거나 심각하지 않다는 말이 아니라 어쨌든 뇌와 연결되어 있다는 말이다. 통증이 조직 손상을 의미한다고 믿으면 통증 완화에는 분명히 도움이 되지 않을 것이다. 하지만 자신감, 희망, 정보를 제공하는 치료법은 도움이 될 수 있다.

인지 기능 치료는 환자 교육, 통제된 움직임과 과업에 대한 점진적 노출, 건강한 생활방식을 통한 환자의 사고 변화를 목표로 한다. 환자가 두려움과 회피 사이클에서 벗어나 증거에 기반한 자신감을 얻도록 믿음을 변화시키는 것이 최종 목표다. 효과를 입증하는 연구 결과도 있다. 2013년 무작위 대조 연구를 시행한 결과, 통증 신념을 재구성하도록 도와주는 활동과 워크숍에 참여하는 방식으로 이루어진 인지 기능 치료는, 도수 치료나 운동 처방보다 만성 요통 완화 효과가 훨씬 뛰어났고,[20] 3년 뒤 후속 연구에서도 같은 결과가 나왔다.[21]

만성 통증에서 가장 유의미한 치료는, 통증의 의미를 이해하고 좋아질 수 있다는 희망을 갖는 것이다. 통증 신념은 통증의 추이를 바꿀 수 있다. 이는 대단히 의미심장한 말이지만 올바르게 해석되지 않으면 오해를 일으킬 소지도 있다. 통증의 추이를 바꾸는 방법을 이해하기 위해서는 무엇보다 통증의 본질을 제대로 알아야 한다.

10장

현대 사회의
역병

만성 통증을 악화시키는 현대인의 삶

돌고 돌아 더욱 넓은 동심원을 그려나가
매는 주인의 외침을 들을 수 없고
모든 것이 산산이 부서지고 중심은 힘을 잃어
그저 혼돈만이 세상에 풀어 헤쳐진다.
_윌리엄 버틀러 예이츠, 〈재림 *The Second Coming*〉 중에서

모든 사람은 자신의 이름을 딴 무언가를 갖고 싶은
열망이 있다. 새로 발견된 나비 종種이나 먼 우주의 행성도 될 수 있
고, 아름다운 공원의 벤치도 될 수 있다. 나는 약간 이상한 의사들처
럼 내 이름을 딴 병명을 갖고 싶은 마음이 있다. 그 병명으로 잠깐 사
고 실험을 해볼 테니, 독자 여러분의 호응을 부탁한다. 세상에 내 이
름을 딴 '라이먼증'이라는 끔찍한 병이 있다고 상상해보라. 그 병은 현
재 전 세계를 휩쓸고 있다. 장기간에 걸쳐서 기억력, 정신 건강, 수면,
성생활 등 일상생활에 다양한 방면으로 악영향을 끼친다. 전염성은
없지만 매년 증가 추세에 있으며, 어떤 국가의 인구 3분의 1에서 2분
의 1에 해당하는 사람이 앓고 있는 것으로 추정된다. 직장인의 장단
기 결근 사유 1위에 해당하고, 수십억에 달하는 국가 경제를 고갈시키
고 있다. 유행한 지는 꽤 되었지만 공식적인 질병이 된 것은 2019년부
터다. 의대생들은 학위 과정 6년 동안 그 병에 관해 평균 13시간의 교
육을 받는다.

　눈치 빠른 사람이라면 라이먼증이 '만성 통증'임을 짐작했을 것이
다. 만성 통증이라는 답 자체가 중요한 것이 아니라 앞에서 언급한 이
야기가 모두 영국에서 일어나는 실제 상황이라는 점이 중요하다.[1,2]
영국뿐만이 아니다. 미국은 물론이고 개발도상국을 포함한 전 세계
대부분의 나라에서 다섯 명 중 한 명꼴로 만성 통증을 앓고 있다(만성

통증에 관한 역학 연구는 매우 다양하다).[3,4] 그 수치도 증가하고 있지만 그에 반해 대처는 많이 부족한 실정이다. 만성 통증은 개인에 따라 매우 복잡하고 독특한 양상으로 나타나며 약물이나 수술로도 잘 해결되지 않는다. 만성 통증은 치료하는 데 시간이 오래 걸리고 완치가 힘든 경우가 많다. 의사들은 측정할 수 있고 눈으로 확인할 수 있으며 치료할 수 있는 원인을 찾고 싶어 하는데, 만성 통증은 그중 어느 카테고리에도 들지 않는다. 옥스퍼드 대학교의 헨리 맥퀘이 마취학 교수는 "만성 통증은 흔하지만 섹시하지 않다"[5]라는 말로 만성 통증의 특징을 독특하게 묘사했다. 더욱이 통증 질환에 투입되는 자금은 대부분의 정부에서 후순위를 차지한다. 암이나 전염병에 투입되는 자금과 비교하면 턱없이 부족하다.

높아지는 만성 통증 위기에 대처하려면 만성 통증의 정의를 정확히 할 필요가 있다. 만성 통증을 일으키고 악화시키는 원인도 알아야 한다. 그래야만 대처 방법도 찾을 수 있을 것이다. 아는 것이 힘이다.

만성 통증은 장기간 지속되거나 재발하는 통증을 말한다. 정의는 단순한데 장기간을 얼마로 볼 것인지에 대해서는 의견이 나뉜다. 국제질병분류에서는 3개월로 규정하고 있으며, 일반적으로는 특정 질환의 치유에 걸리는 시간보다 통증이 오래 이어질 때를 말한다. 대부분의 만성 통증은 초기 손상이 치유되었다는(일단 손상이 있었다고 치면) 점이 중요하다. 만성 통증은 어떤 병의 증상이 아니라 그 자체로 질병이 된 경우다. 최근에야 이런 사실이 국제적 합의에 이르러 2019년 5월 국제질병분류 11차 개정안에서 독립된 질병으로 '만성 통증'이 처음 등장했다.[6]

만성 통증은 세계적으로 계속 증가하는 추세다. 그 원인을 알아보기 전에 현대인의 건강을 위협하는 또 다른 위기인 '오피오이드 위기'에 만성 통증이 어떤 영향을 미쳤는지를 먼저 알아볼 필요가 있다. 2015~2018년, 미국은 100년 만에 처음으로 3년 연속 기대 수명이 감소했다.[7] 100년 전 기대 수명 감소의 주된 이유가 1차 세계대전과 1918년의 인플루엔자 대유행이었다면, 현재는 약물 남용, 자살, 오피오이드 위기가 주요 원인으로 꼽는다. 오피오이드는 앞서 살펴보았듯이 뇌의 오피오이드 수용체와 결합해서 통증을 완화해주는 물질이다. 우리 몸에서도 엔도르핀 같은 천연 오피오이드가 분비되지만, 문명이 시작된 이래로 양귀비에서 추출한 합성 오피오이드가 함께 이용되고 있다. 최근에는 옥시콘틴OxyContin과 퍼코셋Percocet이라는 이름으로 판매되는 옥시코돈과 펜타닐 같은 합성 오피오이드도 생산되고 있다. 미국은 1990년 말부터 오피오이드 위기가 확산되었다. 거대 제약회사들이 오피오이드의 부작용을 부인하고 정부를 대상으로 강력한 로비를 펼치며 경험이 부족한 의사들에게 오피오이드 처방에 대한 무료 교육을 지원하고 오피오이드 남용을 부추겨왔기 때문이다. 오피오이드 처방에 따른 인센티브 지급, 소비자 직접 광고, 약과 처방을 맹신하는 문화가 합쳐진 결과, 오피오이드는 오늘날 미국에서 가장 흔히 처방되는 약물 등급이 되었고 과다복용으로 인한 사망 사례가 급증하기 시작했다. 지난 20년간 오피오이드 과다복용으로 인한 사망 건수가 세 배로 증가하면서 2018년 미국 역사상 처음으로 교통사고 사망자 수를 앞질렀다.[8] 특히 그 사망 사례의 대다수는 만성 통증과 관련이 있다.[9]

오피오이드는 단기 통증을 다스릴 수 있는 훌륭한 진통제다. 나 역시 응급실과 외과 병동에서 일할 때, 오피오이드의 마법 같은 효과를 수없이 목격했다. 하지만 오피오이드는 만성 통증에는 효과가 떨어진다. 요통이나 골관절염 같은 만성 근골격계 통증에는 파라세타몰 같은 일반 진통제보다 나을 것이 없다.[10] 통증 과학의 대가이자 단기 통증이 만성 통증으로 발전하는 주된 메커니즘을 발견한 하버드 대학교 의과대학의 클리퍼드 울프 교수는 오피오이드의 효능을 다음과 같이 말한다. "만성 비종양성 통증의 경우, 오피오이드는 통증 완화 정도가 매우 낮다는 데이터가 압도적이다."[11] 오피오이드를 복용하면 수 주, 아니 수일 만에 오피오이드에 대한 내성이 생긴다. 신체 내 오피오이드 수용체가 둔감해지므로 같은 수준의 진통 효과를 얻으려면 복용량을 늘려야 한다.[12] 오피오이드를 장기간 복용하면 오피오이드 의존도가 높아지기 때문에 정상 기능을 유지하기 위해서는 오피오이드를 계속 복용해야 한다. 갑자기 중단하면 구토, 설사, 불면증, 발한 등 금단 증상이 나타날 수 있다. 부작용 문제도 빼놓을 수 없다. 오피오이드를 장기간 복용하면 역설적으로 통증에 대한 민감도가 증가해서 오피오이드 통각 과민증으로 발전할 수 있다.[13]

오피오이드의 부작용은 무섭지만 효과 자체를 부정할 수는 없다. 암 관련 통증에는 오피오이드가 매우 효과적이고, 반드시 써야 할 때도 많다. 문제는 오피오이드 장기 복용이 도움이 되는 사람도 있지만 대부분은 그렇지 않다는 점이다. 의사들은 오피오이드 처방에 당연히 신중해야 하고 법적인 규제도 필요하다. 영국 왕립 마취 전문대학 통증의학부는 오피오이드가 장기적으로 효과가 거의 없다는 것을 인정하고, 환자들에게 오피오이드 적용이 효과적인지를 알아보는 초기 테스트를 시행한 후에 효과가 없으면 복용량을 서서히 줄이라고 조언하고 있다.[14] 물론 새로운 진통제 개발이나 부작용과 중독성이 없는 오피오이드 활용에도 투자가 이루어져야 한다. 그러나 오피오이드에 의존하지 않고 만성 통증과 더불어 살 수 있는, 혹은 줄이거나 없앨 수 있는 더 좋은 방법이 있다.

만성 통증 확산과 그로 인한 오피오이드 남용 위기는 사회적 재앙이 되고 있다. 이에 대한 해결책을 찾으려면 먼저 원인을 이해할 필요가 있다. 현대 사회는 통증이 증식하기 좋은 환경이다. 사회적 고립이 만연해 있고 패스트푸드, 소셜 미디어, 좌식 문화가 주를 이루고 있으며, 불확실성과 불평등이 심화되고 있다. 한마디로 현대 사회는 스트레스로 가득하다.

스트레스는 나쁜 것이 아니다. 정확히 말해서 단기 스트레스가 그렇다. 원래는 아프리카 초원에서 사나운 짐승에 맞닥뜨리는 원시 시대 조상의 이야기로 그 이유를 설명하려고 했는데, 생각해보니 그런 일을 실제로 겪은 내 친구가 떠올랐다. 그 친구의 이야기를 듣고 내 평생 아프리카 초원을 걷는 일은 없을 것이라고 다짐한 기억이 난다. 내 친구 헨리는 열네 살 여름 방학 때 가족들과 남아프리카 사파리로 휴가를 떠났다. "우리 가족은 가이드가 모는 사륜구동차를 타고 수렵 금지 구역을 둘러보고 있었어." 친구는 이렇게 이야기를 시작했다. "원래는 차 안에만 있어야 하는데, 가이드가 왜 그랬는지 모르겠지만, 우리를 차에서 내리게 한 뒤 초원 안쪽으로 더 들어가게 했어." 헨리의 가족은 아프리카 5대 맹수를 찾아서 가이드를 따라 일렬로 아프

고통의 비밀

리카 초원을 걸어갔다. 그런데 갑자기 가이드가 손가락을 입에 올리며 사람들을 조용히 시켰다. 어미 코뿔소가 보였다. 근처에는 새끼들로 보이는 코뿔소 몇 마리가 더 있었다. 그 후의 일들은 헨리의 기억에 흐릿하게만 남아 있다. 헨리는 숨으라는 가이드의 다급한 외침을 듣고 정신없이 주변을 둘러보았다. 어미 코뿔소가 풀숲에서 튀어나와 돌진해오는 모습이 보였다. 헨리는 인간이 느낄 수 있는 최대의 공포를 느꼈다. 운동이라고는 해본 적 없는 내 친구는 그 순간 갑자기 다른 사람이 된 듯 무서운 속도로 달리기 시작했다. 하지만 분노한 어미 코뿔소의 공격을 피하기에는 역부족이었다. 헨리는 공중으로 날아올랐다가 땅바닥으로 내동댕이쳐졌다. 그때는 아픈 줄도 몰랐다. 얼마 후 코뿔소가 어디론가 사라지고 부옇게 피어올랐던 흙먼지가 가라앉았다. 가족들은 바닥에 엎드려 있는 헨리를 발견했다. 오른쪽 다리에서 피가 흘러나와 모랫바닥을 흥건히 적시고 있었다. 병원에 갔더니 코뿔소의 뿔이 헨리의 오른쪽 엉덩이를 관통해서 복부까지 파고들었다고 했다. 다행히 주요 혈관과 장기를 다치지 않아 생명에는 지장이 없었다. 기적 같은 일이었다. 헨리는 상처를 입은 당시에는 아픈 줄도 몰랐다가 병원으로 가는 차 안에서야 통증을 느끼기 시작했다고 말했다. 하지만 한번 시작된 통증은 상처를 꿰매고 시간이 한참 지나도록 쉽게 가라앉지 않았다.

헨리를 살린 것은 스트레스였다. 위기의 순간 폭발적인 힘을 낼 수 있었던 것은 스트레스 반응 덕분이다. 코뿔소의 뿔에 1센티미터만 더 깊이 찔렸어도 헨리에게 어떤 일이 벌어졌을지 알 수 없다. '투쟁-도피 반응'은 위기의 순간 초인적인 힘을 발휘케 한다. 그래서 수천 년 동안 인간의 생존에 매우 중요한 역할을 했다. 현대 사회를 살아가는 우리는 코뿔소의 공격을 받을 일은 없지만, 통계에 따르면 중요한 면접이나 공개 연설을 앞두고 이런 스트레스 반응을 경험한다. 급성 스트레스에 노출되면 크게 세 가지 신체 체계가 작동해서 우리 몸을 보호한다. 스트레스가 통증을 유발하는 과정을 이해하려면 그 세 가지 신체 체계를 알 필요가 있다. 스트레스도 통증처럼 우리 몸을 보호하는 역할을 한다. 중요한 사실은 스트레스가 오래 지속되면 건강상으로 문제가 되고 만성 통증을 일으키는 주범이 된다는 것이다.

스트레스에 노출되면 제일 먼저 반응하는 신체 체계는 신경계다. 헨리에게 나타난 투쟁-도피 반응은 뇌의 편도체가 거의 무의식적으로 위험을 인식해서 촉발된 것이다. 뇌가 위험을 인지하는 순간, 그 경고 신호가 뇌의 통제 센터인 시상하부를 통해 두 번째 신체 체계인 내분비계를 자극한다. 이때 시상하부가 교감 신경계를 활성화해 위급 상황임을 몸 전체에 알린다. 교감 신경이 활성화되면 혈액 내에서 아드레날린과 코르티솔이라는 스트레스 호르몬 분비가 증가해서 몸이 위급 상황에 대처할 준비를 한다. 한편 뇌는 위험한 상황이 완전히 사라질 때까지 조직 손상을 인식하는 것보다 투쟁이든 도피든 폭발적인 움직임이 더 중요하다고 판단하기 때문에 일시적으로 통증을 인식하지 않는다. 가장 마지막에 나타나는 세 번째 신체 체계는 면역계다. 조직 손상이 일어나면 면역계가 발동해 염증 반응을 일으키는데, 이때 손상된 조직에서 배출된 염증 분자가 면역 세포를 불러들여 잠재적 병원체와 전투를 벌인다. 그런데 이 염증 분자는 통증을 증폭시키는 역할도 한다. 통각수용기의 민감도를 높여 위험 신호가 뇌로 더 쉽

고통의 비밀

게 전달되는 것이다. 일반적으로 통증을 일으키지 않는 가벼운 자극에도 통증이 일어나는 이런 이질 통증 덕분에 우리는 상처가 나을 때까지 손상된 부위를 건드리지 않고 보호하게 된다. 누구나 한 번쯤은 말초 민감화를 경험해본 적이 있을 것이다. 손에 화상을 입거나 발가락을 다치면 그 부위를 살짝 건드리기만 해도 아픔을 느낀다. 특히 신경 말단은 여러 가지 염증 물질을 분비하는데, 가장 잘 알려진 것이 'P 물질'이다.[15] P 물질은 피부 내 지뢰 세포라 할 수 있는 '비만 세포'를 자극해 강력한 염증 분자를 생성한다. 이 염증 분자들은 혈관 지름을 넓히고 투과성을 높여 면역계 세포들을 손상된 부위로 최대한 빨리 불러모으는 역할을 한다. 면역계와 통증계는 서로를 증폭시킨다. 염증 분자가 신경 말단의 민감도를 높여 염증 반응을 일으키는 과정이 반복되면서 수일에서 수 주에 걸쳐 상처 부위가 아프고 쓰라릴 수 있다.

신경계와 면역계의 상호작용 과정을 직접 확인하고 싶다면 자신의 몸으로 직접 실험해볼 수 있다. 뾰족한 물체로 손등을 긁어보면 세 가지 반응이 나타난다. 먼저 손등에 빨간 선이 생긴다. 그 부위의 자극을 받은 비만 세포가 히스타민 같은 염증 물질을 방출시켜 피부 내 모세혈관이 확장해서 생기는 현상이다. 1분쯤 지나면 빨간 부위가 좀더 넓어진다. 이를 축삭 반사라고 하는데, 히스타민이 신경 말단을 활성화해 자극이 척추로 전달되었다가 다시 피부로 전해지면서 긁힌 부위의 진피 혈관이 더 확장되기 때문에 나타난다. 마지막으로 빨간 부위의 피부가 부어오른다. 이는 혈관이 확장되고 투과성이 높아지면서 혈관 안에 있던 혈장(혈액에서 혈구를 담고 있는 액체)이 주변 조직으로 유입되어 나타나는 현상이다. 상처 부위가 부어오르면 거의 항상 염증이 동반된다. 염증 반응은 상처 부위로 이어지는 혈관을 확장해 우리 몸이 상처와 감염에 대응하는 매우 중요한 역할을 한다. 급성 염증은 우리 몸을 지키는 효과적인 방어 수단이자 손상된 조직을 치유하는 데 꼭 필요한 반응이므로 고마워해야 할 일이다.

우리 몸의 방어 기전을 삼지창에 비유해보면, 삼지창의 세 갈래는 신경계, 내분비계, 면역계에 해당한다. 그 세 갈래를 연결해서 쓰임새 있게 만들어주는 손잡이는 외부 위협에 대한 인체의 반응인 스트레스라 할 수 있다. 스트레스가 단기로 나타나면 이 세 가지 신체 체계가 우리 몸을 보호하려는 하나의 목적을 위해 조화롭게 일한다. 하지만 단기 통증이 우리 몸을 보호해주는 좋은 역할을 하고 장기 통증은 그

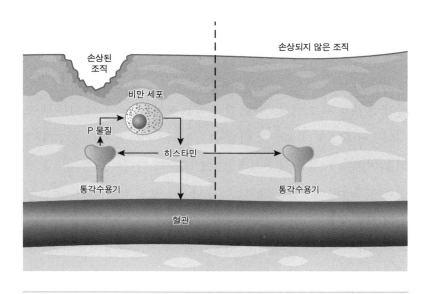

신경계와 면역계의 상호작용 과정

고통의 비밀

역할이 지나쳐 해가 되듯이, 스트레스 역시 단기 스트레스만 우리에게 도움이 된다.

불행하게도 현재 우리는 스트레스로 가득한 세상에서 살고 있고, 이는 만성 통증이 유행처럼 번지는 이유와 관련이 깊다. 현대 서구 사회에서 외인사의 위협은 많이 사라졌지만 심리적 스트레스가 그 자리를 대신하고 있다. 우리가 살아가는 세상은 긴장과 압박감의 연속이다. 일부는 조상들의 책임도 있다. 우리가 물려받은 유전자에는 바위를 보면 코뿔소가 아닌지를 의심하고, 막대기를 보면 뱀이 아닌지를 의심해야 했던 조상들의 지나친 경계심도 포함되어 있기 때문이다. 현대 사회의 스트레스는 우리의 육체 건강과 정신 건강을 끊임없이 갉아먹는다. 현대 사회의 스트레스 요인은 그 지속성 때문에 특히 위험하다. 스마트폰을 켜기만 하면 소셜 미디어의 날 선 심판과 불안감으로 소비자를 유혹하는 수많은 광고, 전 세계에서 일어나는 우울한 소식이 우리를 기다린다. 집세, 대출금, 각종 청구서, 과도한 업무, 고용 불안 같은 개인적 스트레스 요인도 빼놓을 수 없다. 우리의 몸은 감정 수준에서 분자 수준에 이르기까지 늘 자신을 보호하려 하므로 통증이 증식할 수밖에 없는 최적의 상태가 된다.

이 같은 악순환의 고리에서 빠져나오려면 면역계가 어떻게 통증을 악화시키는지 좀 더 자세히 들여다볼 필요가 있다. 우리는 염증이 단기적으로 통증에 어떤 영향을 미치는지 안다. 상처가 생기면 한동안 쓰라리고 독감을 앓으면 피부와 연조직이 통증에 민감해지는 것을 경험한 적이 있을 것이다. 그래서 오랫동안 사용된 (그리고 특정 질환에 효과가 좋은) 일부 진통제는 항염증성 기능이 있다. 염증 유발 요소들을 억제해 통증 완화에도 도움을 주기 때문이다. 류머티즘 관절염, 크론병 같은 자가면역질환과 염증성 질환은 극심한 통증을 유발하는데, 만성 염증을 가라앉히는 새로운 표적 치료법이 그런 질병의 통증을 다스리는 혁신적인 방법이 되고 있다. 염증은 확실히 통증을 일으킨다. 만성 염증이 만성 통증의 원인이 될 수 있다는 것도 점점 분명해지고 있다. 연구 결과에 따르면 뇌의 만성 경도 염증인 신경염증은 만성 통증과 기억력 감소를 일으킬 수 있다.[16] 우리는 단기로 나타나는 신경염증을 경험한 적이 있다. 어떤 병원균에 감염되었을 때 극심한 피로감과 우울감이 나타나는 '질병 행동'은 매우 정상적인 반응인데, 이는 사람들과 어울리지 않음으로써 염증이 퍼지지 않도록 도움을 준다. 하지만 지난 수십 년간의 연구 결과를 보면 만성 경도 염증은 여러 신경질환과 정신질환의 중요한 원인으로 지목된다. 뇌의 신경염증은 생각보다 매우 자주 생기고 뇌의 신경 가소성을 줄일 수 있다.[17] 더욱이 염증은 기억력이 좋다.

면역력은(코로나19의 대유행 이후 자주 쓰이는 단어다) 면역계가 우리 몸에 들어온 적이 있는 병원체를 기억해 항체와 T세포로 표적화된 강력한 면역 반응을 일으키는 상태를 말한다. 하지만 감염과 손상을 기억하는 더 단순하고 원시적인 형태의 면역계도 있는데, 그 면역계도 통증을 악화시킬 수 있다. 단백질의 한 종류인 패턴 인식 수용체는 면역 반응의 초기 활성화를 책임지는 면역 세포에서 발견되는데, 대부분의 병원체에 공통되는 분자 유형인 '병원체 연관 분자 유형'과 신체 조직이 손상되었을 때 분비되는 분자 유형인 '손상 연관 분자 유형'을 인식한다. 패턴 인식 수용체는 기본적으로 바코드 리더기와 같은 역할을 한다. 병원체 연관 분자 유형이나 손상 연관 분자 유형을 감지하면 염증 분자 생성을 지시하는데, 이때 통증이 심해지고 손상된 부위로 면역 세포를 집합시키는 반응이 동반된다. 패턴 인식 수용체는 우리 몸에 들어온 외부 침입자를 인식하는 능력은 뛰어나지만, 우체부를 도둑으로 오인해서 공격하는 경비견처럼 무차별적으로 반응할 때가 있다. 이제 우리는 오피오이드계 진통제가 패턴 인식 수용체를 활성화한다는 사실을 잘 안다. 오피오이드는 단기 통증을 완화하는 데는 효과가 뛰어나지만 통각수용기의 민감도를 떨어뜨리고 패턴 인식 수용체도 활성화한다. 시간이 갈수록 통증 억제 효과는 사라지지만 염증 반응을 계속 자극하여 통증이 심해진다. 오피오이드 장기 복용 시 통증이 악화되는 이유는 이런 과정 때문이다. 오피오이드로 인한 통각 과민증은 많이 알려진 질환이지만 2019년에야 면역계의 문제로 밝혀졌다.[18]

연구 결과를 보면 장기간의 염증이 면역계를 자극해 염증 반응을 증가시킨다는 것이 점점 명확해지고 있다. 심리적 스트레스와 두려움도 말초 면역 반응을 자극해 통증에 더 민감해지게 한다. 심리적 스트레스만으로도 염증 반응이 증가할 수 있다. 이는 외부 공격을 대비하기 위한 반응으로 해석된다.[19] 충격적인 기억을 떠올리거나 미래에 벌어질 일을 걱정하는 것 같은 단순한 생각도 염증을 일으킬 수 있다.[20] 한 연구에서 쥐들을 우리 밖으로 데리고 나와 특정 장소에서 전기 충격을 가했더니, 그 장소가 쥐들에게는 스트레스와 통증을 일으키는 장소로 연상되었다. 연구진이 쥐들을 그 장소에 데려다 놓기만 하면 염증 분자의 수치가 증가했기 때문이다. 신기하게도 쥐들이 우리에 있을 때 전기 충격을 가하면 염증 분자가 증가하지 않았다.[21] 우리는 두려움을 학습할 때 염증을 생성한다. 그래서 가기 싫은 학교에 가야 할 때 몸에서 땀이 나고, 싫어하는 사람과 시간을 보내야 할 때 속이 불편하거나 두통이 생길 수 있다. 염증은 통증과 마찬가지로 단기적으로 나타날 때는 좋지만 장기적으로는 그렇지 않다. 단기 염증이 외부 침략에 대비한 효과적인 군사적 대응이라면, 장기 염증은 군대가 너무 막강한 권력을 얻어 국민의 생활을 마음대로 감시하고 주무르는 경찰국가로 변하게 된 상태라 할 수 있다.

만성 염증이 악화되는 요인은 여러 가지가 있다. 우선 나이가 들면 몸속에서 염증 반응이 증가한다. 사실 만성 염증은 생물학적 노화의 주요 원인이다. 그래서 염증inflammation과 노화aging를 합쳐 염증성 노화inflamm-aging라는 말도 있다. 염증은 동맥을 두껍게 하고 치매 발병을 앞당기며 노화에 따른 통증을 증가시킨다. 우리 몸이 면역계를 얻으면서 맺은, 악마와의 거래로 인한 피해다. 하지만 염증을 줄이고 통증을 완화시키기 위해 우리가 통제할 수 있는 많은 요소들이 있다. 만성적인 심리적 스트레스와 불안감은 염증을 일으키는 강력한 요인이다.[22] 이는 어린 시절의 부정적 경험이 어른이 된 후에 나타나는 염증과 만성 통증에 큰 영향을 미친다는 연구 결과로도 밝혀졌다.[23] 정신 건강을 돌보지 않는 한 신체 건강도 돌볼 수 없다. 염증을 가라앉히는 데 좋은 것은 휴식이다. 그래서 명상, 태극권, 요가 같은 운동이 통증 완화에 효과가 좋다.[24] 만성 염증은 사회적 고립과도 밀접한 관련이 있다. 질병의 사회적 요소를 잊지 말아달라는 우리 몸의 외침이다.[25]

염증과 통증을 일으키는 또 다른 요인으로 '대사 증후군'이 있다.

고통의 비밀

비만, 고혈압, 고혈당, 고콜레스테롤, 좌식 생활은 대사 증후군의 위험 인자로 알려져 있다. 몸에 축적된 과도한 지방은 관절에 무리를 줄 뿐 아니라 지방 자체가 염증 반응을 촉진해서 통증을 일으킨다.[26] 이를 해결할 가장 쉬운 방법은 모두가 알고 있듯 음식을 적당히 먹고 몸을 많이 움직이는 것이다! 염증 수치를 줄이는 '항염증성 식단'은 많이 알려져 있다. 과학적 근거가 워낙 다양해서 원리가 복잡해 보이지만 알고 보면 핵심은 단순하다. 결국 항염증성 식단은 장내 세균이 다양하게 번식할 수 있도록 채소와 섬유질이 많은 균형 잡힌 식사를 하고, 오메가-3가 풍부한 음식을 챙겨 먹고, 지속 가능한 방식으로 적정 체중을 유지하는 것이다. 항염증성 식단을 지나치게 의식하기보다 염증 반응을 촉진하는 '과식'을 피하는 것이 더 중요하다. 흡연도 염증 반응을 촉진하는 요인이다. 흡연자는 비흡연자보다 만성 통증에 시달릴 확률이 세 배나 높다.[27] 금연이 염증 수치 완화에 도움이 된다는 증거는 아주 많다. 알코올을 줄이고 카페인 섭취를 조절하는 것도 스트레스와 염증, 통증을 줄이는 좋은 방법이다.

만성 통증에 영향을 미치는 인간의 또 다른 중요한 활동은 '수면'이다. 나는 수면의 중요성을 완전히 간과하고 있다가 뒤늦게 수면의 중요성을 깨닫고 수면과 통증의 관계를 주제로 논문을 써서 2020년 왕립의학협회에서 발표했다. 수면과 통증의 관계는 너무나 명백했다. 내가 조사한 바로는 만성 통증 환자의 약 4분의 3이 수면 장애를 경험하고 불면증 환자의 절반이 만성 통증에 시달렸다.[28,29] 수면과 통증 간에는 닭이 먼저냐 달걀이 먼저냐 식의 논란이 있다. 통증이 있어서 수면의 질이 떨어지는지, 수면의 질이 떨어져 통증이 생기는지의 문제다. 간단히 답하자면 둘 다 사실이다. 증거에 따르면 불면증은 통증과의 관계에서 더 큰 영향력을 발휘할 수 있다. 통증이 불면증을 초래할 때보다 불면증이 통증을 더 많이 초래한다.[30] 어느 쪽이든 좋은 상황은 아니다. 2019년 거의 최초로 수면 부족과 통증의 관계를 밝힌 뇌영상 연구가 이루어졌다. 이 연구 결과에 따르면 불면증은 두 가지 방식으로 통증을 증폭시킨다. 불면증은 체감각피질(위험 신호의 유형과 위험 신호가 오는 신체 부위를 감지하는 데 관여하는 뇌 영역)의 통증 반응도를 높이고, 통증 완화에 관여하는 뇌의 판단력을 떨어뜨린다.[31] 약간의 수면 부족도 통증을 악화시킬 수 있는데, 특히 수면 장애는 염증을 악화시키는 지름길이다. 하루만 수면이 부족해도 염증 반응이 나타날 수 있다.[32] 수면 장애는 스트레스가 많은 현대 사회에서 계속 증가하고 있다. 에디슨이 전구를 발명한 이래로 수면 시간은 전보다 한 시간이 줄었고 인터넷이 나온 후로는 30분이 더 줄었다.[33]

내가 통증과 수면의 악순환을 어렴풋이 깨닫게 된 순간은 노인 병동에서 근무한 수련의 1년 차 때였다. 오전 회진을 돌고 채혈을 하기위해 폐렴 환자인 80세 여성 메리를 만나러 갔다. 메리는 폐렴이 완치되었지만 오피오이드를 복용함에도 만성 요통이 심해져서 퇴원하기 어려운 상태였다. 나는 메리의 팔에 지혈대를 감으며 주사 통증을 덜어주려고 이런저런 질문을 던졌다.

"어젯밤에 잠은 잘 주무셨어요?"

"아니, 못 잤지. 밤에는 못 자. 아프고 나서는 밤잠은 그냥 포기해버렸어."

메리는 육체적, 정신적, 사회적 건강에 악영향을 미치는 악순환의 늪에 빠져들고 있었지만 그때의 나는 그 사실을 정확히 인식하지 못했다. 그날 이후, 낮에 꾸벅꾸벅 조는 메리의 모습을 자주 목격할 수 있었다. 낮에 잠을 많이 자면 수면 압력(잠을 자고 싶은 느낌)이 줄어들어 밤 수면의 질이 떨어질 뿐 아니라 운동 요법이나 걷기 같은 진통 완화에 필수적인 활동 기회가 줄어들어서 큰 문제가 된다.

나는 다른 연구들을 수행하는 동안 메리가 통증의 악순환에 빠진 또 다른 원인을 발견했다. 오피오이드계 약물은 장기적으로 수면의 질을 떨어뜨리고 수면 호흡 장애를 일으켜 통증의 원인이 되거나 통증을 더욱 악화시킨다.[34] 이는 오피오이드계 약물이 문제가 되는 또 다른 이유와 관련이 있다. 오피오이드는 뇌의 각성 신경핵을 자극해 카페인과 비슷한 효과를 낸다.[35] 따라서 만성 통증을 해결하려면 수면 문제를 심각하게 생각해볼 필요가 있다. 가벼운 질문으로 내가 메리의 문제를 알아냈듯이, 간단한 수면 패턴 평가는 환자가 고통스러운 악순환에서 빠져나오는 통증 치료의 출발점이 될 수 있다.

통증에 영향을 주는 생활 요인들을 쉽게 이해하기 위해 우리 몸을 정원으로, 그 정원에서 자라는 잡초를 만성 통증으로 생각해보자. 잡초가 뿌리를 내리고 있는 토양은 과거의 조직 손상이나 충격적인 기억, 양육 방식, 유전적 특징같이 우리가 바꿀 수 없는 요인들이다. 하지만 잡초가 자라려면 물도 필요하다. 그 물에 해당하는 것이 바로 심리적 압박감, 흡연, 나쁜 식습관, 운동 부족, 불안감, 사회적 고립같이 염증 반응과 스트레스 반응을 촉진하는 요인들이다. 상황에 따라 정도의 차이는 있지만 다행히 우리에게는 이런 요인들을 통제할 힘이 있다. 어떤 의사들은 '전인적 치료'라는 말을 들으면 눈살부터 찌푸리고 냉소적인 반응을 보인다. 하지만 인간은 각자 독특한 사회적, 물리적 환경에서 살아가는 특별한 존재이므로 전체로서 바라보고 이해할 필요가 있다. 통증으로 고통받는 사람들은 당연히 고통에서 벗어날 수 있는 직접적인 답을 원할 것이다. 하지만 대부분의 만성 통증은 통증을 일으키는 특정 원인을 찾기보다 개인이 안고 있는 여러 가지 문제에 초점을 맞추는 치료가 훨씬 효과적이다. 생활 방식과 관련된 요인들을 하나씩 변화시키려고 노력하다 보면 통증의 악순환에서 조금씩 벗어나 새로운 삶을 시작할 수 있다. 스트레스와 염증을 줄였을 때 얻는 부작용이 있다면 더 건강해지는 삶뿐이다.

통증은 우리 몸을 보호하기 위한 반응이다. 통증에 관한 진실은 그것이 전부다. 우리가 개인적, 사회적 차원에서 노력할 점은 스트레스를 줄이고 안정감을 높이는 것이다. 하지만 통증의 본질을 더 제대로 이해하고 양파 껍질을 벗기듯 통증을 둘러싼 비밀을 한 겹 더 벗겨내기 위해서는 우선 단기 통증이 어떻게 만성 통증으로 변하는지를 들여다볼 필요가 있다. 그 답은 뇌의 신경 가소성이라는 새로운 지식에 있다.

11장

통증이
사라지지 않는 이유

신경 가소성으로 밝히는 통증의 비밀

모든 사람은 정말 원한다면 자신의 뇌를 조각할 수 있다.
_산티아고 라몬 이 카할, 노벨 생리의학상 수상 신경과학자

내가 어릴 때 살던 동네의 슈퍼마켓에는 도난 방지기가 설치되어 있었다. 출입문 한쪽에 달린 발신기에서 전파가 송출되면 제품 상표에 달린 작은 안테나가 그 전파를 감지하고, 다른 쪽 출입문에 부착된 수신기는 상표마다 특정 주파수로 전송하는 자체 신호를 수신했다. 계산대 직원이 신호를 비활성화하는 장치에 제품을 통과시키지 않으면 출입문에 달린 경보기에서 그 제품의 신호를 감지해 경고음을 울렸다. 꽤 똑똑한 장치였다. 그런데 어느 날 경보장치가 고장 나서 누군가 출입문을 지나가기만 하면 물건을 샀든 사지 않았든 경고음이 울려댔다. 가게 주인은 경보장치를 교체하는 대신 직원 한 명을 출입문에 세웠다. 불쌍한 직원은 공격적인 개를 데리고 산책하는 개 주인처럼 경고음이 울려댈 때마다 어쩔 줄 몰라 하며 손님들을 향해 사과의 말을 전했다. 나는 독자들이 통증의 본질을 이해할 수 있도록 다음과 같이 가정해볼까 한다. 그 가게의 주인은 아마도 오래전 고급 샴페인 몇 병이 사라진 것을 알아차린 뒤, 도둑을 잡겠다며 경보장치를 달았을 것이다. 하지만 경보장치는 도둑이 사라지고 없거나 영영 손을 씻었을 수도 있는데, 출입문에서 움직임만 포착하면 상품을 도둑맞는다고 감지했다.

　만성 통증의 작동 원리도 이와 비슷하다. 원래는 센서가 울리는 이유가 있었다. 요통을 예로 들자면 허리를 삐끗한 적이 있었던 것이다.

고통의 비밀

척추가 다치는 것이 두려운 뇌는 초기 손상이 완전히 치유된 후에도 허리에서 이상한 낌새만 포착하면 통증을 일으킨다. 통증이 오래될수록 뇌는 통증을 더 잘 만들어내고, 통증과 조직 손상 간의 연결고리는 더 약해진다. 대부분의 만성 통증은 뇌가 현재의 조직 상태를 반영하지 않는 정보를 받아서 해석하는 것이다. 상황이 종료된 후에도 경보를 발령하는 뇌의 오작동이다.

단기 통증과 만성 통증의 가교 역할을 하는 핵심 개념은 1980년대 남아프리카공화국의 저명한 신경과학자인 클리퍼드 울프 교수가 묘사한 '중추 감작'이라는 용어로 설명할 수 있다.[1] '중추'는 중추 신경계인 뇌와 척수를 말하고, '감작'은 그 중추 신경계가 너무 민감해져서 작은 자극에도 통증을 느끼는 현상을 말한다. 중추 감작이 일어나면 통증이 사라지는 데도 시간이 더 많이 걸린다. 위험 신호를 감지하는 손잡이가 돌아간 채로 고장 나서 꼼짝하지 않는 상태가 된 것과 같다. 중추 감작은 다양한 방식으로 나타난다. 우선 이질 통증이 나타날 수 있다. 이질 통증은 일반적으로 통증을 일으키지 않는 무해 자극에 통증을 느끼는 상태를 말한다. 햇볕에 피부가 심하게 탔을 때, 가벼운 접촉을 세게 때리는 것처럼 느끼고 따뜻한 샤워는 뜨거운 물을 쏟아붓는 것처럼 느끼는 상태다. 유해 자극에 통증을 과도하게 느끼는 통각 과민증도 나타날 수 있다. 문틀에 발가락을 세게 부딪쳤을 때 아픔을 심하게 느끼고 나면, 그 이후에는 세게 부딪치지 않아도 통증을 느낀다. 또한 중추 감작이 일어나면 자극에 노출된 후 통증이 사라지기까지 시간이 더 오래 걸릴 수 있다.

중추 감작이 일어나는 과정을 알아보기 위해 허리를 다쳤다고 가정해보자. 허리를 다치면 우리 몸의 위험 감지기인 통각수용기가 활성화되어 손상된 근육에서 나온 위험 신호가 말초 감각 신경을 통해 척수로 전송된다. 1장에서 보았듯이 위험 신호는 말초 신경에서 척수 신경을 거쳐 뇌로 전해진다. 신경과 신경은 시냅스라는 미세한 공간으로 연결되어 있다. 전기적 신호가 척수 시냅스에 도달하면 신경전달물질이 시냅스로 분비되어 다음 신경을 흥분시키거나 억제한다. 척수의 수용체와 신경전달물질의 농도 변화 같은 다양하고 복잡한 방식으로 다음 신경이 더 강렬하고 오래 활성화될수록 같은 자극에 대한 반응은 더 커진다.[2] 그래서 근육을 다쳤을 때 초기 손상이 완전히 회복된 뒤에도 척수에는 '통증 기억'이 남아 있다. 통증이 반복되고 뇌가 통증을 더 쉽게 인식할수록 통증이 더 강하게 느껴지는데, 이를 '통증 가중'이라 한다. 사실 척수와 뇌에서 벌어지는 일들은 훨씬 더 복잡한 과정으로 이루어진다. 뇌에서 나온 자극은 척수로 내려가 매우 복잡한 방식으로 시냅스의 힘을 증가시키거나 감소시킬 수 있다. 시냅스는 몸과 척수 신경에만 있는 것은 아니다. 뇌에는 약 1천억 개의 신경과 100조 개 이상의 시냅스가 존재한다. 그래서 우리는 특정 경로의 특정 시냅스를 강화하거나 약화하는 방식으로 뇌의 신경회로를 '재구성'할 수 있다. 함께 활성화하는 뉴런은 서로 연결되기 마련이라는 개념은 여기서 나온 것이다. 간단히 말해 뇌 회로는 많이 쓸수록 더 강화되고 쓰지 않으면 약해진다.

뇌 신경망을 숲에 나 있는 길로 생각해보자. 나는 시골길에서 걷거나 뛰는 것을 좋아한다. 그럴 때는 사람들이 많이 다니는 길을 주로 이용한다. 내가 걷거나 달릴 때 길은 아주 미세하게나마 더 다져지

고통의 비밀

고 더 넓어진다. 만약 사람들이 다른 길을 찾아서 그 길을 더 많이 이용하면 기존에 나 있던 길은 점점 희미해질 것이다. 시간이 지나면 잡초가 무성하게 자라 완전히 사라질 수도 있다. 우리의 뇌도 이와 비슷하다. 자주 활성화되는 신경망은 더 강화되고, 쓰지 않으면 점점 위축된다. 뇌는 놀라울 정도로 신경 가소성이 뛰어나다. 환경과 경험에 따라 쉽게 변하고 유연하게 적응한다. 우리는 좋든 나쁘든 끊임없이 뇌를 재구성하고 있다. 어떤 사람의 이름을 기억하면서 외모와 연결 지을 때, 새로운 악기를 연습하거나 운동을 배울 때 혹은 새로운 습관을 기를 때, 뇌의 신경망이 재구성된다. 만성 통증을 '습관'에 비유하면 자신이 통증을 자초했다는 의미로 해석될 여지가 있어서 약간 불편한 마음이 들지만, 감정과 생각이 고정되는 양상, 통증과 과다 각성의 악순환 같은 만성 통증의 상태를 잘 설명한다는 장점이 있다. 통증이 습관으로 뇌에 각인되면 초기 통증을 일으킨 원인이 사라지고 상처가 회복된 후에도 통증이 계속 남아 있을 수 있다. 중추 감작과 뇌의 재구성은 개인에 따라 복잡하고 독특한 방식으로 나타나지만 알고 보면 개념은 단순하다. 모두 위협이 되는 상황에 대한 뇌의 과잉 반응이다.

허리 문제로 다시 돌아가보자. 위험 신호가 허리 근육에서 뇌로 도달하는 순간 뇌는 통증을 일으키기로 한다. 갑작스럽게 허리에서 찌릿한 통증을 느낀 우리는 디스크가 터지지 않았는지, 신경이 눌렸거나 척추가 다치지 않았는지 걱정에 빠진다. 문제가 심각하거나 영구 손상이 올 수 있다는 두려움이 들면, 손상된 근육에서 오는 신호에 신경이 집중되고 스트레스가 쌓여 통증 경험이 더욱 악화된다. 걷거나 일어설 때마다 허리가 아플 것 같은 생각이 들면서 정상적인 허리 근육의 움직임도 아프다고 느끼기 시작한다. 허리는 다치기 쉬워서 잘 보호해야 한다는 우리의 믿음이 사실은 뇌의 통증 회로를 강화한다. 통증이 더 심해지는 악순환이 반복되면서 허리에 관한 전반적인 생각이 더욱 부정적으로 변한다. 허리 상태가 얼마나 나빠졌는지 누군가 확인시켜줄 때마다, 혹은 나 스스로 그런 생각이 들 때마다 통증에 대한 부정적인 뇌 회로와 신경 지문은 더 강화된다. 역설적으로 만성 통증이라는 거짓 경고는 통증을 더 악화시키는 방향으로 우리의 행동을 이끈다. 다치고 나서 짧게 휴식을 취하는 것은 바람직한 행동이다. 그러나 오랫동안 몸을 움직이지 않으면 오히려 통증을 증가시키고 인체 시스템을 더 무너뜨린다. 앞에서 살펴보았듯이 통증이 있으면 수면의 질이 떨어지고 기분이 우울해지며 스트레스도 증가한다. 통증이 우리를 위험에서 멀어지게 한다면 만성 통증은 정상적인 삶에서 멀어지게 만든다. 삶의 의미와 즐거움을 찾는 활동이 줄어들고 인간관계도 점점 줄어든다. 통증의 악순환에 깊이 빠져들수록 통증은 뇌 회로에 더 깊이 각인된다. 즉, 만성 통증은 여러모로 '학습된 통증'이다.

2018년 콜로라도 볼더 대학교의 토르 웨거 박사는 통증의 퍼즐 조각을 또 하나 발견했다.[3] 연구진은 실험 참가자들에게 '낮음'이나 '높음'이라고 적힌 종이 하나를 보여준 다음에 낮은 열이나 높은 열을 가하고 그들의 뇌 영상을 촬영했다. 실제로 열의 강도는 종이에 적힌 글과 아무 관련이 없었다. 하지만 자극의 실제 온도와 관계없이 '높음'이라는 단어를 본 사람들은 '낮음'이라는 단어를 볼 때보다 높은 온도의 자극을 받을 것으로 예상하고 통증을 더 많이 느꼈다. 통증에 대한 예측은 통증을 인식하는 데 매우 큰 영향을 발휘한다. 하지만 이 실험에

고통의 비밀

서 더 주목해야 할 사실은 실험 참가자들이 통증을 얼마나 쉽게 '학습하는가'였다. 실험 참가자들은 높은 수준의 통증을 예상했다가 실제로 높은 열이 가해지면 다음에 같은 온도의 자극을 받아도 통증을 더 많이 느꼈다. 그러나 높은 수준의 통증을 예상했다가 낮은 자극을 받으면 통증에 대한 인식이 줄지 않고 그대로 유지되었다. 통증을 많이 예상할수록 뇌가 통증을 많이 생성하게 되고, 통증이 더 많이 생성될수록 통증을 더 많이 예상하게 된다. 이런 과정이 반복되면 자기충족적 예언의 효과가 점점 증폭된다. 인간은 확증 편향에 빠지기 쉽고, 자신의 믿음을 지지하는 정보에 더 관심을 가진다. 게다가 인간의 뇌는 생존 문제에 관한 한 비관적인 성향이 강하다. 통증을 느끼기는 쉽지만 한번 느낀 통증은 쉽게 사라지지 않는다. 그래서 상처가 회복되고 몸이 좋아지고 있다는 것을 우리가 깨닫지 못할 때가 많은 것이다.

이 시점에서 어떤 사람들은 이렇게 생각할 수 있다. '통증이 머릿속에서만 존재한다고?' '그렇다면 내가 느끼는 이 끔찍한 고통이 정신적인 문제란 말인가?' 아니다. 그런 뜻이 아니다. 만성 통증은 분명히 실재한다. 정신적 요인이 (다른 많은 질병에 영향을 주듯이) 통증에 영향을 줄 수는 있지만, 통증은 신경질환, 즉 신경과 뇌 회로의 문제로 보는 것이 가장 적절하다. 통증은 뇌전증처럼 분명히 실재하는 질환이다.

만성 통증으로 뇌 회로가 달라질 수 있다는 사실을 입증한 연구는 많다. 무릎 수술을 받은 환자 다섯 명 중 한 명은 통증 완화를 경험하지 못한다. 2019년 옥스퍼드 대학교의 연구팀은 환자들의 뇌를 fMRI로 분석한 결과, 통증 완화를 경험하지 못한 환자들의 경우 수술로 통증이 완화된 환자들과 '만성 통증'의 신경 지문이 다른 것으로 나타났다. 신경 이미지상으로 보면 척수에서 오는 위험 신호는 증가하고 뇌에서 나오는 하행성 억제 신호는 감소했다. 즉, 무릎에 있던 문제가 물리적으로 해결되어도 뇌에는 통증이 남아 있었다.[4]

다른 연구에서는 만성 통증이 있는 사람들이 현재 통증을 느끼고 있지 않을 때도 뇌의 패턴이 달라지는 것이 관찰되었다.[5] 특히 우려스러운 사실은 만성 통증이 뇌의 노화를 앞당긴다는 증거가 발견된 것이다. 2004년 한 연구팀에서 만성 통증 환자와 건강한 대조군의 뇌 회백질 밀도를 비교했는데, 만성 통증이 5년 이상 지속되면 뇌 회백질이 5~11퍼센트까지 줄어들어 10~20년까지 노화가 앞당겨질 수 있다는 결과가 나왔다.[6] 만성 통증을 신경 가소성의 문제라고 보는 연구 결과도 있는데, 최근 주목받는 연구는 유전학과 관련이 있다. 2019년 한 연구팀은 영국 바이오뱅크Biobank에 있는 방대한 데이터를 뒤져 유전자 76개가 만성 통증의 위험 인자임을 밝혔다. 그 유전자 대부분이 신경 가소성의 주요 과정을 암호화한다.[7] 2019년에 발표한 또 다른 논문에서는 만성 통증에 관련된 유전자 변이를 찾아냈다. 그 유전자는 정상적인 세로토닌 수치에 관여하는 효소를 제어하는 것으로 알려져 있다.[8] 그 유전자에 돌연변이가 있는 사람들은 세로토닌 수치가 정상보다 낮아서 신체 자각이 높아졌다. 신체 자각이 높아진다는 것은 신체로 느끼는 모든 감각을 예민하게 인지한다는 의미다. 모든 감각을 예민하게 인지하면 기분 좋은 감각을 느낄 때는 좋지만 통증이 있을 때는 불안함과 두려움을 더 많이 느껴 통증이 증폭된다. 특히 이 돌연변이의 존재는 인구의 10퍼센트나 될 만큼 드물지 않다.

한 번 더 강조하지만 만성 통증의 대부분은 초기 손상이 회복되고 통증 자체가 문제 되는 상태다. 그런데 통각 섬유를 자극하는 손상이 실제로 남아 있을 때도 있다. 만성 염증성 질환이 대표적인 예다. 요통도 전부 뇌의 과잉 반응 때문이라고 할 수는 없다. 극히 일부 사례이지만 암이나 특정 전염병, 척추 골절, 신경이 눌리는 마미총증후군 같은 질병은 만성 통증의 원인이 될 수 있다. 하지만 그런 질병이 있으면 의사들이 먼저 알 테니 일반적으로는 걱정할 필요가 없다. 대부분의 만성 통증은(요통의 90퍼센트 이상은) 검사 결과상 조직 손상이 남아 있지 않고 뇌가 통증에 민감해진 것이다.

중추 감작의 가장 극단적인 사례는 섬유근육통이 될 것 같다. 섬유근육통은 전신에 극심한 근육통이 나타나고 통증 민감도가 높아지며 피로감이 심해지고 기억력과 사고 영역에 문제가 되는 '피브로그fibrofog'가 나타난다. 특히 섬유근육통은 원인에 대한 의학적, 과학적 합의가 없어 당황스러운 질병이다. 대부분의 의사는 섬유근육통에 대한 이해도가 낮다. 의사들은 이유를 설명할 수 없는 증상과 질병을 접할 때와 검사로 측정할 수 없고 약물이나 수술로 치료되지 않는 질병을 대할 때, 매우 불편함을 느낀다. 일부 의료인들은 그런 병을 대할 때 방어적인 태도를 보이거나 그 병의 존재 자체를 부정하고 심지어 차별적인 모습을 보이기도 한다. 나는 전문의들이 "가짜 섬유근육통 환자"라거나 "환자로서 부적격한 여성 환자"라는 말을 내뱉는 것을 들은 적이 있다. 변명의 여지가 없는 표현들이다. 섬유근육통 환자들은 1차 의료기관과 류머티즘 전문병원, 신경 전문병원을 전전할 때가 많다. 하지만 최근 한 연구에 따르면 대부분의 섬유근육통은 통증에 과잉 대응하는 중추 감작이 핵심 메커니즘이다.[9,10] 이 연구 결과는 섬유근육통이 실재한다는 것을 증명하는 데는 도움이 되었지만 감작을 일으키는 원인은 밝히지 못했다. 나는 대부분의 만성 통증처럼 섬유근육통도 면역계의 문제라고 확신한다. 2017년 스칸디나비아 연구진은 섬유근육통 환자의 염증 표지를 분석해 신경염증과 전신 염증의 증거를 발견했다.[11] 2019년 하버드 대학교와 스웨덴의 카롤린스카 연구소는 섬유근육통 환자들의 뇌에서 면역 세포인 미세아교세포가 건강한 대조군보다 매우 활성화되어 있는 모습을 관찰했다.[12] 이 분야의 연구는 중추 감작과 만성 통증의 주요 원인으로 신경염증을 지목하고 있어서 아직 역사는 짧지만 결과가 주목된다.

전 세계의 수많은 사람은 급성 통증이 만성 통증으로 이어지는 것을 경험했다. 하지만 변화무쌍하고 적응력이 뛰어난 인간의 뇌, 인간을 고통에 빠뜨리기도 하고 고통에서 구원하기도 하는 우리의 뇌를 좀 더 완벽히 이해하려면 인간이 경험하는 가장 불가사의하고 가장 특이한 질환 중 하나를 살펴볼 필요가 있다. 나는 인도 북동부 어느 외딴 지역의 병원에서 허공 가운데 통증을 느끼는 환자를 만난 적이 있다. 아만이라는 이름의 그 환자는 10년 전 히말라야 산간지대에서 10시간가량 트럭을 운전하다 큰 사고를 당해 팔 절단술을 받았다. 아만은 산 중턱으로 이어지는 구불구불한 도로를 운전했는데, 날씨가 좋은 날에도 길이 질퍽거려서 운전하기 좋은 길은 아니었다. 그래서 나 또한 마찬가지로 다시 경험하고 싶지 않은, 끔찍하게 힘들었던 여행으로 기억한다. 게다가 아만이 운전한 날은 우기가 한창일 때였다. 그가 산을 반쯤 올랐을 무렵 산사태가 나서, 그의 주황색 트럭이 흙더미에 휩쓸렸다. 산비탈 아래로 굴러떨어지던 아만은 절벽 아래 튀어

　　　　　　　　　　　　　　　　　고통의 비밀

나온 나무둥치를 들이받아서 다행히 목숨을 건질 수 있었다. 하지만 나무에 부딪쳤을 때 오른팔이 크게 충격을 받아 팔뚝과 팔꿈치가 완전히 으스러졌다. 오랜 시간 힘겹게 구조한 끝에 병원으로 실려 간 아만은 어깨뼈 아래를 모두 절단하는 수술을 받았다.

아만은 나와 이야기를 나누는 동안 중간중간 얼굴을 찡그렸다. 하루에도 몇 번씩 있지도 않은 손가락이 뜨거운 물에 데는 듯한 통증을 느낀다고 했다. 사지 환상통은 굉장히 특이한 현상이다. 손가락이 없지만 손가락이 아픈 느낌이 나는 것은 통증이 확실히 뇌에서 생성된다는 것을 보여준다. 환상통은 신경 가소성이 고장 났을 때 어떤 결과가 생길 수 있는지를 보여주는 만성 통증의 가장 강력한 사례라고 할 수 있다. 사실 환상통은 그렇게 드문 사례가 아니다. 절단술 환자의 75퍼센트 이상이 환상통을 경험한다.[13] 나 역시 의대 졸업 후 수련의로 일할 때, 아프가니스탄에서 폭탄 사고로 팔다리를 잃은 군인부터 말초혈관질환으로 선택적 절단술을 받은 환자에 이르기까지 환상통을 경험하는 환자를 수백 명 넘게 만났다. 어떤 증상은 정말 특이했다. 지나가는 간호사에게 있지도 않은 손을 흔드는 것처럼 느끼거나 있지도 않은 다리가 짧아진다고 느끼는 환자도 있었다. 환상통 환자의 망상 같은 통증은 수 세기 동안 의학계를 혼란에 빠뜨렸다. 원인을 설명하려는 많은 이론이 우후죽순 등장했다. 영국의 영웅 넬슨 제독은 산타크루스데테네리페 전투에서 오른팔을 잃고 환상통을 겪게 되면서 환상통을 느낀다는 것은 "영혼이 존재한다는 직접적인 증거"라고 했다.[14] 나는 의과대학 시절을 비롯하여 환상통과 관련된 연구를 직접 들여다보기 전까지는, 뇌로 비정상적인 신호를 보내는 절단된 신경 말단의 문제라고 생각했다. 20세기 말까지 학계의 주된 입장도 그러했다. 의사들은 '통증 수용체'를 제거해 환상통 환자의 망상을 없애려고 말단 부위의 더 윗부분을 절단했다. 하지만 망상 통증은 여지없이 되돌아왔고, 다시 돌아온 통증은 종종 더 맹렬한 기세를 보였다.

인도 출신의 세계적인 신경학자 라마찬드란 박사는 의대 재학 시절부터 환상통 연구에 큰 흥미를 느끼고 1990년대 초 '환상통 증후군'의 원인으로 신경 가소성을 지목했다. 그의 이론은 와일더 펜필드가 밝힌 뇌의 감각 지도를 토대로 한다. 그 감각 지도를 알아낸 캐나다인 신경외과 의사 와일더 펜필드 박사는 1950년대에 다수의 난치성 뇌전증 환자들을 치료하며 뇌전증 환자들은 발작하기 전 일종의 전조 증상을 경험한다는 것을 발견했다.[15] 그는 뇌전증 환자들의 뇌 수술을 시행하는 동안 부분마취로 환자들의 의식을 깨어 있게 하고 특정 뇌 부위를 전기적으로 자극해 전조 증상을 일으키는 식으로 발작에 관여하는 뇌 영역을 찾아보기로 했다. 그의 실험은 절반의 성공에 그쳤지만 그 과정에서 더 놀라운 사실을 발견했다. 펜필드 박사는 뇌의 특정 표면을 자극하면 환자들이 각기 다른 신체 부위에서 자극을 느낀다는 것을 알게 되었다. 그래서 감각을 느끼는 부위에 대응하는 뇌 영역을 찾는 방법으로 뇌의 '신체 지도'를 완성했다. 흥미롭게도 그가 밝혀낸 뇌의 신체 지도는 규칙성이 없었다. 예를 들어 발가락을 나타내는 뇌 부위 바로 옆은 성기에 대응하는 자리이고 손 옆은 얼굴에 해당하는 식이었다. 게다가 실제 신체 부위의 크기와 그 신체 부위를 나타내는 뇌 영역의 크기는 관련이 없었다. 예를 들면 검지 끝부분의 피부는 등에 있는 피부보다 뇌 속 신체 지도에서 상대적으로 더 많은 영역을 차지했다. 검지에 분포된 감각수용체의 밀도가 등에 분포된 감각수용체의 밀도보다 높은 점을 고려하면 당연한 결과로 보였다. 펜필드 박사는 뇌 속 신체 지도를 묘사하기 위해 '감각 호문쿨루스sensory homunculus' 라는 모형을 제작했다. 기괴한 형체로 표현된 이 모형은 손이나 발, 입술처럼 수용체의 밀도가 높은 부위는 크기를 확대하고, 몸통과 팔 같이 수용체의 밀도가 낮은 부위는 줄여놓아서 신체 비율이 실제와 다르게 표현된 것이 특징이다.

라마찬드란 박사는 환상통의 원인은 절단된 신경 말단이 아니라 뇌 회로의 문제, 즉 호문쿨루스 지도가 재배치되었기 때문으로 생각했다. 그래서 절단된 왼손에서 가려움증을 느끼는 마이크(가명)라는 청년을 대상으로 이를 확인해보았다. 마이크는 차 사고로 팔꿈치 바로 윗부분을 절단한 환자였다. 사고가 났을 때 몸이 차 밖으로 튕겨 나가면서 손목이 잘렸다. 라마찬드란 박사는 면봉으로 마이크의 피부 여러 곳을 문지르며 어떤 느낌이 드는지 물었다. 마이크는 다른 부위를 만질 때는 특별한 감각을 느끼지 못하다가 신기하게도 면봉이 뺨에 닿으면 잘려 나간 환상 손에 면봉이 닿는 듯한 감각을 느꼈다. 얼굴의 여러 부위를 더 관찰한 결과, 얼굴의 특정 부위가 잘려 나간 손에 대응한다는 사실을 알 수 있었다. 예를 들어 윗입술을 어루만지면 환상 검지를 어루만지는 느낌을 받았다. 결국 뺨을 긁는 것으로 마이크의 환상 가려움증을 간단히 해결할 수 있었다. 어떻게 이런 현상이 나타나는지는 뇌 속 신체 지도와 신경 가소성의 특징을 생각해보면 쉽게 이해할 수 있다. 손이 절단된 후, 손에 해당하는 뇌 부위의 신경 회로가 바로 옆에 있는 신경회로, 즉 얼굴에 해당하는 신경회로와 연결되었기 때문이다. 발 성애자도 같은 선상에서 설명할 수 있다. 뇌 신체 지도에서 발은 성기 바로 옆에 위치한다. 하반신 절단 환자는 절단된 말단 부위에서 성적 자극을 느끼거나 배뇨감을 느끼기도 한다. 성기와 관련된 뇌 영역이 하반신과 관련된 뇌 영역과 가깝기 때문이다.

그 후 라마찬드란 박사는 신경 촬영술을 이용해 손 부위의 뇌 활동이 얼굴 부위의 뇌 활동으로 옮겨간 것도 증명했다.[16] 환상통을 겪지 않은 절단 환자들은 뇌 지도상의 변화가 없었다.[17] 독일 하이델베르크 대학교의 통증 과학자 헤르타 플로어 박사는, 환상통을 느끼는 정도는 신경 재조직이 이루어지는 수준에 비례한다는 것을 발견했다.[18] 환상통은 사실 신경 가소성이 이상한 방향으로 나타난 경우다. 몇 년간 수백 명의 절단 환자를 조사한 라마찬드란 박사는 하나의 패턴을 발견했다. 많은 환자들이 자신의 환상 사지가 얼어 있다고, 즉 절단된 부위가 존재하고 그 부위가 고정된 자세로 굳어 있다고 느꼈다. 알고 보니 그렇게 생각하는 사람들은 절단술을 받기 전에 그 부위를 붕대로 감거나 깁스를 해서 움직이지 못했던 사람들이었다. 그들의 뇌 지도에 움직이지 못하는 팔다리가 추가되었고, 팔다리가 절단된 후에도 바뀐 지도가 계속 남아 있는 것으로 해석할 수 있었다. 라마찬드란 박사의 연구로 뇌에 관한 놀라운 사실들이 하나씩 밝혀지면서 뇌가 얼마나 역동적이고 적응력이 뛰어난 기관인지 점점 더 확실해졌다.

라마찬드란 박사는 환상통이 '기억된' 통증이라는 가설을 토대로 특별한 장치를 개발해 많은 절단 환자의 환상통 문제를 해결했다. 천재적 아이디어라고밖에 할 수 없는 이 기발한 상자는, 알고 보면 매우 단순한 원리다. 양팔이 들어갈 만한 크기의 직육면체 상자가 있다고

고통의 비밀

해보자. 상자 덮개 부분을 없애고 상자 가운데에 거울을 놓아 두 칸으로 분리한다. 상자 앞면은 팔을 넣을 수 있는 크기로 동그랗게 구멍을 뚫는다. 상자 가운데 있는 거울은 절단되지 않은 팔이 들어가는 칸을 비추게 한다. 이렇게 해서 환자가 절단되지 않은 팔을 상자 앞면의 구멍에 넣고, 팔이 들어가 있는 방향으로 몸을 살짝 기울여서 보면, 팔이 들어가 있지 않은 칸에도 팔이 있는 것처럼 보이는 효과가 난다. 이 거울 장치는 환상을 일으키는 것에 불과하지만 기적적인 효과를 발휘했다. 환자가 절단되지 않은 건강한 팔을 움직이면 절단된 팔이 있는 것처럼 보이고, 심지어 잘 움직이는 것처럼 보인다. 놀랍게도 많은 환자들의 환상통이 거울 장치를 사용한 이후 완전히 사라졌다고 보고되었다. 라마찬드란 박사는 환상통이 원래 '환영'이라는 사실에 착안하여 환영을 환영으로 치료한다는 발상을 했다. 역사상 처음으로 환상 사지를 '절단'하는 데 성공한 것이다. 환자들은 환상 사지가 움직이는 모습을 '보는 것'만으로도 환상통을 치료할 수 있었다. 건강이 좋아지고 있다고 생각하면 실제로 건강은 좋아진다. 이상한 말같이 들리겠지만 이상한 말이 아니다. 라마찬드란 박사의 발견은 무엇이 통증이고, 무엇이 통증이 아닌지를 알려준다. 그의 저서 《라마찬드란 박사의 두뇌 실험실Phantoms in the Brain》은 그 부분을 다음과 같이 명쾌하게 설명하고 있다.

통증은 단순히 상처에 대한 반사적 반응이 아니라 유기체의 건강 상태에 대한 의견이다. 통증 수용체와 '통증 중추'를 연결하는 직접적인 핫라인은 없다. 시각 중추나 촉각 중추와 같은 여러 두뇌 중추 간에는 많은 상호작용이 있다. 그래서 주먹을 펴는 모습을 보는 것만으로 환자의 운동 경로와 촉각 경로에 영향을 미쳐 실제로 손을 펴는 것 같은 느낌이 들게 하고 결과적으로 존재하지 않는 손의 환상통을 없앤다.[19]

우리는 뇌에서 손상이 있다고 판단하는 부위가 있을 때 통증을 느낀다. 그러나 그 부위가 항상 실제로 존재하는 것은 아니다. 통증은 뇌에서 생성되어 신체에 투사되는 것이다. 사실 환상 사지는 누구에게나 있다. 단지 우리의 신체가 중간에 놓여 있을 뿐이다. 우리는 뇌가 투사한 신체와 우리의 신체를 구별하지 못한다. 라마찬드란 박사는 "우리 몸 전체가 환상이다. 두뇌가 순전히 편의상 구성한 것이다"라고 주장한다.[20] 우리의 '신체 이미지'는 뇌에서 형성되어 우리 몸에 투사된다. 결정적으로 그 신체 이미지는 우리의 신체와 독립되어 있다. 어떤 의미에서 환상통은 왜곡된 신체 이미지를 보여주는 상태다. 만성 통증에서 매우 흔히 볼 수 있는, 통증이 더 넓은 부위로 확산되는 현상도 같은 선상에서 설명할 수 있다. 중추 감작으로 뇌가 통증에 민감해지면 뇌에 새로 만들어진 통증 지도가 뇌의 다른 영역까지 침범한다. 그래서 손상된 신체 부위와 다른 부위에서 통증이 느껴지는 '연관통'이 나타날 수 있다. 혹은 통증이 몸 전체로 퍼질 수도 있다. 2009년 발표된 한 연구에 따르면 경추 손상으로 만성 목 통증이 생긴 환자들은 손상된 적이 없는 신체 모든 부위에서 통증을 민감하게 느꼈다.[21]

라마찬드란 박사의 거울 치료는 환상통 완화에 매우 효과적이다.[22] 그리고 다른 특정 만성 통증에도 효과가 좋다. 2003년 한 연구에서는, '복합부위통증증후군'(실제 손상된 정도보다 훨씬 심한 통증이 신체 특정 부위에서 지속되는 질환)으로 한쪽 팔이 약해진 환자들에게 거울 상자 안에 건강한 팔을 넣고 움직여보게 했는데, 건강하지 않은 팔이 통증 없이 잘 움직이는 듯한 착각이 들면서 통증이 점차 약해지는 효과를 보았다.[23] 팔이 통증 없이 잘 움직이는 모습을 보면, 뇌 회로는 팔의 통증을 인식하지 못하도록 재구성된다. 거울에 비친 손이 움직이는 모습을 보는 것은, 뇌가 일으키는 특정 동작과 특정 통증 간의 관련성을 약화시킬 가능성도 있다. 통증은 거의 항상 운동 작용(움직임)을 동반한다. 예를 들어 우리는 뜨거운 냄비를 만지면 손을 빼게 되고, 손목을 다치면 그 부위를 쓰지 않고 보호하게 된다. 통증을 느끼지 않고 운동 작용이 일어나는 모습을 보게 되면 통증을 붙들고 있는 뇌의 결속력이 약해진다.

하지만 거울 장치는 만성 통증이 몇 달 이내로 지속된 사람들에게만 효과가 있었다. 너무 오랫동안 통증이 계속되면 통증을 느끼지 않고 팔을 움직이는 법을 기억할 수 없을 정도로 뇌 회로가 변했기 때문일 것이다. 뇌의 보호 메커니즘이 지나치게 작동할 경우, 뇌가 팔을 철저히 보호하느라 어떠한 움직임이건 극심한 통증을 일으켰다. 호주의 통증 과학자 로리머 모슬리 교수는 그의 표현대로 "통증 레이더망에 걸리지 않고" 만성 통증 환자가 점진적으로 움직임에 노출될 수 있도록 도와주는 '단계별 심상 훈련'이라는 치료 프로그램을 개발했다. 단계별 심상 훈련은 크게 세 단계로 이루어진다. 첫째, 신체 어느 한 부위를 보고 왼쪽에 있는 곳인지 오른쪽에 있는 곳인지를 최대한 빨리 맞히는 연습을 한다. 오랫동안 통증을 앓은 사람들은 뇌 신체 지도의 영역이 흐릿해지는 경향이 있어서, 이 훈련이 신경 가소성의 기초를 다지는 데 도움이 된다. 둘째, 아픈 신체 부위를 실제로는 움직이지 않고 움직이는 상상만 한다. 뇌의 통증 레이더망을 피해 그 부위를 움직일 때 활성화되는 뇌 영역을 자극하는 훈련이다. 셋째, 거울 치료를 받는다. 연구에 따르면 단계별 심상 훈련은 복합부위통증증후군과 환상통 완화에 효과가 좋았다.[24] 또한 다른 많은 만성 통증에도 도움될 확률이 높다. 거울을 이용한 간편하면서도 효과적인 치료법에 이어 최신 기술을 이용한 치료법도 개발되고 있다. 2018년 유니버시티 칼리지 런던과 옥스퍼드 대학교의 연구팀은 절단술을 받은 환자에게 환상손을 움직이는 모습을 상상하게 하고 '경두개 직류전기자극'(환자의 두피에 부착된 전극으로 저강도의 전류를 전달하는 방식)으로 뇌 지도의 손 영역을 자극했는데, 30~50퍼센트 정도의 통증 감소 효과를 나타냈다.[25] 거울로 뇌의 신체 이미지를 건강하게 바꿀 수 있다면 그와 비슷한 방식으로 환자의 상상력을 자극하는 최신 기술도 당연히 효과가 있을 것이다. 최근 연구에 따르면 몰입감 있는 즐거운 환경에서 절단된 사지를 재건하는 가상 현실 세션은 통증 완화 효과가 매우 뛰어났다.[26]

뇌의 가소성이 얼마나 놀랍고 얼마나 강력한 힘을 발휘하는지는 부인할 수 없는 사실이다. 뇌는 우리가 배우고 성장하고 사랑하도록 도와준다. 그리고 우리를 보호하기를 원한다. 때로는 그 역할에 지나치게 몰두한 나머지 문제를 일으킬 때도 있다. 만성 통증은 대부분 뇌가 제멋대로 만들어낸 것이다. 이번 장에서는 신경 가소성이 통증을 일으키는 데 어떻게 관여하는지를 알아보았다. 다음 장에서는 반대로 그 신경 가소성을 이용하여 통증에서 벗어나는 방법을 알아볼 것이다. 핵심은 뇌를 어떻게 변화시킬 것인가에 달려 있다.

12장

새로운 희망을 찾아서

통증 치료의 혁명

고통의 근원이 인류에게 있듯
고통을 치유할 해법도 인류에게서 찾을 수 있을 것이다.
_프랭크 베르토식, 미국 신경외과 의사

"'뜨개질'이라고 말할 때는 의사들이 관심도 주지 않
더니, '양측성 주기 심리사회적 개입'이라고 하니까 귀를 쫑긋하던데
요!"

　뱃산 코크힐은 긍정적인 기운을 가득 풍겼다. 영국 바스 지역에서
건강 코치로 일하는 코크힐은 마치 보물 상자를 발견한 듯 들뜬 목소
리로 통증 완화에 도움이 되는 자신만의 치료법을 어떻게 찾게 되었
는지 이야기했다. 그 보물이란 바로 뜨개질이다.

　코크힐은 1970년대에 런던 미들섹스 병원에서 물리치료사 훈련을
받았다. 훈련은 엄격하고 실제적이었지만 당시 영국의 의료 관행은
매우 실망스러웠다(지금도 여러 면에서 그렇긴 하다). 인간의 몸을 전체
로 보지 않고 문제가 되는 신체 부위와 생체역학적 문제로 병을 치료
하는 구조주의 관점이 주를 이루었다. 그런데 그녀는 스위스의 재활
치료소에서 근무하면서 새로운 시각을 갖게 되었다. 환자 한 사람 한
사람을 독특한 특성을 가진 개인으로 보고 육체적 건강뿐 아니라 정
신적, 사회적 건강도 중시할 때, 더 좋은 결과를 얻고 만성 질환도 더
잘 다스릴 수 있게 된다는 것을 알았다. 그녀는 자신의 저서《건강하
고 행복한 삶을 위한 뜨개질*Knitting for Health and Wellness*》에서 "나는 사람들
이 자신을 긍정적으로 바라보고, 활기차고 의욕적이고 사교적이 되도
록 자극을 받으면 몸이 치유된다고 배웠다"라고 말한다.[1] 영국으로 돌

아온 그녀는 뇌의 변화와 성장 기회를 허락지 않는 자국의 의료체계에 크게 실망했다. 그 실망감은 뇌졸중으로 몸 한쪽이 마비된 젊은 남성 환자의 집에 방문했을 때 극에 달했다. 재활 담당 의료팀이 환자의 운동 기능 재활을 돕기는커녕 근육의 긴장을 푼다는 이유로 아침마다 환자의 팔을 휠체어 팔걸이에 묶어두라고 지시하는 모습에서 환멸을 느껴 일을 그만둔 것이다.

그 후 코크힐은 공예 관련 잡지사에서 제작 편집일을 배웠다. "처음 제게 맡겨진 일은 편지 정리였어요. 그런데 편지들을 분류하다 보니 손으로 뭔가를 만드는 일, 특히 뜨개질이 긴장을 완화하는 데 도움이 된다는 글들이 눈에 많이 띄더군요. 거의 100명 중 98명이 그런 말을 하고 있었어요. 편집자에게 그 얘길 하니까, 이전 편지들을 모아둔 캐비닛을 보여주더군요. 편지가 수천 통이 넘었어요. 그 편지들을 보고 정말 중요한 사실을 알게 되었죠. 배경도 다르고 문화도 다르고 사는 지역도 다른데, 편지를 보낸 사람들은 모두 비슷비슷한 이야기를 하고 있었어요. 뜨개질로 마음의 위안을 얻는다고 말이죠. 제가 제일 먼저 본 편지는 만성 통증으로 병원을 제집처럼 드나들던 열네 살 소녀의 것이었는데, '뜨개질할 때는 진통제를 먹을 필요가 없어요'라고 적혀 있었어요."

누군가에게 발견되기만을 기다리던 수많은 증거가 코크힐의 눈에 들어왔다. 수천 명이 넘는 사람들이 주류 의학계에서 거들떠보지 않는 어떤 행위로 도움을 받았다고 증언했다. 이후 코크힐은 뜨개질하는 사람들 3천5백 명 이상을 대상으로 하는 광범위한 조사에 참여했는데, 만성 통증이 있던 90퍼센트의 사람들이 뜨개질로 도움을 받은

것을 알게 되었다.[2]

90퍼센트라는 수치는 기적에 가까워 보였다. 어떻게 뜨개질로 그렇게 많은 사람들이 도움을 받는다는 말인가?

"뜨개질은 많은 방면에서 도움이 되지만 전 '뜨개질 방정식'이라는 말로 표현하는 걸 좋아해요. '뜨개질=운동+풍부한 자극+사회적 참여'라고 말이죠."

운동은 단계적으로 강도를 높여 부드럽게 행하면 가장 좋은 진통제 중 하나가 된다. 적절한 운동은 뇌에서 항염증 호르몬과 진통 호르몬을 분비시켜 뇌로 이동하는 위험 신호를 억제하고 신체 조직의 치유와 영양분 공급을 돕는다. 특히 뜨개질할 때 이루어지는 규칙적이고 반복적인 손의 움직임은, 정서 안정과 진통 효과에 도움을 주는 세로토닌 분비를 자극한다.[3] 정신적으로나 육체적으로 고통을 느끼는 사람들이 손가락을 까딱거리고 몸을 흔들고 왔다 갔다 하는 것도 그런 이유와 관련이 있다. 흔들의자에서 앞뒤로 왔다 갔다 하며 뜨개질하는 전형적인 할머니들의 모습에서 우리는 어떤 깨달음을 얻을 수 있다. 집중력과 협응성이 요구되고 시각 입력에 의지해야 하는 양측성 운동은 뇌 회로의 재구성을 돕는다.[4] 특히 뜨개질에 필요한 손동작은 몸의 수직 중앙선을 넘어서 왔다 갔다 한다. 이탈리아 밀라노-비코카 대학교 연구진은 팔짱을 끼고 손을 몸 중앙선 반대편에 두면 손등에 가해지는 통증을 약하게 느낀다는 것을 발견했다.[5] 이는 손이 몸 중앙선을 넘어가면 몸에서 유해 자극이 가해지는 위치를 알아내는 뇌의 작업에 혼선을 주기 때문인 것으로 풀이된다.

뜨개질은 개인 영역을 넓히는 데도 도움이 된다. 개인 영역을 넓히는 것이 통증 완화와 무슨 관련이 있을까 하는 생각이 들 수 있지만 연관성이 매우 높다. 모든 사람에게는 일종의 개인 영역이 있다. 개인 영역은 다른 사람이 침범하지 못하는, 그 안에 있으면 안정감을 느낄 수 있는 나만의 영역이다. 개인 영역을 침범당하면 그 자리를 피하고 싶어진다. 개인 영역의 경계는 대부분 무의식적으로 정해지고 유동적이다. 보통은 손을 뻗으면 닿을 수 있는 정도의 공간이지만 콘서트 공연장 같은 곳에서는 줄어들고, 조용하고 한적한 휴가지에서는 넓어지는 식으로 장소에 따라 좁아지거나 넓어질 수는 있다. 개인 영역이 존재하는 것도 결국 자신을 지키고 보호하기 위해서다. 만성 통증에 시달리는 사람들은 육체적으로나 정신적으로 매우 민감한 상태다. 따라서 자신을 지키기 위한 범위가 넓어진다. 예를 들어 오른쪽 어깨에 통증이 있는 사람은 몸 오른편에 어떤 물체가 살짝 닿기만 해도 근육이 긴장되고 통증을 느낄 수 있다. 자기 영역을 과도하게 의식하고 보호하면 세상 밖에 있는 것들이 잠재적 위협이 될 가능성이 커지고 새로운 것들을 탐색하고 시도하고 싶은 욕구가 줄어들어 통증이 악화되는 사이클이 만들어진다. 하지만 뜨개질은 바깥세상으로 천천히 눈을 돌리게 하여 새로운 일들을 시도할 자신감과 용기를 준다. 뜨개질바늘과 털실이 세상과 나를 이어주는 안전한 연결고리처럼 느껴지는 것이다. 그래서 낚시나 그림 그리기 같은 활동도 개인 영역을 넓히는 좋은 수단이 될 수 있다.

뜨개질 방정식의 첫 번째 항이 운동에 관한 것이라면 두 번째 항은 자극에 관한 것이다. 뜨개질은 긴장 완화, 명상, 창조성, 목적의식 같은 다양한 자극을 일으킨다. 뜨개질에 필요한 차분함, 집중력, 시각 및 촉각 자극은 최면 요법이나 가상 현실을 이용한 치료법과 유사하게 관심을 전환하여, 단기적으로 뇌에서 통증 생성이 차단되고 장기적으로 통증이 완전히 사라지도록 도움을 준다. 2019년 미국 종합병원 메이요 클리닉의 연구에 따르면 뜨개질하는 사람들의 경우, 명상할 때 주로 나타나는 세타파가 뇌파 검사에서 빈번히 관찰되었다.[6] 창조적인 작업은 목적의식, 적응성, 통제력 향상에 도움이 된다. 또한 시시각각 변하고 불확실성으로 가득한 세상에서 뇌가 유연하게 적응하도록 훈련하는 효과적인 장치가 된다. 특히 쓸모 있는 뭔가를 창조하는 일은 자긍심, 보람, 의미, 즐거움을 제공한다. 이들 모두는 오랜 통증에 시달리다 보면 놓치기 쉬운 것들이다.

뜨개질 방정식을 구성하는 마지막 항목은 사회적 의미와 관련이 있다. 코크힐은 자신이 만든 뜨개질 모임을 통해 사람들과 어울리는 활동이 통증 완화에 미치는 근본적인 효과를 직접 확인했다. 사회적 고립과 외로움이 통증을 악화시키는 대표적인 스트레스 요인이라면 대화, 친목 도모, 웃음은 통증 완화에 큰 힘을 발휘한다. 뜨개질의 마지막 장점은 비용이 적게 들고 이동성이 좋다는 것이다. 통증 완화의 효과가 지속되려면 치유에 도움을 주는 과정이 반복적으로 이루어져야 한다. 이상적으로는 일주일에 여러 번 반복하는 것이 가장 좋다. 그렇게 해야 뇌가 나쁜 습관을 완전히 버리고 새로운 습관을 발전시킬 수 있다. 뜨개질은 완성된 프로젝트를 향해 나아가는 작업 성향이 강하므로 이에 매우 적합한 활동이 될 수 있다. 뜨개질을 하는 것은 건설적이고 반사적이며 긍정적인 습관을 기르는 활동이다. 한 올 한 올 실을 엮을 때마다 한 가닥 한 가닥 신경 회로가 새로 연결된다

　　　　　　　　　　　　　　　　　　고통의 비밀

고 생각하면 이해하기 쉬울 것 같다. 코크힐이 인터뷰한 어떤 사람은 뜨개질이 통증 완화에 도움이 되는 핵심 이유를 꿰뚫고 있었다. "어떻게 그렇게 되었는지는 모르지만 뜨개질로 제 머릿속이 리셋 되었다고 저는 확신해요. 뜨개질할 때 이루어지는 반복적이고 사색적이고 창조적인 면이 삶에 대한 성취감을 다시 느낄 수 있게 도와준 것 같아요."[7]

물론 모든 사람이 뜨개로 만성 통증을 물리칠 수 있는 것은 아니다. 도움을 받는 사람도 있지만 그렇지 못한 사람도 있다. 뜨개질의 효과를 확실히 증명하려면 더 많은 연구가 이루어져야 한다. 하지만 내가 벳산 코크힐과 인터뷰를 할 당시 코로나19가 확산되어 안타깝게도 여러 연구를 중단할 수밖에 없었다. 사실 나는 뜨개질의 상징성이 좋다. 뜨개질은 통증의 다양한 요인을 동시에 해결하도록 도움을 주는 측면이 있다. 형편없는 내 뜨개질 실력으로 뭔가를 만들려고 하면 고르디우스의 매듭을 연상시키는 털 뭉치가 되고 마는데, 어쩌면 만성 통증은 결국 복잡하게 꼬인 그런 매듭이 아닐까 하는 생각이 든다. 만성 통증이라는 매듭을 이루는 여러 갈래의 실들은 스트레스, 관계, 불안감, 다른 건강 요인, 과거 경험에 해당한다고 할 수 있다. 그러므로 만성 통증을 제대로 다스리고 우리의 뇌와 신체를 안전한 환경으로 만들기 위해서는 꼬여 있는 매듭을 하나씩 하나씩 천천히 풀어야 한다.

통증은 몸에서 찾을 수 있는 것도 아니고 마음에서 찾을 수 있는 것도 아니다. 통증은 그 '사람'에게 있다. 만성 통증을 치유하려면 치유의 대상이 그 사람 전체가 되어야 한다. 만성 통증에서 회복된다는 것은 통증의 의미를 바꾸는 것이다. 개인의 특징과 정체성에 대한 치유가 이루어져야 한다. 쉽지 않아 보이지만 그만큼 노력할 많은 기회와 방법이 있다. 통증은 우리의 삶과 우리가 속한 세계의 모든 면에서 영향을 받는 복잡한 시스템이다. 하지만 그 시스템에 대한 접근 방식까지 복잡할 필요는 없다. 간단한 변화만으로도 기하급수적으로 강력한 효과를 발휘할 수 있다. 그 변화를 이루기 위한 작업이 지루하게 느껴질 수도 있다. 수면, 운동, 사회적 상호작용 같은 요인들은 의학적으로나 과학적으로 근거가 부족해 보일 수도 있다. 하지만 그 변화들로 인한 도미노 효과는 엄청난 파급력이 있다. 우리는 단순한 변화들을 통해 생각지 못한 긍정적인 결과를 얻을 때가 종종 있다. 예를 들면 코로나19가 유행하기 전에는 손 씻기를 그다지 중요하게 여기지 않았다. 솔직히 말해서 외과 수술실을 제외하면 일반 병원에서 일하는 의료인들조차 그러했다. 그러나 2020년 이후 손 씻기 문화가 정착되면서 코로나바이러스뿐 아니라 세계적으로 다른 많은 바이러스와 세균성 감염이 줄어들었다. 홍콩에서는 신종 코로나바이러스에 강력하게 대응한 결과 독감 시즌이 두 달 일찍 끝났고, 스페인에서는 심각한 설사를 일으키는 병원 감염인 클로스트리디움 디피실에 감염되는 건수가 70퍼센트나 줄었다.[8] 하지만 과학계에서는, 각각의 개입이 어느 정도 효과가 있어도 개인의 삶에서 일어나는 다양한 긍정적 변화의 힘을 대단하게 생각하지 않을 확률이 높다. 옥스퍼드 대학교 1차 의료 과학부의 트리시 그린할프 교수는 이를 빗대어 트위터에 다음과 같은 글을 남겼다. "복잡한 시스템에 관한 연구는, 복합적으로 영향을 주고받는 더욱 유기적인 인과관계 모델을 강조한다. '효과가 어느 정도인가?', '다른 변수를 통제할 만큼 통계적으로 유의미한가?'라고 묻지 않고 '이 개입으로 결과가 더 좋아졌는가?'라고 묻는다. 복잡한 시스템의 논리를 이용하면 그런 개입이 개별적으로는 미리 결정된 변수에 통계적으로 유의미한 영향을 미치지 않을지라도 전체적으로 유익한 결과를 가져올 수 있다."[9]

　만성 통증 치유에 도움이 될 만한 방법들을 알아보기 전에 무엇을 어떻게 치유할지 고민하는 차원에서 통증의 본질을 다시 생각해보자. 신경학적으로 뇌는, 신체의 도움으로 종종 스스로 변화한다. 만성 통증은 위험한 상황이 없는데도 신경 가소성이 큰 뇌가 더 효율적으로 통증을 생성하는 상태가 되어 나타나는 것이다. 따라서 만성 통증을 치료하는 과정도 과민해진 뇌가 덜 과민하게 반응하는 원래의 상태로 돌아갈 수 있도록 느리지만 꾸준히 훈련하는 방법이 필요하다. 간접적으로는 스트레스와 염증을 줄이고 직접적으로는 통증 체계를 재훈련하는 기술을 이용하는 것이다. 즉, 뇌가 몸 안에서 안정감을 느끼는 치료가 만성 통증에 도움이 된다. 그래서 나는 뇌를 진정시킨다는 표현을 좋아한다.

　지금부터 만성 통증 완화에 도움이 될 만한 치료법들을 소개하겠다. 여기에 소개된 치료법은 일부에 불과하지만, 만성 통증을 완화하기 위한 몇 가지 핵심 원칙들을 담고 있다. 그 원칙들은 크게 세 가지 범주로 나눌 수 있다.

　변화하기: 심신과 환경을 통해 뇌가 안정감을 느끼도록 맥락을 변화시킨다.
　시각화하기: 뇌에 혼란을 일으켜 통증을 줄인다.

교육하기: 지식이 곧 힘이다.

여기서 소개하는 다양한 종류의 개입들은 서로 관련이 없어 보이지만 모두 몸 안에서 안정감을 느끼도록 뇌를 재교육한다는 대원칙을 따르고 있다.

변화하기

가장 먼저 언급하고 싶은 것은 운동이다. 운동의 중요성은 아무리 강조해도 지나치지 않다. 우리는 몸을 움직여야 하는 존재다. 몸을 많이 움직이지 않으면 몸이 약해지기 쉽고, 몸이 약해지면 두려움이 많아진다. 운동성이 떨어진 상태가 오래가면 복합적인 문제가 나타날 수 있다. 통증이 증가하고 근육과 뼈 구조가 약해지며 기분이 가라앉고 면역계와 심혈관계에 문제가 생긴다.[10,11] 한 연구에 따르면 몸을 많이 움직이지 않는 생활 습관은 영국에서 일어나는 연간 7만 건의 사망과 관련이 있다.[12] 모든 증거는 운동으로 인한 위험보다 운동하지 않음으로 인한 위험이 크다는 것을 보여준다. 운동은 비용도 저렴하면서 안전하고 효과적으로 통증을 완화한다. 덤으로 몸과 마음도 건강해진다.[13] 몸을 움직이는 활동이나 운동은 약물이나 식단 조절 이상으로 신체 체계의 균형, 즉 항상성을 바로잡는다. 몸을 튼튼하게 하고 관절을 유연하게 하며 몸에 쌓인 노폐물을 없애고 몸에서 분비되는 천연 진통제 생성을 자극한다. 또한 단기간에 통증을 줄일 수 있고[14] 항염증 작용을 일으키며[15] 수면의 질을 높이고 정신 건강에도 도움을 준다. 운동이 몸의 피로감을 높인다고 생각하는 사람들도 있지만 오히려 체력을 키워서 피로감을 줄이는 데 도움이 된다.[16] 결정적으로 운동은 우리 몸이 만성 통증에서 빠져나올 수 있도록 뇌를 재훈련한다. 건강하고 튼튼해질 수 있도록 규칙적으로 몸을 움직이면 뇌는 몸이 건강하고 튼튼하며 안전하다는 신호를 주기적으로 받는다. 그래서 시간은 걸리지만 뇌가 긴장을 풀고 경계심을 늦추어 상향식 치유가 일어난다. 운동과 관련해 내가 좋아하는 명언으로 표현하자면 '모션은 로션이다'. 즉, 몸을 움직이는 것은 몸을 위한 윤활유가 된다.

하지만 말이 안 된다고 생각하는 사람이 있을 수 있다. 만성 통증이 오래 진행된 사람들은 운동으로 몸이 더 상할 수 있다는 의견도 있다. 물론 그런 주장에는 나름의 일리가 있고 특히 만성 통증 환자들은 운동을 시작하기 쉽지 않은 것도 사실이다. 하지만 한 가지 사실만 기억하자. 대부분 만성 통증의 경우, 운동으로 통증이 느껴지더라도 몸에 손상이 가는 것은 아니다. 뇌가 통증에 민감하게 반응하는 상태라서 통증이 느껴질 수는 있지만 실제로는 안전하다. 그래서 몸을 움직이는 것이 안전하다는 사실을 이해하는 것이 중요하다. 운동 개입은 통증에 관한 교육과 함께 이루어질 때 훨씬 결과가 좋다.[17] 그렇다고 자기 몸무게만큼 벤치 프레스를 들거나 철인 3종 경기에 도전해야 한다는 말이 아니다. 운동은 걸음마 단계에서 아주 천천히 부드럽게 시작해야 하고, 점진적으로 강도와 가동 범위, 조정력을 키워나가야 한다. '단계적 노출'은 단계적으로 세포 조직을 단련해 몸을 움직이는 것에 대해 뇌가 안전하다고 판단하게 하는 일반적인 접근 방식이다. 이에 더해 통증을 수반하는 저강도의 운동을 규칙적으로 수행하면, 몸을 움직이는 것이 안전하다는 메시지가 뇌로 전해져 운동에 대한 부담감이 점점 줄어든다. 결과적으로 몸에서 일어나는 일들을 뇌가 긍정적인 정보로 받아들이게 된다. 노출 치료로 공포증을 치료하는 방식도 이와 비슷하다. 거미 공포증을 치료하는 방식을 보면, 처음에 거미를 직접 보게 하여 거미가 위험하지 않다는 것을 경험시키고 거미에 노출되는 횟수를 점점 늘려서 나중에는 거미를 쥐고 있다가 친구를 놀래줄 정도가 되게 한다.

재밌고 유의미하며 창조적인 운동은 부드럽게 한계점을 밀어붙이기가 훨씬 쉽다. 공원 산책하기, 팀 스포츠 활동하기, 스트레스 완화에 도움을 주는 필라테스, 요가, 태극권, 그 어떤 운동도 좋다. 개인적으로 나는 '물'과 관련된 운동은 무엇이든 좋아한다. 수중 걷기, 수중 에어로빅, 수영 다 좋다. 내가 수영에 친숙해서 수영을 추천하는 이유도 있지만 수영이 건강에 도움이 된다는 증거는 정말 많다.[18] 특히 물에서는 부력으로 인해 체중이 가볍게 느껴지므로 안정감을 느끼며 몸을 움직일 수 있는 좋은 환경이 된다.

뇌가 안정감을 느낄 수 있는 쉽고 간편하고 효과적인 또 한 가지 방법은 우리가 살면서 늘 하는 활동과 관련이 있다. 그것을 멈추면 몇 분 안에 죽을 수도 있다. 과연 무엇일까? 정답은 바로 호흡! 호흡은 우리의 생존과 직결되는 문제다. 우리는 호흡을 통해 세포에 산소를 공급하고 대사 물질인 이산화탄소를 배출한다. 하지만 나는 의대 재학 시절, 호흡하는 방식에 대해서는 한 번도 들어본 적이 없었다. 호흡

고통의 비밀

훈련이라는 말은 들어보았지만, 불안증을 제외하고 호흡 훈련이 건강에 도움이 될 수 있다고 생각해본 적이 없다. 솔직히 호흡 훈련으로 직접 도움을 받기 전에는 내가 얼마나 무지한지 몰랐다. 나는 수련의로서 첫해를 보낼 때 엄청난 스트레스에 시달렸다. 연이은 야근이 나흘째 되던 날, 그날도 어김없이 수많은 환자를 진료하고 치료하고, 안타깝게도 환자 세 명의 죽음을 선언해야 했다. 그중 한 명은 내가 자주 일하는 병동에 입원해 있어서 몇 주 전부터 잘 알게 된 환자였다. 새벽 4시쯤 바쁜 일과를 어느 정도 마무리한 나는 당직실 의자에 맥없이 주저앉아 스트레스 완화에 도움이 될 방법들을 인터넷에서 찾기 시작했다. 그때 호흡 훈련의 효과를 입증하는 수많은 증거를 보고 호흡의 중요성에 대해 내가 얼마나 무지했는지를 깨달았다.

건강에 좋은 호흡은 폐 아랫부분의 횡격막을 이용해 숨을 천천히 깊게 들이쉬고 내뱉는 것이다. 하지만 만성 스트레스에 시달리는 현대인들은 호흡이 대부분 너무 얕고 빠르다. 원시적 투쟁-도피 반응이 나타날 때는 교감 신경계의 작용으로 몸에 산소를 빠르게 공급하기 위해 호흡이 얕고 빨라진다. 이는 단기적으로는 도움이 되지만 장기적으로는 산소와 이산화탄소의 균형을 깨뜨리고 가슴 근육이 비효율적으로 사용되어 에너지가 낭비된다. 따라서 평소에 최대한 호흡을 천천히 깊게 하도록 노력하는 것이 중요하다. 깊은 호흡은 미주신경을 자극하고 부교감신경을 활성화해 몸의 이완과 소화를 돕는다. 호흡 훈련은 상황에 따라 여러 방법이 있지만 핵심은 단순하다. 간단한 방법을 소개하면 앉거나 누울 수 있는 편안한 장소를 찾아 눈을 감고 코로 호흡하는데, 5초 동안 숨을 천천히 깊게 들이쉬며 배를 부풀렸다가 약 7초 동안 다시 숨을 내뱉는다. 숨을 들이쉴 때는 배만 움직이는 것이 중요하다. 처음에는 힘들게 느껴질 수 있지만 연습하다 보면 익숙해질 것이다. 호흡 훈련은 꾸준히 규칙적으로 하는 것이 중요하다. 10~15회를 한 세트로 하루 3~5회 정도가 적당하다. 수많은 연구에서 호흡 훈련은 스트레스를 줄이고 염증을 낮추며 만성 통증 완화에 도움이 된다는 결과가 나왔다.[19,20]

몸을 이용해서 뇌를 편안하게 하는 방법은 많다. 따뜻한 반신욕, 가벼운 마사지, 경피신경 전기자극치료 같은 물리치료는 뇌의 긴장 완화에 도움이 된다. 이런 개입으로 신체 조직상 변화가 일어나는 것은 아니지만(손상된 조직은 이미 회복된 상태이므로) 관심 전환을 유도하고 뇌를 편하게 하는 감각 입력이 제공된다. 하지만 치료사나 기계의 힘에만 의존하는 '수동적인' 치료법은 자가 치유와 회복을 방해하기 때문에 좋은 방법이 아니다. 뇌가 안정감을 느끼게 하는 보조적인 수단으로 사용하는 것이 좋다.

몸으로 무엇을 하는가만큼 몸에 무엇을 넣는지도 중요하다. 10장에서 보았듯이 흡연, 비만, 알코올은 염증을 증가시켜 통증을 악화시킨다. 몸에 좋은 음식을 먹고 몸에 나쁜 니코틴, 알코올, 카페인을 줄이는 것은 약을 챙겨 먹는 일만큼 쉽지 않고 노력, 시간, 사회적 지원이 든다. 이런 개입이 이루어진다고 해서 효과가 '즉시' 나타나는 것도 아니고 실천하기도 쉽지 않다. 하지만 효과는 정말 확실하다.

과민해진 뇌를 진정시키고 스트레스에 지친 몸을 안정시키려면 무엇보다 휴식이 중요하다. 휴식의 가장 좋은 형태는 수면이다. 만성 통증 완화에도 수면이 매우 중요한데, 현실에서는 수면이 후순위로 밀릴 때가 많다. 만성 통증에 시달리면 잠들기 쉽지 않고 잠을 충분히 자지 못하면 통증은 더 악화된다. 실제로 통증으로 불면증이 생기는 경우보다 불면증 때문에 통증이 심해지는 경우가 많다.[21] 그래서 수면의 질이 개선되면 통증 완화에도 도움이 된다. 수면의 질을 개선하기 위한 좋은 출발점은 '수면 위생' 교육을 시작하는 것이다. 수면 위생이란 수면과 관련된 좋은 습관과 쾌적한 수면 환경에 도움이 되는 원칙들을 말한다. 예를 들어 침실을 어둡고 조용하게 만들고 규칙적인 수면 루틴을 정해두는 것이다. 침실에서 TV나 컴퓨터를 사용하지 않고 저녁에는 카페인을 섭취하지 않으며 정해진 시간에 잠들고 정해진 시간에 일어난다. 이런 방법으로도 효과를 보지 못한다면 불면증 인지 행동 치료를 추천한다. 연구 결과를 보면 불면증 환자의 70~80퍼센트가 불면증 인지 행동 치료로 수면의 질과 불면증 증상이 개선되었고,[22] 불면증과 관련된 만성 통증이 완화되었다.[23] 몸을 돌보는 것은 뇌와 효과적으로 소통하는 매우 좋은 방법이다. 몸에는 아무런 문제가 없으니 지나치게 경계 태세를 취할 필요가 없다고 알려주는 것이다. 적절한 휴식을 동반한 운동, 호흡법, 수면 습관, 건강한 생활방식은 표면적으로는 서로 다른 개입으로 보이지만 통증을 완화하는 원리는 같다. 모두 스트레스를 줄이고 안정감을 회복하는 핵심 메커니즘으로 통증의 본질에 접근한다.

통증 체계를 안심시키는 또 다른 방법은 마음을 이용하는 것이다. 5장에서 보았듯이 어떤 마음 자세를 갖는가는 통증을 경험하는 정도에 큰 영향을 준다. 두려움과 스트레스로 가득한 마음이 자신감과 희망으로 꾸준히 채워지면 시간은 걸리지만 통증 완화에 정말로 도움이 된다. 중요한 것은 심리적 유연함을 기르고 변화를 긍정적으로 받아들이고 지나간 일에 대해 수용하는 자세를 갖는 것이다. 자신의 상태를 수용한다는 말은 희망을 버리고 상황에 굴복한다는 의미가 아니다. 통증의 의미를 이해하고 자신이 처한 상황을 받아들이려고 애쓴다는 뜻이다. 정체를 알 수 없는 상대에 맞서는 것은 스트레스만 키울 뿐 문제 해결에는 도움이 되지 않는다. 통증은 우리를 지키고 보호하기 위해 존재한다. 물론 그 역할을 너무 열심히 하느라 우리를 힘들게 할 때도 있지만 현재 상황을 부정하고 분노하는 방법으로는 통증이 진정되지 않을 것이다. 우리는 우리가 안전하다는 사실을 통증 체계에 알려줄 필요가 있다. 그 사실이 몸과 마음에서 자연스럽게 우러나와 통증 체계에 전해져야 한다. 이러한 수준에 도달하기 위해 도움받을 수 있는 치료를 예로 들자면 전문가와 함께하는 인지 행동 치료, 마음챙김에 근거한 스트레스 완화 프로그램, 수용 전념 치료 같은 대화 치료가 있다. 감정 인식 및 표현 치료도 스트레스 상황을 다루는 효과적인 치료법으로서 전망이 밝다. 대화 치료의 핵심은 현대 통증 과학에 대한 이해를 토대로 환자의 두려움을 줄이고 자신감을 키우는 것이다. 트라우마가 있거나 정신질환이 있는 경우, 그 상황을 잘 이해하는 심리학자나 정신과 의사의 도움을 받는 것이 좋다. 특히 자신에게 즐겁고 유의미한 방식으로 창의력을 발휘하다 보면 그 과정 자체도 즐길 수 있게 된다.

개인적 차원의 노력 못지않게 사회적 차원의 노력도 필요하다. 우리는 사회와 떨어져 고립되어 살아가는 존재가 아니다. 우리는 우리가 처한 사회적 환경과 인간관계, 재정 상태, 사람들에게 인식되는 사회적 위치, 심지어 집과 일터의 건물 구조에 의해서도 영향을 받는다. 9장에서 보았듯이 사회적 맥락은 통증 경험에 많은 영향을 준다. 때로는 전혀 예상치 못한 방식으로도 나타날 수 있다. 많은 의료 전문가가 사회적 요인을 다룰 준비가 되어 있지 않고, 의학에서 다뤄지는 원인이 아니면 중요한 문제로 취급하지 않을 때가 많다. 하지만 이는 완전히 잘못된 태도다. 통증에서 벗어나려면 직장, 가족, 인간관계 같은 외부적인 스트레스 요인을 직접 해결해야 할 때도 있다. 말처럼 쉬운 일은 아니지만 그런 요인을 해결하면 증상이 바로 개선될 때가 많다. 생활 스트레스 요인을 없애고자 할 때는 쉽게 해결할 수 있는 문제부터 하나씩 접근하는 것이 좋다. 로버트 새폴스키 교수가 《스트레스: 당신을 병들게 하는 스트레스의 모든 것 Why Zebras Dont Get Ulcers》에서 말했듯이 스트레스 관리에도 80대 20의 법칙이 적용된다. "처음 들이는 20퍼센트의 노력이 80퍼센트의 스트레스를 해소한다."[24]

통증으로 고통받는 사람이 있다면 혼자 내버려두지 말고 사람들과 관계를 맺게 하는 것이 좋다. 타인은 물론이고 자신에게 친절함과 감사함을 갖도록 노력하는 모습은 통증으로 고통받는 사람과 그를 도와주려는 사람 모두에게 매우 중요한 자세다. 또한 통증 문제는 사회적 요인도 반드시 함께 고려되어야 한다. 스트레스 완화를 개인의 문제로만 치부해서는 안 된다. 만성 통증으로 고통받는 사람 중에는 자신의 생활방식을 바꿀 능력과 자원이 있는 사람도 많을 것이다. 하지만 알코올 의존증에 시달리는 노숙자나 직장도 없이 혼자 아이를 키우며 트라우마로 고통받는 사람에게 스트레스를 낮출 방법을 알아서 찾으라고 한다면 욕을 먹어도 이상한 일이 아니다. 우리는 어느 위치에 속해 있든 다른 사람들을 돌보고 그들의 역량을 키워줄 책임이 있다.

통증을 일으키는 뇌의 판단은 대부분 우리의 의식 영역 밖에서 이루어진다. 어쨌든 우리는 뇌의 경호 팀에 직접 접근할 수 없다. 뇌는 위험하다고 판단되면 잘못된 정보에 따른 결론이라도 우리에게 그 사실을 알려주려 한다. 뇌가 살아가는 육체적, 정신적, 사회적 맥락에 변화를 주는 작업은 단순해 보일지 모르지만, 뇌의 통증 체계에 '좋은 소식'을 계속 전해주어 안정감이 회복되기 때문에 통증 완화에 도움이 될 때가 많다. 뇌에 저울이 있다고 상상해보라. 오른쪽 추에는 안전과 관련된 증거가 놓이고 왼쪽 추에는 스트레스, 위협과 관련된 증거가 놓이는데, 통증은 추가 왼쪽으로 기울어질 때 나타난다. 따라서 뇌가 안전함을 느낄 수 있는 증거를 늘리거나 스트레스 요인을 낮추어 기울기가 평형에 가까워질수록 뇌의 통증 체계가 안정을 찾을 수 있다.

시각화하기

뇌가 몸과 환경에서 느끼는 방식의 변화로 통증 완화 효과를 얻는 것이 간접적인 방식이라면, 통증 체계에 직접 접근해서 통증 체계를 변화시킬 방법이 있다고 주장하는 연구자들도 점점 늘고 있다. 뇌 회로를 직접 재구성할 수 있다면 다시 말해 신경 가소성의 변화를 원래대로 되돌릴 수 있다면 확실히 혁명적인 통증 치료가 될 것이다. 캘리포니아 소살리토의 통증 전문가 마이클 모스코비츠 박사는 신경 가소성 분야의 세계적인 권위자로 알려져 있다. 모스코비츠 박사는 아무리 치료하기 힘든 만성 통증이라도 신경 가소성을 이용해 통증을 완화하거나 완치할 수 있다고 주장한다. 오랫동안 정신과 의사로 일하다 어떤 일을 계기로 통증 의학을 파고들어 미국 최고의 통증 전문가가 된 그는 현대 의학의 모든 수단을 동원해도 효과를 보지 못한 수많은 환자를 성공적으로 치료해왔다. 그중 첫 번째 환자가 바로 자기 자신이다. 모스코비츠 박사는 《스스로 치유하는 뇌The Brain's Way of Healing》의 저자 노먼 도이지와 나눈 인터뷰에서 자신의 인생을 바꿔놓은 큰 사고를 계기로 어떻게 자신을 치유하고 궁극적으로 수많은 사람을 돕게 되었는지 설명한다.[25] 1994년 마흔네 살을 맞은 모스코비츠 박사는 딸들과 오랜만에 단란한 휴가를 보내고 있었다. 강에서 튜브에 매달려 수면 위를 달리는 수상 스키를 즐기다가 튜브에서 떨어지는 바람에 물속에 처박히는 큰 사고를 당했다. 그에게 찾아온 끔찍한 목 통증은 10년 동안 끈질기게 그를 괴롭혔다. 마약성 진통제, 물리치료 등 안 해본 방법이 없었다. 하지만 어느 것도 소용이 없었다. 그는 통증의 악순환에 빠져드는 전형적인 전철을 밟았다. 목에서 시작된 통증은 등과 어깨뼈까지 퍼졌고 한번 시작된 통증은 시간이 갈수록 심해지기만 했다. 통증이 심해질수록 같은 통증 회로가 계속 작동해서 통증을 더 잘 인식하는 상태로 변했다. 전형적인 신경 가소성의 문제였다.

13년간 만성 통증에 시달린 모스코비츠 박사는 1만 5천 페이지에 달하는 신경과학 논문을 읽는 것을 포함하여 할 수 있는 모든 노력을 기울인 후 한 가지 결론에 도달했다. '신경 가소성의 문제로 이런 지경에 이르렀다면 신경 가소성을 훈련해서 다시 원래 상태로 돌아갈 수는 없을까?' 통증이 오랜 기간 지속되면 통증 회로가 넓게 퍼져서 뇌에 있는 여러 영역의 신경계를 차지하므로 결과적으로 감각 조절, 감정 조절, 인지 기능에 영향을 준다. 모스코비츠 박사는 통증을 일으키지 않는 신경 활동을 꾸준히 일으키는 방식으로 통증 네트워크를 차단하고 빼앗긴 신경계를 되찾는 방법을 떠올렸다. 그는 '시각'을 선택무기로 삼았다. 뇌의 많은 부분이 시각 처리에 사용되기도 하고 시각입력이 통증 경험에 중요한 역할을 하기 때문이다. 그는 강렬한 시각입력을 반복적으로 제공하면 뇌의 신경회로를 재구성할 수 있을 것이라고 생각하게 되었다.

그는 먼저 세 장의 뇌 그림을 그렸다. 첫 번째 그림은 뇌의 여러 영역이 활성화된 급성 통증이 있는 상태의 뇌였고, 두 번째 그림은 활성화된 영역이 더 확대된 만성 통증이 있는 상태의 뇌, 세 번째 그림은 통증이 전혀 없는 상태의 뇌였다. 그는 통증을 느낄 때마다 눈을 감고 만성 통증이 있는 상태의 뇌 그림을 떠올리고 통증을 일으키는 영역이 줄어드는 모습을 상상했다. 이는 단순히 통증이 없어졌으면 좋겠다고 생각하는 것과는 다르다. 3주 동안은 큰 변화가 없었다. 한 달쯤 지나자 통증이 나타나면 통증이 없는 상태의 뇌 그림이 저절로 떠올랐다. 6주가 지날 무렵 놀라운 일이 벌어졌다. 등의 통증이 조금씩 사라졌다. 그 후 1년에 걸쳐 목 통증이 서서히 가라앉더니 어느 순간 완전히 없어졌다. 그의 뇌는 통증이 지배하지 않는 새로운 신체 지도를 그리고 있었다. 모스코비츠 박사는 환자들에게도 같은 방식을 적용해보았다. 결과는 기적에 가까웠다. 그때부터 신경 가소성을 이용해 뇌 회로를 재구성하는 연구에 더욱 몰입했다. 물론 그 과정은 쉽지 않았다. 특히 시작 단계가 그러했다. 처음 몇 주 혹은 몇 달간은 아무런 보상이 없어도 포기하지 않고 꾸준히 훈련을 지속하는 것이 중요했다. 마치 새로운 언어를 배울 때처럼 인내심을 가지고 계속 연습하다 보면 종종 기적처럼 통증이 사라지는 강력한 보상이 주어졌다.

모스코비츠 박사의 이야기를 처음 들었을 때 나는 약간 회의적이었다. 하지만 나 역시 최면 요법으로 과민대장증후군이 완치된 경험이 떠올랐다. 최면 요법이 효과가 컸던 이유는 나의 장에 대해 거칠게 흐르는 강물이 아니라 잔잔히 흐르는 강으로 떠올린 시각적 측면과 관련이 있다고 생각한다. 11장에서 살펴본 거울 치료도 마찬가지다. 거울 상자의 착시 효과는 환상통은 물론이고 다른 만성 통증에도 효과를 발휘한다. 더욱이 최근 시도 중인 가상 현실 기술은 더 강력하고 더 접근하기 쉬운 시각화의 경험을 제공할 것으로 기대를 모은다. 2008년의 한 연구에서는 만성 손 통증이 있는 환자들에게 볼록 거울을 주고 손을 보게 하면 통증이 심해지고, 오목 거울을 주고 손을 보게 하면 통증이 줄어든다는 사실을 발견했다.[26] 손이 작아 보이면 손상도 작다고 뇌가 판단하는 것이다. 남호주 대학교에서 이루어진 그 연구에서는 한 발 더 나아가 VR 기술을 이용한 착시 효과를 통해 무릎 관절염 환자의 통증을 크게 개선하는 데 일조했다.[27] 관절염 환자들에게 VR 헤드셋을 지급하고 그들의 무릎이 실시간으로 나오는 영상을 보여주었는데, VR의 소프트웨어로 무릎을 실제보다 더 확대하거나 축소해서 보여주었다. 환자들이 무릎을 보고 있는 동안 연구자가 환자의 종아리 근육을 무릎 쪽으로 살짝 밀어 올리거나 발 쪽으로 살짝 잡아당기면 무릎이 확대되거나 축소되는 '시각-촉각 착각' 현상을 일으켰다. 다중감각 착시는 실제로 효과가 있었다. 반복해서 착시를 일으켰을 때 40퍼센트의 통증 완화 효과가 나타났다. 모스코비츠 박사는 시각화 작업에 촉각 자극, 청각 자극, 진동 요소를 추가하면 진통 완화 효과가 더욱 크게 나타난다는 사실도 발견했다. 미국 의사이자 접골사 말라 골든이 제안한 이 방법은 기분 좋은 감각 자극을 여러 경로로 제공해 통증 회로를 차단할 수 있도록 돕는다.

만성 통증에 빼앗긴 영역을 복구해 뇌를 원래대로 되돌릴 수 있다는 개념은 점점 기대를 모으고 있다. 뇌를 재훈련해서 통증을 다스린다는 발상은 현재로서 전망이 밝고, 통증의 현대적 이해와도 일치한다. 그러나 신경 가소성 연구와 임상시험은 아직 초기 단계이며 만족스러운 결과를 얻기까지는 더 철저한 증거 기반 연구가 필요하다. 어떤 결론이 나올지 계속 지켜보자.

교육하기

통증 치료에서 가장 중요한 부분은 교육일 것이다. 통증 체계를 이해하지 못하는 상태에서는 신경 회로의 재조직도 일어날 수 없다. 만성 통증을 완화하려면 통증이 일어나는 과정을 반드시 이해해야 한다. 통증이 일어나는 과정에 대한 이해는 치유를 향한 여정의 지도가 될 것이다. 통증 교육은 만성 통증을 앓으며 살아가는 사람들에게 약물보다 더 강력한 효과를 발휘할 수 있다. 또한 적극적으로 생활방식을 바꾸고 자신에게 맞는 치료법을 선택하는 강력한 근거가 될 수 있다. 통증 교육이 필요한 이유는 (의료 종사자를 포함한) 많은 사람들이 통증은 세포 조직에서 생성되고 뇌에서 감지된다는 잘못된 구시대적 관점을 여전히 믿고 있기 때문이다. 현대 통증 과학이 제공하는 관점은 통증의 개념 자체가 다르다. 통증은 뇌에서 생성되고 우리를 보호하기 위한 반응이며 조직 손상에 대한 정보가 아니다.

통증의 진실을 쉽고 명확하게 증거에 기반하여 전달하는 것은 쉬운 일이 아니다. 하지만 그 어려운 일을 해낸 사람들이 있다. 호주의 통증 전문가인 데이비드 버틀러와 로리머 모슬리는 《통증을 설명하다*Explain Pain*》라는 책을 쓰고, 같은 이름으로 통증 교육 프로그램을 선보여, 현대 통증 교육 분야에서 선구적인 업적을 이룬 사람들로 평가받는다.[28] 《통증을 설명하다》에서 사용되는 이야기와 비유, 도구, 개념은 상당히 정교하고 기발하다. 예를 들어 '프로텍토미터Protectometer'는 통증을 늘리거나 줄이는 요인을 식별하는 도구로서 '위험 요인'과 '안전 요인'을 설정해 통증을 측정하는데, 뇌가 안전하다고 느낄 만한 경험, 사람, 사물을 적극적으로 찾을 수 있도록 격려한다는 장점이 있다. 그리고 무엇보다 이들의 통증 교육 프로그램 효과를 입증할 수 있는 훌륭한 증거가 있다. 이 책이 출간된 후 실시한 한 연구에서 만성 요통 환자들을 두 그룹으로 나눈 뒤, 첫 번째 그룹에는 현대 통증 과학을 교육하고 두 번째 그룹에는 척추 해부학과 생리학, 인체 공학을 교육했다.[29] 실험 결과, 현대 통증 과학을 공부한 그룹은 즉각적인 통증 완화를 경험했지만, 전통적 의학 지식을 공부한 두 번째 그룹은 오히려 통증이 악화되었다. 전통적 의학 지식이 요통을 일으킬 수 있는 신체 부위들을 가르치는 데 그쳤다면, 현대 통증 과학은 통증이 반드시 조직 손상을 의미하지 않는다는 확신을 사람들에게 심어주었다.

최근 몇 년간 데이비드 버틀러와 로리머 모슬리의 통증 교육의 효과를 평가하는 무작위 대조 연구가 여러 차례 이루어졌다. 연구마다 특징과 결과는 조금씩 차이가 있지만 한 가지 결론은 확실해 보인다. 통증 교육 프로그램은 통증에 관한 지식을 늘려주고 움직임과 관련된 두려움을 줄여주며 사회 활동에 더 적극적으로 참여하게 하고 당연히 통증도 완화시켰다.[30,31] 특히 그 효과가 장기적으로 이어졌다는 점은 주목할 만하다. 1년 뒤 확인한 후속 연구 결과에서도 통증에 관한 생물학적 지식은 통증 강도 감소와 관련성이 높았다.[32] 더욱이 이 결과는 통증 교육만으로 나온 것이다. 통증 교육과 더불어 12장에서 언급한 다른 치료법을 병행한다면 통증 완화 효과는 더 커질 것으로 기대된다.

통증 교육을 제공하는 교육 플랫폼이 다양하게 있기는 하지만 〈통증을 설명하다〉는 증거 기반이 잘 갖춰진 몇 안 되는 플랫폼 중 하나다. 통증 완화에 도움을 받고 싶은 사람은, 이용하기 쉽고 증거 기반이 잘 갖춰진 이런 앱을 활용하면 좋다. 〈큐러블Curable〉도 매우 훌륭한 앱이다. 이 앱을 개발한 세 사람 역시 10년간 이어진 고질적인 만성 통증에서 회복한 사람들이다. 〈큐러블〉에서는 통증 과학 전문가들이 자문단으로 활동하며 현대 통증 과학에 대한 교육 프로그램과 자가 관리를 도와주는 가상의 코치를 제공한다. 〈큐러블〉의 이용자 7천 명을 대상으로 조사한 자료를 보면, 68퍼센트의 이용자가 한 달 뒤부터 통증 완화를 경험했다. 이 책을 집필 당시 해당 조사의 결과가 완전히 발표되지 않아 아직 확신할 단계는 아니지만, 이런 프로그램이 앞으로 더 많이 개발되어 많은 이들이 자가 통증 관리에 도움을 받았으면 하는 바람이다.

통증에 관한 교육이 통증 환자들에게만 필요한 것은 아니다. 정말 놀랍게도 많은 의사들이 통증의 본질을 제대로 이해하지 못한다. 물론 나도 그러했다. 시스템상의 문제도 있다. 서양의 의료서비스는 체계적이고 조직적인 방식으로 질병을 다룬다. 환자들은 몸이 아프면 아픈 부위별로 다른 전문가를 찾아가야 한다. 몸이 아플 때 찾는 병원과 마음이 아플 때 찾는 병원은 완전히 다르다. 현대 의학은 통증의 생체의학적 모델에 집중할 뿐 인지적, 심리적, 사회적 영향은 언급하는 정도에만 불과하다. 의과대학 학생들은 환자들의 통증 치료에 관심은 많지만 만성 통증을 가장 다루기 어려워한다.[33] 일반적으로 급성 통증에 대한 지식은 풍부하지만 만성 통증에 대해서는 그렇지 않다. 대부분의 의사는 검사상 원인을 찾을 수 있는 질병을 진단하고 처방을 내리고 치료해서 환자가 나아지는 모습을 보고 싶어 한다. 하지만 만성 통증은 그렇게 간단히 해결되지 않는다. 만성 통증은 매우 복잡하고 까다롭고 인간적이다.

의료인들이 통증의 실체를 받아들이지 않는다면 치료에 대한 가능성도 보기 힘들 것이다. 게다가 몸 어딘가에 발견되지 않은 조직 손상이 남아 있다는 잘못된 환자의 믿음을 강화해 자신도 모르는 사이 환자의 통증을 더 악화시킬 수 있다. 의료서비스의 한계, 제약계의 영향력, 통증에 대한 잘못된 이해가 합쳐져 대부분의 사람이 만성 통증을 약물과 수술로 치유할 수 있다고 기대한다. 하지만 약물과 수술에 기대는 치료는 대부분 효과가 없고 무력감과 절망감을 증폭시킨다. 더 좋은 방법은 통증의 본질을 이해하는 것이다. 의사들이 먼저 통증의 실체를 정확히 이해하고 환자들을 교육한다면 환자들에게 자신감과 용기를 북돋아주고 회복을 도울 수 있다. 대부분의 과학적 발견이 그렇듯 통증 체계의 변화도 시간이 걸린다. 강의 흐름을 바꾸려는 시도처럼 힘들게 느껴질 수 있다. 한 사람의 인생을 변화시키는 작업인 만큼 쉬울 리가 없겠지만 우리는 해낼 것이다.

나는 변화의 물결에 이미 동참하고 있는 통증 전문가와 이야기를 나눌 기회가 있었다. 디팍 라빈드란 박사는 영국 레딩의 로열 버크셔 병원에서 마취통증의학과 전문의로 일한다. 20년 이상의 통증 치료 경험, 진통제, 신경 차단 및 다양한 주사 요법에 관한 전문 지식과 기술을 보유하고 있다. 원래는 생체의학 추종자였지만 이제는 통증 혁명에 동참하고 있다. "모든 세대의 사람들이 통증은 손상의 징후라고 배우며 자랐어요. 물론 의사도 포함해서 말입니다. 우리는 검사만 하면 손상된 조직을 찾을 수 있고, 그 조직을 차단하고 자르거나 마비시키기만 하면 치료가 된다고 믿었어요. 제가 수련할 때만 해도 오피오이드는 효과적이고 중독성이 없는 약물로 판매되었죠. 그런데 2014년을 전후로 점점 문제점이 드러났습니다. 제 경험으로 보면 약물치료는 효과가 30퍼센트 정도에 불과해요. 그 무렵 어깨 관절경술, 후관절 차단술 등의 여러 진통 완화용 수술이 위약보다 별로 나을 게 없다는 유력한 증거들을 보게 되었죠……. 통증 전문의로서 너무 초라하게 느껴지더군요. 우리는 통증을 단순히 질병의 증상으로 보는 생체의학적 모델에서 벗어나 더 폭넓은 관점에서 통증을 바라볼 필요

고통의 비밀

가 있어요." 그렇다고 라빈드란 박사가 약물 요법이나 중재 시술을 완전히 버렸다는 의미는 아니다. "우리는 통각, 즉 위험을 감지하는 것과 통증을 구분할 필요가 있어요. 만약 손상된 신체 부위에서 오는 통각으로 통증을 느낀다는 증거가 있으면 전통적인 치료법이 적절할 수 있어요. 그렇지 않다면 더 폭넓은 관점에서 바라볼 필요가 있죠."

라빈드란 박사는 통증의 실체가 무엇인지, 그 실체가 통증 완화에서 의미하는 바가 무엇인지를 깨닫게 되면서 통증 교육 전도사의 길로 접어들었다. 그는 2021년 출간된《고통에서 벗어나는 마인드셋 *The Pain-Free Mindset*》에서 만성 통증의 본질을 설명하고 통증에 대한 현대적 이해를 토대로 통증을 완화할 수 있는 일곱 가지 방법을 제시한다. 그 일곱 가지 방법을 의미하는 영어 단어의 알파벳 첫 글자를 합치면 정확하게 '마인드셋MINDSET'이 된다. 우선 M과 I는 전문 의료인이 행하는 전통적인 통증 완화 치료법인 약물치료Medication와 중재 시술Intervention을 각각 의미한다. 라빈드란 박사는 전통적인 치료가 대부분 만성 통증에는 효과가 없지만 일부 사람에게는 도움이 될 수 있고 다른 치료와 보완적으로 사용될 수 있다고 말한다. 또한 환자가 치료를 수동적으로 받아들이거나 통증의 본질을 이해하지 못하고 주도적으로 건강을 관리하지 못하면, 이런 치료가 별로 도움이 되지 않는다고 단언한다. 그래서 다음 단계인 N, 즉 신경과학 교육Neuroscience education이 필요하다. 다음 알파벳 D, S, E는 각각 식단Diet, 수면Sleep, 운동Exercise을 의미한다. 염증을 줄이고 뇌가 안정감을 찾아 통증이 줄어들게 하는 방법이다. 마지막 T는 인지 치료나 통증의 전통적 모델에서 쉽게 간과되는 트라우마 치료같이 몸과 마음의 치유Therapies를 의미한다. 라빈드란 박사는 자신의 환자들을 조사한 결과, 40퍼센트가 어린 시절에 불행한 경험을 했다는 사실을 알았다. 그런 사람들은 근본적으로 트라우마 치료가 이루어져야만 제대로 된 효과를 볼 수 있다.

라빈드란 박사의 주장은 이번 장의 핵심과 일맥상통하는 부분이 있다. 결국 통증은 개인에 따라 다르게 나타나기 때문에 치료에 대한 접근도 개인에 따라 달라져야 한다. 통증은 인간의 전체를 보호하고 싶어 한다. 그러므로 통증을 줄이고 뇌가 안정감을 느끼게 하려면 인간 경험의 모든 측면을 다룰 필요가 있다. 스탠퍼드 대학교의 통증 전문가 숀 C. 맥키는 이를 다음과 같이 표현했다. "만성 통증은 신체만의 문제도 아니고, 뇌만의 문제도 아니다. 모든 것이 문제가 될 수 있다. 따라서 전체를 살펴야 한다. 삶 전체를 되찾아야 한다."[34]

만성 통증을 해결하는 빠르고 쉬운 길은 없다. 치유의 산을 오르는 길은 종종 좁고 구불구불하고 가파르게 이어진다. 때로는 비바람이 몰아치고 가도 가도 정상이 보이지 않는다. 하지만 많은 증거가 인내심과 희망을 버리지 말고 계속 나아가면 그만한 가치가 있을 것이라고 말한다. 몸과 뇌에 친절해지자. 올바른 정보를 제공해 힘을 키워주자. 통증에 대한 현대적 이해는 인간을 단순히 수용체와 신경 다발로 보지 말라고 가르친다. 인간을 인간으로 보라고 가르친다. 통증을 이해하려면 우리 자신을 이해해야 한다. 이 책이 조금이나마 통증 과학에 대한 흥미를 불러일으켰기를 바란다. 이 책을 계기로 더 많은 자료를 찾아보고 진실을 퍼뜨려주기를, 무엇보다 희망을 잃지 말기를 당부한다.

고통의 비밀

이 책은 모두를 위한 것이지만 특히 만성 통증으로 힘든 시간을 보내는 사람들에게 도움을 주고 희망을 전하는 책이 되기를 간절히 희망한다. 만성 통증 환자들은 많은 경우 병원에서 제대로 된 진단명을 듣지 못하고 기분 탓이라고 오해를 받을 때도 많다. 이 책이 어떤 역할을 할 수 있다면 개인적으로나 사회적으로 만성 통증의 심각성을 일깨울 수 있기를 바란다. 내가 만난 환자들이나 인터뷰에 응해준 사람들이 아니었다면 이 책은 나오지 못했을 것이다. 에번과 몇몇을 제외한 나머지 사람들은 실명을 밝히지 못했지만 그들 모두에게 감사의 마음을 전한다.

두 번째로 감사 인사를 표하고 싶은 사람들은 통증을 연구하고 치료하는 데 평생을 바친 과학자와 임상의학자 들이다. 이 책에는 400편에 달하는 참고 문헌이 수록되어 있고, 그 문헌을 대표하는 연구자만 해도 1천 명 이상에 달하지만 그들은 과감한 사고의 전환으로 현대 통증 과학의 토대를 마련한 수많은 이들의 일부에 불과하다. 그들 모두에게 무한한 감사와 존경의 마음을 전한다.

내가 만난 최고의 편집자 안드레아 헨리를 포함하여 트랜드월드의 동료들인 톰 힐, 케이트 사마노, 필 로드, 알렉스 뉴비, 리처드 셰일러에게도 감사의 마음을 전한다.

통증이 훌륭한 주제가 될 것이라고 선견지명을 보여준 나의 에이

전트 찰리 비니에게도 감사하다.

지도 교수이자 멘토가 되어준 케이트 토머스, 콜린 투브론, 마그레타 드 그라지아, 다피드 로이드, 마칭 마, 그레이엄 오그, 올가 차탈루, 케이트 딘, 벨린다 레녹스, 존 빌에게도 감사 인사를 전한다. 그들의 도움으로 글쓰기, 과학, 인간에 대해 많은 영감을 얻었다.

이 책을 위해 기꺼이 시간과 경험을 내어준 조 카메론, 캔디스, 벳산 코크힐, 디팍 라빈드란, 조엘 살리나스, 제임스 로빈슨, 폴 휴즈, 데니즈 거설, 팀 켈러, 이트샴 이크발, 그리고 이름을 밝히지 못한 많은 사람들에게 감사의 뜻을 표한다.

글 쓰는 일과 다른 사람을 돌보는 직업을 추구하며 살도록 내게 몸소 가르쳐준 우리 부모님, 그리고 동생만이 할 수 있는 방식으로 통증에 관한 정보를 제공해준 내 동생 핀에게도 고마운 마음을 전한다.

그리고 나의 아내 한나에게 감사하다. 든든한 조언자이자 현명한 조력자인 아내가 없었다면 이 책은 나올 수 없었을 것이다.

마지막으로 나의 글을 읽어준 독자들에게 감사하다. 이 책으로 통증에 대한 이해가 조금이나마 확장되기를 희망한다. 통증에 대해 더 많이 알아보는 계기가 되었으면 좋겠고 그 깨달음을 주변에 널리 전파하기를 바란다. 통증에서 벗어나는 길은 통증을 이해하는 것에서 시작한다.

C-신경섬유　신경을 덮고 있는 미엘린이 없어서 다른 신경보다 느린 통증을 전달한다.

FAAH(fatty acid amide hydrolase)　지방산 아마이드 가수분해효소 참고.

fMRI(functional magnetic resonance imaging)　기능적 자기공명영상. 뇌 혈류의 변화를 측정하는 뇌 영상기법이다. 특정 부위에서 혈류가 증가한다는 것은 그 부위에서 에너지를 더 많이 필요로 한다는 의미이므로, 그 부위가 더 활성화된다는 뜻으로 해석할 수 있다. '기능적'이라는 말은 뇌의 구조적인 면이 아니라 기능적인 면에서 변화를 관찰한다는 의미다.

KCNG4　칼륨 채널 $K_v6.4$를 통제하는 유전자.

$K_v6.4$　통각수용기의 세포막에서 칼륨의 흐름을 제어하는 채널(엄밀히 말하면 채널의 하위 단위다). $K_v6.4$ 채널은 신경 자극이 상처 부위의 위험 신호를 뇌로 보내는 역할을 한다.

L-도파　도파민 생성을 늘리는 약물로 사용되는 물질. 도파민은 혈액-뇌 장벽을 통과하지 못하므로 간접적으로 도파민을 늘려주는 전구물질이 이용된다.

MRI(magnetic resonance imaging)　자기공명영상. 인간이 발명한 경이로운 기술인 MRI는 일종의 거대한 자석이다. 우리 몸을 이루는 원자 중 양전하를 띠는 '양성자'를 자기장에 정렬시킨 후 무선 펄스를 방출해 정렬에서 벗어나게 한다. 펄스가 사라지면 양성자가 다시 정렬되면서 전자기 에너지가 방출되어 신체 내부를 드러내는 영상이 나타난다. MRI 기법에는 영상 결과가 보여주는 신체 조직과 기능에 따라 fMRI 외 여러 종류가 있다.

$Na_v1.7/Na_v1.9$　통각수용기 말단에 있는 나트륨 채널. 통각수용기를 활성화해 신경 자극을 생성한다. 양전하를 띠는 나트륨이 음전하를 띠는 신경 내부로 들어가면

전기적 변화가 생기는데, 이 전기적 변화로 신경 자극이 일어난다. 'Na'는 나트륨의 원소 기호를 뜻하고 ','는 전압을 의미하며 1.7이나 1.9는 각각 일곱 번째, 아홉 번째로 발견된 채널이라는 뜻이다.

SCN9A Na$_v$1.7 채널을 제어하는 유전자.

ZFHX2(zinc finger homeobox 2) '아연 집게 호메오박스 2'라는 특이한 이름을 가진 잘 알려지지 않은 유전자. 유전자 판독을 조절한다. 이탈리아 토스카나 출신의 마르실리 가족이 통증을 느끼지 못하는 것으로 화제를 모아 유전자를 조사한 결과, 이 유전자에 돌연변이가 있는 것으로 밝혀졌다. 이 유전자의 발견으로 새로운 진통제 개발에 귀추가 주목된다.

가지 돌기 신경 세포에서 뻗어 나온 나뭇가지 모양의 짧은 돌기. 다른 신경 세포에서 보낸 신호를 받아 세포체에 전달한다. 보통 세포체 하나에 여러 개의 가지 돌기가 연결된다. 가지 돌기를 의미하는 영어 덴드라이트dendrite는 나무를 뜻하는 그리스어 덴드론dendron에서 유래한다.

감정 인식 및 표현 치료 감정과 트라우마 치유에 초점을 맞춘 대화 요법이다. 특히 과거의 충격적 경험이나 현재의 갈등과 관련해 감정이 통증을 증폭시키는 뇌 경로에 어떤 영향을 주는지에 대한 이해를 돕는다. 부정적 감정과 긍정적 감정을 표출할 수 있게 도와주고 문제 상황을 극복할 수 있도록 적응하는 힘을 길러준다.

거울 촉각 공감각 거울 촉각 공감각이 있는 사람들은 다른 사람이 촉각을 느끼는 것을 보면 자신도 똑같이 그 촉각을 느낀다. 혹은 적어도 뇌에서는 그렇게 인식한다. 상대와 똑같은 신체 부위에서 공감각을 느끼는 사람도 있고 거울처럼 오른쪽과 왼쪽이 반대로 나타나는 사람도 있다.

경두개 직류전기자극 두피에 부착한 전극을 통해 낮은 직류자극을 보내 뇌의 특정 영역을 활성화하는 치료법.

경피신경 전기자극치료 피부에 부착한 전극으로 저주파 전기자극을 일으켜 통증을 완화해주는 치료다. 효과를 확신하는 사람들도 있지만 유효성에 대한 증거는 혼재한다.

공감 학자에 따라 정의는 조금씩 차이가 있지만, 대체로 타인이 경험하는 감정을 이해하고 자신이 겪는 것처럼 느끼는 것을 의미한다.

공감각 하나의 감각이 자극되면 다른 영역의 감각이 동시에 작동하는 현상. 예를 들어 특정 숫자를 보거나 생각하면 특정 색깔이 떠오른다.

공개 라벨 위약 위약이라는 것을 알고 먹는 위약을 말한다.

공리주의 간단히 말해 최대 다수가 최대 행복을 누리는 길을 선택해야 한다는 윤리 이론이다.

과민대장증후군 지속적, 반복적으로 복통과 배변 습관 변화가(변비, 설사, 대변 횟수, 모양) 나타나는 질환이다. 다양한 것이 원인이 될 수 있지만 심리적 스트레스가 주요 원인으로 꼽힌다. 최근 발견되는 증거에 따르면 (장내 서식하는 수많은 미생물을 포함해서) 장과 뇌를 연결하는 신호체계인 장-뇌 연결축의 기능 장애가 원인으로 지목된다.

관문 통제설 1965년 패트릭 월과 로널드 멜잭이 〈통증의 메커니즘〉이라는 논문에서 제안한 가설이다. 척수에는 중간 신경 세포의 형태로 된 일종의 '관문'이 있어서 말초 신경에서 오는 위험 신호를 뇌로 보낼지 말지를 조절한다는 내용이다. 지나치게 단순화된 가설이었지만 현대 통증 과학의 토대가 되었다는 점에서 의의가 있다.

국제질병분류 세계보건기구에서 주관하는 질병분류 체계.

국제통증연구협회 임상의, 과학자, 정책 담당자가 통증의 다양한 분야를 다루는 세계적인 협회.

급성 통증 끓는 주전자에 손이 닿거나 바닥에 놓인 레고 조각을 밟았을 때 느끼는 통증처럼 대개 어떤 자극과 관련된 단기 통증을 말한다. 자극으로 인한 상처는 그 상처가 아물면 통증은 사라진다.

기저핵 뇌 깊숙한 곳에 있는 신경 세포 다발로 운동 및 감정 조절 등 다양한 기능을 담당한다.

날록손 약품명인 나르칸Narcan으로도 잘 알려져 있다. 오피오이드 길항제로 쓰이는 약물이며 오피오이드 과다복용 시 주로 사용된다.

내분비계 호르몬 분비에 관여하는 호르몬계와 호르몬 분비샘. 대표적인 내분비계 호르몬에는 코르티솔과 성호르몬인 에스트로겐, 테스토스테론이 있다.

내인성 몸에서 만들어진 물질이라는 의미. 우리 몸에서는 엔도르핀 같은 내인성 오피오이드가 생성된다.

내후각피질 측두엽에 위치하고 기억 형성에 중요한 역할을 하는 뇌 영역이다. 잠재적 위험 신호를 해석하는 역할을 하며 불안감을 높여 통증을 증폭시킨다. 이는 최악의 상황을 대비해 신체 반응을 준비시키기 위함으로 해석된다.

노세보 효과 약물이나 치료법에 대한 부정적 기대로 치료 효과가 감소하는 현상.

뇌섬엽 대뇌 반구 깊숙이 위치한 부위이며 여러 기능을 담당한다. 특히 두려움, 혐오감 같은 감정을 느끼며 그런 감정을 통증 경험과 연결하는 데 관여한다.

뇌심부 자극술 뇌의 특정 부위에 전극을 심어 전기자극을 주는 신경 외과적 수술. 뇌를 자극하는 '뇌 심박 조율기brain pacemaker'를 통해 비정상적인 신경 활동을 조절하도록 하려는 것이다.

뇌파 검사 뇌의 전기 활동을 기록하는 비침습적 검사. 두피에 부착한 전극으로 뇌파 변화를 측정한다. 뇌전증 진단에 필수적인 검사로 사용할 뿐 아니라 임상 및 연구 목적으로 다양하게 활용한다.

뉴런 신경 세포. 세포체(세포 DNA를 포함하며 에너지 생성에 중요한 역할을 한다), 가지 돌기, 축삭 돌기로 이루어져 있다.

단계별 심상 훈련 통증의 보호 기제를 건드리지 않으면서 운동과 관련된 뇌 영역을 자극해 천천히 통증 완화를 돕는 치료 프로그램. 단계별 심상 훈련은 주로 세 단계로 이루어진다. 첫째, 환자에게 신체 일부분을 사진으로 보여주고 왼쪽 부위인지, 오른쪽 부위인지 맞히게 한다. 둘째, 통증이 있는 신체 부위를 실제로는 움직이지 않고 움직이는 모습을 상상만 하게 한다. 셋째, '거울 치료'를 실시한다. 절단된 쪽의 팔이 잘 움직이는 것처럼 보이도록 환자가 건강한 쪽의 팔을 움직여 그 모습을 거울을 통해 보게 한다.

고통의 비밀

도파민 운동 조절, 동기 부여 등에 관여하는 신경전달물질. 보상으로 인한 만족감, 쾌락에 관여하는 물질로 잘 알려져 있지만 보상을 추구하도록 동기 부여에 더 많이 관여한다.

동종 요법 대체 의학의 한 종류로서 '비슷한 것으로 비슷한 것을 치유한다'라는 원리를 토대로, 문제가 되는 질병을 일으키는 물질을 소량으로 희석해 그 병을 치료한다는 개념이다. 임상시험 결과를 보면 동종 요법은 플라세보 효과에 지나지 않는다. 그래서 주류 의학계에서는 과학적인 치료법이 되기 어렵다고 판단한다.

디폴트 모드 네트워크 휴식을 취할 때 더 활성화되고 활동에 참여할 때는 활성화되지 않는 뇌 영역. 기억 회상, 몽상, 미래에 대한 계획 등에 관여한다.

류머티즘 관절염 면역계가 자신의 조직을 공격하는 자가면역질환. 손목과 손가락같이 주로 작은 관절에 나타난다.

리도카인 리그노카인lignocaine이라고도 하는 부분 마취제. 치과에서 주로 쓰며 가벼운 수술과 시술에도 사용한다. 위험 신호가 작동하지 못하도록 통각수용기의 나트륨 채널을 일시적으로 차단한다.

마미총증후군 마미총은 척수 오른쪽 아래에 있는 말의 꼬리처럼 생긴 신경 다발이다. 마미총을 가리키는 라틴어 'cauda equina'는 말의 꼬리라는 뜻이다. 마미신경총이 손상되면 극심한 통증을 일으킬 수 있고, 마비, 신경통, 요실금, 성 기능 장애가 올 수 있다. 마미총증후군으로 진단되면 신경 압박을 풀어주는 응급 수술을 해야 한다.

마음챙김에 근거한 스트레스 완화 프로그램 명상, 요가, 몸에 대한 인식을 통해 감정 조절과 스트레스 완화를 돕는 치료 프로그램.

만성 통증 3개월 이상 지속되는 통증이라는 정의도 있고, 초기 손상이 치유된 후에도 계속 지속되는 통증이라는 정의도 있다.

말초 민감화 신경 자극에 대한 민감도가 증가하는 상태. 발목 인대가 손상되면 그 부위가 통증에 민감해져서 다리를 절뚝거리게 되듯이 주로 조직 손상이 일어난 후 나타난다.

말초 신경계　뇌와 척수 같은 중추 신경계에서 뻗어 나온 모든 신경.

면역계　잠재적 위험에 대한 인체 방어 시스템. 병원균, 암세포, 유해 물질 같은 외부의 위험 요소로부터 인체를 보호하기 위한 세포와 분자, 화학작용의 거대한 집합체다.

모르핀　양귀비에서 추출하는 천연 오피오이드. 오피오이드 수용체에 작용해 통증 완화 효과를 일으킨다.

무작위 대조 연구　비슷한 두 집단을 설정해 테스트하려는 신약이나 '대조' 치료(위약이나 일반 치료) 중 하나를 제공하고 결과를 비교하는 연구. '이중맹검법'에서는 약을 투여받는 실험 대상자뿐 아니라 연구자나 임상의도 제공하는 약이 신약인지, 위약인지를 모르는 방식으로 시험한다.

무쾌감증　음식 섭취나 섹스처럼 일반적으로 즐거움을 느끼는 활동에서 즐거움을 느끼지 못하는 상태. 우울 장애의 주된 증상이다.

미엘린　신경을 둘러싼 지방질. 절연체 역할을 하며 신경 자극의 속도를 높인다.

발작성 통증 장애　간헐적으로 발생하는 선천성 통증 장애. 직장통으로 나타날 때가 많지만 신체 어느 부위에서도 생길 수 있다. Na$_v$1.7 채널에 영향을 주는 SCN9A 유전자에 돌연변이가 있어서 위험 신호가 뇌로 쉽게 전달되는 상태다.

배쪽 창백　기저핵을 이루는 한 부분. 뇌의 보상 회로를 구성하는 주요 부위로 동기 부여와 중독에 관여한다.

베이즈 정리　P(A|B)=(P(A) P(B|A))/(P(B)). 이전의 경험과 현재의 증거를 토대로 어떤 현상이 일어날 확률을 구하는 공식이다. 새로운 정보를 토대로 미래 확률을 추정할 수 있게 한다. 18세기 영국 장로교 목사가 만든 법칙으로 사후에 발표되었다.

병원체 연관 분자 유형　병원성 미생물에 존재하는 분자로 면역계에 의해 인식될 수 있다.

복합부위통증증후군　주로 신체 한 부분에 극심한 통증이 나타나는 질환이다. 이름처럼 통증이 복합적인 양상을 보인다. 정확한 원인은 밝혀지지 않았지만 염증과 중추 감작이 주된 원인으로 지목된다.

비만 세포   피부, 폐, 장 내벽에 존재하는 면역 조직의 지뢰 세포라 할 수 있다. 평소에는 문제를 일으키지 않지만 병원체나 알레르기 원인 물질이 침투하면 히스타민과 염증성 분자를 분비시켜 급작스럽게 피부 가려움증이나 팽진, 통증 등을 일으킨다.

생물심리사회적 모델   미국의 의학 박사 조지 엥겔이 제안한 개념으로 질병은 생물학적 요인뿐 아니라 심리적, 사회적 요인과도 깊이 관련되어 있음을 설명한다.

선천성 무통각증   고통을 느끼지 못하는 매우 드물게 나타나는 유전 질환이다. 신경 기능의 문제로 위험 신호가 뇌로 전송되지 않는다.

섬유근육통   몸 여러 부위에 나타나는 만성적인 통증, 피로감, 기억력 문제 같은 증상을 보이는 질환. 명확한 원인은 밝혀지지 않았지만 중추신경의 통증 처리 문제일 가능성이 크다. 최근 연구에 따르면 면역계 이상도 원인으로 지목된다.

속섬유막   뇌에서 고속도로의 교차로 같은 역할을 담당하는 부위. 속섬유막은 대뇌 피질을 다른 뇌 구조와 연결하는 신경섬유 다발을 둘러싸고 있다.

손상 연관 분자 유형   조직 손상 후 분비되는 분자 유형으로, 면역 세포가 이 분자 유형을 인식하면 면역계가 활성화된다. 손상된 세포나 죽은 세포에서 분비되는 단백질로 구성된다.

수도관 주위 회색질   뇌간에 있는 영역. 뇌로 오는 통각 신호를 억제하는 중요한 역할을 한다. 위험 신호가 뇌에 도달해 통증으로 해석되는 것을 차단할 수 있는 마지막 관문 중 하나다.

수용 전념 치료   개인이 자신의 고통스러운 상황을 부정하거나 맞서지 않고 현실을 있는 그대로 받아들이도록 교육하는 심리학적 개입이다. 어느 정도 수용이 이루어지면 통증에 관한 이해뿐 아니라 삶의 목표와 가치도 다시 설정하도록 돕는다. 직접적인 통증 완화를 시도하기보다 치료과정에서 자연스럽게 통증 완화를 경험할 수 있게 한다.

시냅스   신경과 신경을 연결하는 미세한 틈. 시냅스를 통해 신경 화학적 신호가 전달된다.

시상 　정보의 중계소 역할을 하는 부위. 뇌 중앙 깊숙이 위치하며 후각을 제외한 모든 감각 정보가 시상을 거쳐 대뇌 피질로 전달된다.

시상하부 　신경계와 내분비계를 연결하는 뇌의 부위로 식욕, 수면, 체온 조절 등에 관여한다.

신경 가소성 　뇌 회로가 환경에 변화하고 적응하는 능력. 과거에는 학습이 집중적으로 일어나는 어린 시절에만 신경 가소성이 발현되는 것으로 여겨졌다. 하지만 이제는 전 생애에 걸쳐 뇌가 대단히 유연하고 가변적일 수 있다는 것이 정설로 통한다.

신경 지문 　통증은 수많은 뇌 영역의 활동 패턴으로 만들어지는 산물일 뿐 뇌에는 '통증 경로'나 '통증 중추'가 없다. 뇌 영역의 활동 패턴을 '신경 지문'이라 하는데, 각각의 패턴이 경험하는 통증마다 다르게 나타나므로 지문이라는 표현을 쓴다.

신경전달물질 　신경 세포 간에 신호를 주고받는 화학물질. 도파민과 세로토닌은 가장 유명한 신경전달물질이다. 현재까지 밝혀진 바로는 200개 이상의 신경전달물질이 존재한다.

아난다마이드 　우리 몸에서 분비되는 분자. 뇌의 칸나비노이드 수용체를 활성화해 천연 진통제 역할을 하고 기분을 좋게 한다. 아난다Ananda는 산스크리트어로 '큰 행복'이라는 의미가 있다.

안구 운동 둔감화 및 재처리 요법 　트라우마 치료에 효과적인 치료법. 양측성 자극 임무를 수행함과 동시에 트라우마와 관련된 기억을 떠올리게 하면, 관련 사건에 대해 제한된 정보만 떠올릴 수 있게 되어 결과적으로 그 사건에 대한 감정적 반응을 줄이는 효과가 있다. 트라우마와 관련된 기억을 재처리하는 방식으로 기억에 서서히 둔감해지게 한다.

안와전두피질 　전전두엽 피질에서 안와(눈구멍) 바로 위에 있는 부위. 의사 결정과 선택 사안에 대한 상대적 가치 평가를 하는 데 중요한 역할을 한다.

양전자 단층 촬영술 　방사성 추적자를 통해 뇌에서 사용되는 산소와 포도당의 농도를 측정하는 영상기법. 활성화된 뇌 영역을 보여준다.

염증 　세균 침입, 외상 등 신체 조직이 손상을 입을 때 체내에서 일어나는 반응을 말한다. 염증의 역할은 손상의 원인을 제거하고 치료과정을 시작하는 것이다.

영국 국민건강보험 영국의 공공 의료 시스템. 네 개의 구성국인 잉글랜드, 웨일스, 스코틀랜드, 북아일랜드에서 각 지부를 운영하고 있다. 1948년 설립 이후, 무료 의료서비스를 대원칙으로 하고 있다.

예측 처리 뇌는 외부 세계에 대한 이해를 계속해서 발전시키고 있기 때문에 우리가 무엇을 경험할지 예측할 수 있고, 새로운 증거나 상충하는 증거를 통해 그 예측을 업데이트한다는 이론이다.

오피오이드 인체의 오피오이드 수용체에 작용하는 물질로 통증 완화 효과를 일으킨다. 양귀비에서 추출하는 '모르핀', '코데인', 인공적으로 합성하는 '펜타닐', 체내에서 생성되는 '엔도르핀' 등이 있다.

외상 후 스트레스 장애 충격적 사건을 경험한 후 나타나는 불안 장애. 충격적인 기억에 대한 반복적 회상, 과잉 각성, 악몽, 부정적 기분, 회피 등의 증상이 나타난다.

유해 자극 인체에 해로운(혹은 잠재적으로 해로운) 자극. 화학적 자극(부식성 산), 물리적 자극(타격), 열 자극(끓는 물)이 있다.

이질 통증 햇볕에 피부가 심하게 탔을 때 옷만 닿아도 아프게 느껴지는 것처럼 일반적으로 고통을 주지 않는 자극이 고통스럽게 느껴지는 상태를 말한다. 기존의 조직 손상이나 염증이 원인이 될 때가 많다.

인지 기능 치료 통증에 관한 교육, 운동, 생활방식의 변화를 통해 개인의 마음가짐과 '통증 신념'을 재형성하도록 돕는 심신 요법.

인지 행동 치료 부정적인 사고와 행동이 변화되도록 돕는 심리 치료.

일차성 피부홍통증 피부가 불에 타는 듯 따갑고 아픈 선천성 질환. 주로 손발에 많이 나타난다. $Na_v1.7$ 채널에 영향을 주는 SCN9A 유전자의 변이로 통증 역치가 낮아져서 생긴다.

전전두엽 피질 대뇌 반구 앞부분을 덮고 있는 대뇌 피질. 의사 결정, 자제력, 단기 기억, 집중력 조절 등 '실행 기능'에 주로 관여한다.

전측 대상피질 부메랑처럼 생긴 뇌 영역으로 '감정'에 관여하는 영역과 '인지'에 관여하는 영역 사이에 있다. 전측 대상피질은 통증의 위치나 강도를 파악하기보다 통증의 의미를 파악하는 데 주력하며, 통증의 물리적, 정서적, 사회적 요인을 평가하고 통합한다. 누군가로 인해 감정이 상하거나 사회적으로 소외감을 느끼는 것은 전측 대상피질의 역할 덕분이다.

중추 감작 중추 신경계가 위험 신호에 매우 민감하게 반응하는 상태를 말한다. 중추 감작이 발생하면 일반적으로 고통스럽지 않은 자극에도 고통을 느낀다. 중추 감작은 급성 통증이 만성 통증으로 발전하는 주요 메커니즘으로 작용할 수 있다.

중추 신경계 뇌와 척수로 이루어진 신경계통이다.

지방산 아마이드 가수분해효소 아난다마이드를 분해하는 단백질로 체내 엔도칸나비노이드 양을 줄인다.

체감각피질 대뇌 중앙 윗부분의 이랑에 위치. 접촉, 균형, 온도, 통증 처리를 담당한다. 뇌 신체 지도가 저장되는 부분이다.

최면 특정한 방향으로 주의를 집중시키는 변화된 의식 상태로, 최면을 건 사람의 제안을 더 잘 수용하게 된다.

최면 요법 최면술을 이용해 의학적, 정신적 질환을 치료하는 요법.

축삭 돌기 신경 세포의 세포체에서 뻗어 나온 가지. 기본적으로 뇌와 신경계의 전기적 회로를 구성한다.

측좌핵 뇌 보상 회로와 관련된 영역. 쾌락과 보상 추구, 동기 부여에 관여하는 영역으로 잘 알려져 있다.

칸나비노이드 대마초에서 발견되는 물질로 100종류 이상이 있다. 식욕 증가, 환각 등 인간에게 다양한 효과를 일으킨다. 대마초에서 추출하기도 하지만 인공적으로 합성할 수도 있다. 엔도칸나비노이드는 체내에서 자연 생성되는 칸나비노이드이다.

캡사이신 고추에 들어 있는 활성 성분으로 캡사이신이 혀에 닿으면 열에 반응하는 수용기가 활성화해서 뇌는 우리 몸이 열에 노출되어 있다고 착각을 일으킨다.

코로나19 2019년 발생한 코로나바이러스 질병. 중증 급성 호흡기 증후군 코로나바이러스 2severe acute respiratory-distress syndrome coronavirus 2, SARS-CoV-2로 인한 전염

병이다. 숫자 2는 21세기 초에 유행한 또 다른 코로나바이러스인 사스와 구별하기 위해 붙은 것이다. 코로나19 사태로 전 세계가 마비되고 수백만 명의 사망자가 발생했다.

통각 유해 자극을 감지하는 과정. 통각과 통증은 다르다. 통각은 통증 경험의 필요조건도 충분조건도 아니다. 즉, 통각이 있다고 반드시 통증을 느끼는 것도 아니고, 통각이 없다고 통증을 느끼지 못하는 것도 아니다.

통각 과민증 통증을 일으키는 자극에 과도하게 민감해지는 증상을 말한다. 신경 손상, 염증, 오피오이드계 약물 남용 등 다양한 원인이 있을 수 있다. 무해한 자극에 통증을 느끼는 '이질 통증'과 달리 통각 과민증은 유해 자극에 민감해지는 상태다.

통각 마비 통증을 경험하고 인식하지만 불쾌한 감정을 느끼지 않는 희소 질환.

통각수용기 물리적 자극, 화학적 자극, 열 자극 같은 유해 자극으로 생긴 손상과 위험을 감지하는 수용기. 통각수용기를 뜻하는 영어 단어 'nociceptor'는 '해를 끼치다'라는 뜻의 라틴어 'nocere'와 수용기를 의미하는 단어 'receptor'가 합쳐진 말이다.

통증 다양한 정의가 있지만 '신체의 보호를 촉구하는 불쾌한 느낌'이 현재까지는 가장 정확한 묘사인 듯하다. 조직 손상의 증거가 아니라 몸을 보호하기 위한 반응이라는 것이 핵심이다. 2020년 국제통증연구협회에서 발표한 개정된 통증의 정의에 따르면, 통증은 실제적이거나 잠재적 조직 손상과 관련되거나 혹은 그러한 손상으로 설명될 수 있는 불쾌한 감각 및 정서적 경험이다.

통풍 염증성 관절 질환으로 엄지발가락의 중족지 관절에 많이 발생한다. 혈액 내 요산 수치 증가로 요산이 관절에 쌓여 염증을 일으키는 상태다. 고기와 술을 많이 먹는 중년 남성에게 많이 발병해 '황제병'으로도 불린다. 불균형한 식생활과 과도한 알코올 섭취가 주요 원인이지만 유전, 질병, 약물 복용 등 복합적 요인이 있다.

패턴 인식 수용체 병원체 관련 분자 패턴을 인식하는 면역 세포에 있는 수용체.

펜타닐 강력한 진통제로 사용되는 합성 오피오이드. 모르핀보다 100배 이상 강력한 효과를 일으키지만 값이 싸서 현재 가장 흔하게 사용되는 기분 전환용 약물이며 중독성이 강해 위험성이 매우 높다.

편도체 아몬드 모양의 구조로 측두엽 깊숙한 곳에 위치하며 좌반구와 우반구에 하나씩 있다. 공포와 위협감 같은 자극을 처리하는 데 중요한 역할을 하고 투쟁-도피 반응에 관여한다.

플라세보 포도당 알약처럼 약리적 활성이 없거나 효력이 없는 모든 의학적 치료.

플라세보 효과 더 정확히 표현하면 '기대 효과'라 할 수 있다. 플라세보 효과는 치료가 전달되는 맥락에 대한 뇌의 반응이다. 환자가 어떤 치료의 효과를 전문자료를 통해 미리 알아보았기 때문이든, 자신감이 있거나 자신감 있어 보이는 의사가 치료를 담당했기 때문이든 어떤 치료법에 대해 통증이 완화되는 효과가 있을 것이라고 뇌에서 믿으면, 실제로 진통 효과를 일으키는 화학물질이 생성된다.

플라시봄 플라세보 효과에 영향을 주는 유전자 변이.

하전두회 언어 처리와 발화에 중요한 역할을 담당하는 브로카 영역이 있는 뇌 부위. 통증의 정서적 처리에도 중요한 역할을 한다는 증거가 늘고 있다.

한센병 미코박테리움 레프라에Mycobacterium Leprae에 감염되어 발생하는 만성 전염병. 손발이 뭉개지고 떨어져 나가는 질병으로 잘못 알려져 왔다. 한센병을 일으키는 나균이 인간의 몸에 들어오면 온도가 낮은 곳을 찾아 말초 신경에 자리를 잡는다. 말초 신경이 손상되면서 초기에는 온도 차이를 구별하지 못하고 가벼운 접촉을 느끼지 못하다가 나중에는 감각을 완전히 잃는다. 고통에 무감각해져 상처나 화상을 입어도 제때 감지하지 못하므로 손발과 얼굴에 영구적인 손상을 입는다.

히스타민 우리 몸에 다양한 반응을 일으키는 신경전달물질. 면역계의 비만 세포에서 분비되며 염증과 알레르기 반응을 유발한다. 모세혈관 팽창으로 인한 피부 홍반, 열감, 가려움증, 혈압 감소, 재채기, 콧물 분비 등의 증상을 일으킨다.

고통의 비밀

들어가는 말

1. Edelstein, L., 'The Hippocratic Oath: Text, Translation and Interpreta-tion', *Ancient Medicine: Selected Papers of Ludwig Edelstein*, eds. Temkin, R. and Lilian, C., Johns Hopkins University Press, 1967, pp.1484-5

프롤로그

1. Manchikanti, L., Singh, V., Datta, S., Cohen, S. P. and Hirsch, J. A., 'Com-prehensive review of epidemiology, scope, and impact of spinal pain', *Pain Physician*, 12(4), 2009, pp.E35-70

2. Jarvik, J. G. and Deyo, R. A., 'Diagnostic evaluation of low back pain with emphasis on imaging', *Annals of Internal Medicine*, 137(7), 2002, pp.586-97

3. Vos, T., Abajobir, A. A., Abate, K. H. *et al.*, 'Global, regional, and national incidence, prevalence, and years lived with disability for 328 diseases and injuries for 195 countries, 1990-2016: a systematic analysis for the Global Burden of Disease Study 2016', *The Lancet*, 390(10100), 2017, pp.1211-59

1장 —— 통증의 본질은 무엇일까

1. Fisher, J. P., Hassan, D. T. and O'Connor, N., 'Minerva', *BMJ*, 310(70), 1995

2. Bayer, T. L., Baer, P. E. and Early, C., 'Situational and psychophysiological factors in psychologically induced pain', *Pain*, 44(1), 1991, pp.45-50

3. Shakespeare, W., *The Merchant of Venice: Texts and Contexts*, ed. Kaplan, M. L., Palgrave Macmillan, 2002, pp.25-120

4. Descartes, R., *Treatise of Man*, Harvard University Press, 1972

5. Sherrington, C., 'The integrative action of the nervous system', *Journal of Nervous and Mental Disease*, 34(12), 1907, p.801

6. Tewksbury, J. J. and Nabhan, G. P., 'Directed deterrence by capsaicin in chillies', *Nature*, 412(6845), 2001, pp.403-4

7. Wall, P. D. and McMahon, S. B., 'The relationship of perceived pain to afferent nerve impulses', *Trends in Neurosciences*, 9(6), 1986, pp.254-5

8. Melzack, R. and Wall, P. D., 'Pain mechanisms: a new theory', *Science*, 150(3699), 1965, pp.971-9

9. Morton, D. L., Sandhu, J. S. and Jones, A. K., 'Brain imaging of pain: state of the art', *Journal of Pain Research*, 9, 2016, p.613

10. Raja, S. N., Carr, D. B., Cohen, M. *et al.*, 'The revised International Association for the Study of Pain definition of pain: concepts, challenges, and compromises', *Pain*, 161(9), pp.1976-82

11. Ramachandran, V. S. and Blakeslee, S., *Phantoms in the Brain: Probing the Mysteries of the Human Mind*, William Morrow, 1998, p.224

12. Adelson, E. H., 'Checker shadow illusion', 1995

13. MacKay, D. M., 'The epistemological problem for automata', *Automata Studies*, 1956, pp.235-52

14. Beecher, H. K., 'Relationship of significance of wound to pain experienced', *Journal of the American Medical Association*, 161(17), 1956, pp.1609-13

2장 —— 통증이 없는 삶은 축복일까

1. Knight, T., 'Bacon: The Slice of Life', *The Kitchen As Laboratory: Reflections on the Science of Food and Cooking*, Columbia University Press, 2012, pp.73-82

2. Dearborn, G. V. N., 'A case of congenital general pure analge*sia*', *Journal of Nervous and Mental Disease*, 75, 1932, pp.612-15

3. Cox J. J., Reimann, F., Nicholas, A. K. et al., 'An SCN9A channelopathy causes congenital inability to experience pain', *Nature*, 444(7121), 2006, pp.894-8

4. McDermott, L. A., Weir, G. A., Themistocleous, A. C. *et al.*, 'Defining the functional role of $Na_v1.7$ in human nociception', *Neuron*, 101(5), 2019, pp.905-19

5. Minett, M. S., Pereira, V., Sikandar, S. *et al.*, 'Endogenous opioids contribute to insensitivity to pain in humans and mice lacking sodium channel $Na_v1.7$', *Nature Communications*, 6(8967), 2015

6. Fertleman, C. R., Baker, M .D., Parker, K. A. *et al.*, 'SCN9A mutations in paroxysmal extreme pain disorder: allelic variants underlie distinct channel defects and phenotypes', *Neuron*, 52(5), 2006, pp.767-74

7. Moyer, B. D., Murray, J. K., Ligutti, J. *et al.*, 'Pharmacological characterization of potent and selective $Na_v1.7$ inhibitors engineered from Chilobrachys jingzhao tarantula venom peptide JzTx-V', *PLOS ONE*, 13(5), 2018, p.e0196791

8. Woods, C. G., Babiker, M. O. E., Horrocks, I., Tolmie, J. and Kurth, I., 'The phenotype of congenital insensitivity to pain due to the $Na_v1.9$ variant p.L811P', *European Journal of Human Genetics*, 23, 2015, pp.561-3

9. Habib, A. M., Matsuyama, A., Okorokov, A. L. *et al.*, 'A novel human pain

insensitivity disorder caused by a point mutation in ZFHX2', *Brain*, 141(2), 2018, pp.365-76

10. Sasso, O., Pontis, S., Armirotti, A. *et al.*, 'Endogenous *N*-acyl taurines regulate skin wound healing', *Proceedings of the National Academy of Sciences*, 113(30), 2016, pp.E4397-406

11. Bluett, R. J., Báldi, R., Haymer, A. *et al.*, 'Endocannabinoid signalling modulates susceptibility to traumatic stress exposure', *Nature Communications*, 8(14782), 2017, pp.1-18

12. Van Esbroeck, A. C., Janssen, A. P., Cognetta, A. B. *et al.*, 'Activity-based protein profiling reveals off-target proteins of the FAAH inhibitor BIA 10-2474', *Science*, 356(6342), 2017, pp.1084-7

13. Lee, M. C., Nahorski, M. S., Hockley, J. R. *et al.*, 'Human labor pain is influenced by the voltage-gated potassium channel K,6.4 subunit', *Cell Reports*, 32(3), 2020, p.107941

14. Andresen, T., Lunden, D., Drewes, A. M. and Arendt-Nielsen, L., 'Pain sensitivity and experimentally induced sensitisation in red haired females', *Scandinavian Journal of Pain*, 2(1), 2011, pp.3-6

15. Wienemann, T., Chantelau, E. A. and Koller, A., 'Effect of painless diabetic neuropathy on pressure pain hypersensitivity (hyperalgesia) after acute foot trauma', *Diabetic Foot & Ankle*, 5(1), 2014, p.24926

16. Ndosi, M., Wright-Hughes, A., Brown, S. *et al.*, 'Prognosis of the infected diabetic foot ulcer: a 12-month prospective observational study', *Diabetic Medicine*, 35(1), 2018, pp.78-88

17. Roglic, G., 'WHO Global report on diabetes: A summary', *International Journal of Noncommunicable Diseases*, 1(1), 2016, p.3

18. Pop-Busui, R., Lu, J., Lopes, N. and Jones, T. L., 'Prevalence of diabetic pe-

고통의 비밀

ripheral neuropathy and relation to glycemic control therapies at baseline in the BARI 2D cohort', *Journal of the Peripheral Nervous System*, 14(1), 2009, pp.1-13

19. Narres M., Kvitkina, T., Claessen H. *et al.*, 'Incidence of lower extremity amputations in the diabetic compared with the non-diabetic population: A systematic review', *PLOS ONE*, 12(8), 2017, p.e0182081

20. Kerr, M., Barron, E., Chadwick, P. *et al.*, 'The cost of diabetic foot ulcers and amputations to the National Health Service in England', *Diabetic Medicine*, 36(8), 2019, pp.995-1002

21. Schilder, P. and Stengel, E., 'Asymbolia for pain', *Archives of Neurology & Psychiatry*, 25(3), 1931, pp.598-600

22. Berthier, M., Starkstein, S. and Leiguarda, R., 'Asymbolia for pain: a sensory-limbic disconnection syndrome', *Annals of Neurology: Official Journal of the American Neurological Association and the Child Neurology Society*, 24(1), 1988, pp.41-9

23. Hagiwara, K., Garcia-Larrea, L., Tremblay, L. *et al.*, 'Pain behavior without pain sensation: an epileptic syndrome of "symbolism for pain"?', *Pain*, 161(3), 2020, pp.502-8

24. Ploner, M., Freund, H. J. and Schnitzler, A., 'Pain affect without pain sensation in a patient with a postcentral lesion', *Pain*, 81(1-2), 1999, pp.211-14

3장 —— 통증 과학의 새로운 화두

1. Hoffman, H. G., Chambers, G. T., Meyer III, W. J. *et al.*, 'Virtual reality as an adjunctive non-pharmacologic analgesic for acute burn pain during medical procedures', *Annals of Behavioral Medicine*, 41(2), pp.183-91

2. Maani, C. V., Hoffman, H. G., Fowler, M. *et al.*, 'Combining ketamine and virtual reality pain control during severe burn wound care: one military and one civilian patient', *Pain Medicine*, 12(4), 2011, pp.673-8

3. Mallari, B., Spaeth, E. K., Goh, H. and Boyd, B. S., 'Virtual reality as an analgesic for acute and chronic pain in adults: a systematic review and meta-analysis', *Journal of Pain Research*, 12, 2019, pp.2053-85

4. 'Paget, Henry William, First Marquess of Anglesey(1768-1854), Army Officer and Politician', *Oxford Dictionary of National Biography*, Oxford University Press, 2004 (online edition)

5. Titus Lucretius Carus, *Lucretius: The Nature of Things*, trans. Stallings, A. E., Penguin Classics, 2007

6. Hall, K. R. L. and Stride, E., 'The varying response to pain in psychiatric disorders: a study in abnormal psychology', *British Journal of Medical Psychology*, 27(1-2), 1954, pp.48-60

7. Sprenger, C., Eippert, F., Finsterbusch, J., Bingel, U., Rose, M. and Büchel, C., 'Attention modulates spinal cord responses to pain', *Current Biology*, 22(11), 2012, pp.1019-22

8. Herr, H. W., 'Franklin, Lavoisier, and Mesmer: origin of the controlled clinical trial', *Urologic Oncology: Seminars and Original Investigations*, 23(5), 2005, pp.346-51

9. Flik, C. E., Laan, W., Zuithoff, N. P. et al., 'Efficacy of individual and group hypnotherapy in irritable bowel syndrome (IMAGINE): a multicentre randomised controlled trial', *The Lancet Gastroenterology & Hepatology*, 4(1), 2019, pp.20-31

10. Miller, V., Carruthers, H. R., Morris, J., Hasan, S. S., Archbold, S. and Whorwell, P. J., 'Hypnotherapy for irritable bowel syndrome: an audit of

one thousand adult patients', *Alimentary Pharmacology & Therapeutics*, 41(9), 2015, pp.844-55

11. McGlashan, T. H., Evans, F. J. and Orne, M. T., 'The nature of hypnotic analgesia and placebo response to experimental pain', *Psychosomatic Medicine*, 31(3), 1969, pp.227-46

12. Hilgard, E. R., 'A neodissociation interpretation of pain reduction in hypnosis', *Psychological Review*, 80(5), 1973, p. 396-411

13. Kosslyn, S. M., Thompson, W. L., Costantini-Ferrando, M. F., Alpert, N. M. and Spiegel, D., 'Hypnotic visual illusion alters color processing in the brain', *American Journal of Psychiatry*, 157(8), 2000, pp.1279-84

14. Jiang, H., White, M. P., Greicius, M. D., Waelde, L. C. and Spiegel, D., 'Brain activity and functional connectivity associated with hypnosis', *Cerebral Cortex*, 27(8), 2017, pp.4083-93

15. Schulz-Stübner, S., Krings, T., Meister, I. G., Rex, S., Thron, A. and Rossaint, R., 'Clinical hypnosis modulates functional magnetic resonance imaging signal intensities and pain perception in a thermal stimulation paradigm', *Regional Anesthesia & Pain Medicine*, 29(6), 2004, pp.549-56

16. Rainville, P., Carrier, B., Hofbauer, R. K., Bushnell, M. C. and Duncan, G. H., 'Dissociation of sensory and affective dimensions of pain using hypnotic modulation', *Pain*, 82(2), 1999, pp.159-71

17. Flik, C. E., Laan, W., Zuithoff, N. P. *et al.*, 'Efficacy of individual and group hypnotherapy in irritable bowel syndrome (IMAGINE): a multicentre randomised controlled trial', *The Lancet Gastroenterology & Hepatology*, 4(1), 2019, pp.20-31

18. Butler, L. D., Koopman, C., Neri, E. *et al.*, 'Effects of supportiveexpressive group therapy on pain in women with metastatic breast cancer', *Health Psy-*

chology, 28(5), 2009, pp.579-87

19. Accardi, M. C. and Milling, L. S., 'The effectiveness of hypnosis for reducing procedure-related pain in children and adolescents: a comprehensive methodological review', *Journal of Behavioral Medicine*, 32(4), 2009, pp.328-39

20. Berlière, M., Roelants, F., Watremez *et al.*, 'The advantages of hypnosis intervention on breast cancer surgery and adjuvant therapy', *The Breast*, 37, 2018, pp.114-118

21. Lang, E. V., Berbaum, K. S., Faintuch, S. *et al.*, 'Adjunctive self-hypnotic relaxation for outpatient medical procedures: a prospective randomized trial with women undergoing large core breast biopsy', Pain, 126(1-3), 2006, pp.155-64

22. Landolt, A. S. and Milling, L. S., 'The efficacy of hypnosis as an intervention for labor and delivery pain: a comprehensive methodological review', Clinical Psychology Review, 31(6), 2011, pp.1022-31

23. Vlieger, A. M., Rutten, J. M., Govers, A. M., Frankenhuis, C. and Benninga, M. A., 'Long-term follow-up of gut-directed hypnotherapy vs. standard care in children with functional abdominal pain or irritable bowel syndrome', *American Journal of Gastroenterology*, 107(4), 2012, pp.627-31

24. Jensen, M. P., Mendoza, M. E., Ehde, D. M. *et al.*, 'Effects of hypnosis, cognitive therapy, hypnotic cognitive therapy, and pain education in adults with chronic pain: a randomized clinical trial', *Pain*, 161(10), 2020, pp.2284-98

25. Larbig, W., Elbert, T., Lutzenberger, W., Rockstroh, B., Schnerr, G. and Birbaumer, N., 'EEG and slow brain potentials during anticipation and control of painful stimulation', *Electroencephalography and Clinical Neurophysiology*, 53(3), 1982, pp.298-309

26. Jensen, M. P., Adachi, T. and Hakimian, S., 'Brain oscillations, hypnosis, and hypnotizability', *American Journal of Clinical Hypnosis*, 57(3), 2015, pp.230-53

27. Guilbert, A. S., Chauvin, C. and De Melo, C., 'Effect of virtual reality hypnosis on postoperative pain and morphine consumption after surgery for scoliosis: a retrospective evaluation in children', abstract A2375 from the Anesthesiology Annual Meeting, 2018

4장 ── 플라세보 효과는 정말 존재할까

1. 'Headaches, chilli pepper patches and the placebo effect', *Airing Pain*, 53, painconcern.org.uk, 30 January 2014

2. Chaucer, G., *The Canterbury Tales*, eds. Boenig, R. and Taylor, A., Broadview Press, 2012

3. Handfield-Jones, R. P. C., 'A bottle of medicine from the doctor', *The Lancet*, 262(6790), 1953, pp.823-25

4. Hróbjartsson, A. and Gøtzsche, P. C., 'Is the placebo powerless? An analysis of clinical trials comparing placebo with no treatment', *New England Journal of Medicine*, 344(21), 2001, pp.1594-1602

5. Moseley, J. B., O'Malley, K., Petersen, N. J. *et al.*, 'A controlled trial of arthroscopic surgery for osteoarthritis of the knee', *New England Journal of Medicine*, 347(2), pp.81-8

6. Thorlund, J. B., Juhl, C. B., Roos, E. M. and Lohmander, L. S., 'Arthroscopic surgery for degenerative knee: systematic review and meta-analysis of benefits and harms', BMJ, 350, 2015, p.h2747

7. Wartolowska, K., Judge, A., Hopewell, S. *et al.*, 'Use of placebo controls in

the evaluation of surgery: systematic review', *BMJ*, 348, 2014

8. Wager, T. D., Rilling, J. K., Smith, E. E. *et al.*, 'Placebo-induced changes in FMRI in the anticipation and experience of pain', *Science*, 303(5661), 2004, pp.1162-7

9. Wager, T. D., Scott, D. J. and Zubieta, J. K., 'Placebo effects on human μ-opioid activity during pain', *Proceedings of the National Academy of Sciences*, 104(26), 2007, pp.11056-61

10. Levine, J., Gordon, N. and Fields, H., 'The mechanism of placebo analgesia', *The Lancet*, 312(8091), 1978, pp.654-7

11. Eippert, F., Bingel, U., Schoell, E. D. *et al.*, 'Activation of the opioidergic descending pain control system underlies placebo analgesia', *Neuron*, 63(4), pp.533-43

12. Benedetti, F., Amanzio, M., Rosato, R. and Blanchard, C., 'Nonopioid placebo analgesia is mediated by CB1 cannabinoid receptors', *Nature Medicine*, 17(10), 2011, pp.1228-30

13. Scott, D. J., Stohler, C. S., Egnatuk, C. M., Wang, H., Koeppe, R. A. and Zubieta, J. K., 'Individual differences in reward responding explain placebo-induced expectations and effects', *Neuron*, 55(2), 2007, pp.325-36

14. Eippert, F., Finsterbusch, J., Bingel, U. and Büchel, C., 'Direct evidence for spinal cord involvement in placebo analgesia', *Science*, 326(5951), 2009, p.404

15. Bannuru, R. R., McAlindon, T. E., Sullivan, M. C., Wong, J. B., Kent, D. M. and Schmid, C.H., 'Effectiveness and implications of alternative placebo treatments: a systematic review and network meta-analysis of osteoarthritis trials', *Annals of Internal Medicine*, 163(5), 2015, pp.365-72

16. Espay, A. J., Norris, M. M., Eliassen, J. C. *et al.*, 'Placebo effect of medication cost in Parkinson disease: a randomized double-blind study', *Neurolo-*

gy, 84(8), 2015, pp.794-802

17. Haake, M., Müller, H. H., Schade-Brittinger, C. *et al.*, 'German acupuncture trials (GERAC) for chronic low back pain: randomized, multicenter, blinded, parallel-group trial with 3 groups', *Archives of Internal Medicine*, 167(17), 2007, pp.1892-8

18. Tuttle, A. H., Tohyama, S., Ramsay, T. *et al.*, 'Increasing placebo responses over time in US clinical trials of neuropathic pain', *Pain*, 156(12), 2015, pp.2616-26

19. Amanzio, M., Pollo, A., Maggi, G. and Benedetti, F., 'Response variability to analgesics: a role for non-specific activation of endogenous opioids', *Pain*, 90(3), 2001, pp.205-15

20. Gracely, R. H., Dubner, R., Deeter, W. R. and Wolskee, P. J., 'Clinicians' expectations influence placebo analgesia', *The Lancet*, 1(8419), 1985

21. Morton, D. L., Watson, A., El-Deredy, W. and Jones, A. K., 'Reproducibility of placebo analgesia: effect of dispositional optimism', *Pain*, 146(1-2), 2009, pp.194-8

22. Barsky, A. J., Saintfort, R., Rogers, M. P. and Borus, J. F., 'Nonspecific medication side effects and the nocebo phenomenon', *JAMA*, 287(5), 2002, pp.622-7

23. Wood, F. A., Howard, J. P., Finegold, J. A. *et al.*, 'N-of-1 trial of a statin, placebo, or no treatment to assess side effects', *New England Journal of Medicine*, 383, 2020, pp.2182-4

24. Bartholomew, R. E. and Wessely, S., 'Protean nature of mass sociogenic illness: from possessed nuns to chemical and biological terrorism fears', *British Journal of Psychiatry*, 180(4), 2002, pp.300-6

25. Benedetti, F., Lanotte, M., Lopiano, L. and Colloca, L., 'When words are

painful: unraveling the mechanisms of the nocebo effect', *Neuroscience*, 147(2), 2007, pp.260-71

26. Ritter, A., Franz, M., Puta, C., Dietrich, C., Miltner, W. H. and Weiss, T., 'Enhanced brain responses to pain-related words in chronic back pain patients and their modulation by current pain', *Healthcare*, 4(3), 2016, p.54

27. Hansen, E. and Zech, N., 'Nocebo effects and negative suggestions in daily clinical practice-forms, impact and approaches to avoid them', *Frontiers in Pharmacology*, 10, 2019, p.77

28. Varelmann, D., Pancaro, C., Cappiello, E. C. and Camann, W. R., 'Nocebo-induced hyperalgesia during local anesthetic injection', *Anesthesia & Analgesia*, 110(3), 2010, pp.868-70

29. Bingel, U., Wanigasekera, V., Wiech, K. *et al.*, 'The effect of treatment expectation on drug efficacy: imaging the analgesic benefit of the opioid remifentanil', *Science Translational Medicine*, 3(70), 2011, p.70ra14

30. Amanzio, M., Pollo, A., Maggi, G. and Benedetti, F., 'Response variability to analgesics: a role for non-specific activation of endogenous opioids', *Pain*, 90(3), 2001, pp.205-15

31. Walach, H. and Jonas, W. B., 'Placebo research: the evidence base for harnessing self-healing capacities', *Journal of Alternative & Complementary Medicine*, 10 (Supplement 1), 2004, p. S-103

32. Interview with Dan Moerman in Marchant, J., *Cure: A Journey into the Science of Mind Over Body, Broadway Books*, 2016

33. Conboy, L. A., Macklin, E., Kelley, J., Kokkotou, E., Lembo, A. and Kaptchuk, T., 'Which patients improve: characteristics increasing sensitivity to a supportive patient-practitioner relationship', *Social Science & Medicine*, 70(3), 2010, pp.479-84

34. Ernst, E., 'A systematic review of systematic reviews of homeopathy', *British Journal of Clinical Pharmacology*, 54(6), 2002, pp.577-82

35. Specter, M., 'The power of nothing', *New Yorker*, 5 December 2011

36. Kaptchuk, T. J., Friedlander, E., Kelley, J. M. *et al.*, 'Placebos without deception: a randomized controlled trial in irritable bowel syndrome', *PLOS ONE*, 5(12), 2010, p.e15591

37. Carvalho, C., Caetano, J. M., Cunha, L., Rebouta, P., Kaptchuk, T. J. and Kirsch, I., 'Open-label placebo treatment in chronic low back pain: a randomized controlled trial', *Pain*, 157(12), 2016, p. 2766-72

38. Kam-Hansen, S., Jakubowski, M., Kelley, J. M. *et al.*, 'Altered placebo and drug labeling changes the outcome of episodic migraine attacks', *Science Translational Medicine*, 6(218), 2014, p.218ra5

39. Wang, R. S., Hall, K. T., Giulianini, F., Passow, D., Kaptchuk, T. J. and Loscalzo, J., 'Network analysis of the genomic basis of the placebo effect', *JCI Insight*, 2(11), 2017, p.e93911

40. Colloca, L. and Benedetti, F., 'How prior experience shapes placebo analgesia', *Pain*, 124(1-2), 2006, pp.126-33

41. Schafer, S. M., Colloca, L. and Wager, T. D., 'Conditioned placebo analgesia persists when subjects know they are receiving a placebo', *Journal of Pain*, 16(5), 2015, pp.412-20

42. Tu, Y., Park, J., Ahlfors, S. P. *et al.*, 'A neural mechanism of direct and observational conditioning for placebo and nocebo responses', *NeuroImage*, 184, 2019, pp.954-63

43. Colloca, L., Enck, P. and DeGrazia, D., 'Relieving pain using dose-extending placebos: a scoping review', *Pain*, 157(8), 2016, pp.1590-98

44. Thompson, P., 'Margaret Thatcher: A new illusion', *Perception*, 9(4), 1980,

pp.483-4

45. Summerfield, C., Egner, T., Greene, M., Koechlin, E., Mangels, J. and Hirsch, J., 'Predictive codes for forthcoming perception in the frontal cortex', *Science*, 314(5803), 2006, pp.1311-14

46. George, K. and Das, J. M., 'Neuroanatomy, thalamocortical radiations', StatPearls Publishing, 2019

47. Wallisch, P., 'Illumination assumptions account for individual differences in the perceptual interpretation of a profoundly ambiguous stimulus in the color domain: "The dress" ', *Journal of Vision*, 17(4), 2017

48. Casey, K., 'Theory of predictive brain as important as evolution-Prof. Lars Muckli', *Horizon*, 29 May 2018

49. Ongaro, G. and Kaptchuk, T. J., 'Symptom perception, placebo effects, and the Bayesian brain', *Pain*, 160(1), 2019, pp.1-4

50. Kaptchuk, T. J., 'Open-label placebo: reflections on a research agenda', *Perspectives in Biology and Medicine*, 61(3), 2018, pp.311-34

5장 —— 통증의 의미는 무엇일까

1. International Committee of the Red Cross (ICRC), Geneva Convention Relative to the Protection of Civilian Persons in Time of War (Fourth Geneva Convention), 12 August 1949, 75 UNTS 287

2. Tsur, N., Defrin, R. and Ginzburg, K., 'Posttraumatic stress disorder, orientation to pain, and pain perception in ex-prisoners of war who underwent torture', *Psychosomatic Medicine*, 79(6), 2017, pp.655-63

3. Raja, S. N., Carr, D. B., Cohen, M. *et al.*, 'The revised International Association for the Study of Pain definition of pain: concepts, challenges, and

compromises', *Pain*, 161(9), 2020, pp.1976-82

4. Shackman, A. J. and Wager, T. D., 'The emotional brain: fundamental questions and strategies for future research', *Neuroscience Letters*, 693, 2019, pp.68-74

5. Eisenberger, N. I., Lieberman, M. D. and Williams, K. D., 'Does rejection hurt? An fMRI study of social exclusion', *Science*, 302(5643), 2003, pp.290-2

6. DeWall, C. N., MacDonald, G., Webster, G. D. *et al.*, 'Acetaminophen reduces social pain: behavioral and neural evidence', *Psychological Science*, 21(7), 2010, pp.931-7

7. Ratner, K. G., Kaczmarek, A. R. and Hong, Y., 'Can over-the-counter pain medications influence our thoughts and emotions?', *Policy Insights from the Behavioral and Brain Sciences*, 5(1), 2018, pp.82-9

8. Farrell, S. M., Green, A. and Aziz, T., 'The current state of deep brain stimulation for chronic pain and its context in other forms of neuromodulation', *Brain Sciences*, 8(8), 2018, p.158

9. Lempka, S. F., Malone Jr, D. A., Hu, B. *et al.*, 'Randomized clinical trial of deep brain stimulation for poststroke pain', *Annals of Neurology*, 81(5), 2017, pp.653-63

10. Ploghaus, A., Narain, C., Beckmann, C.F. *et al.*, 'Exacerbation of pain by anxiety is associated with activity in a hippocampal network', *Journal of Neuroscience*, 21(24), 2001, pp.9896-9903

11. Zhou, F., Shefer, A., Wenger, J. *et al.*, 'Economic evaluation of the routine childhood immunization program in the United States, 2009', *Pediatrics*, 133(4), 2014, pp.577-85

12. McMurtry, C. M., Riddell, R. P., Taddio, A. *et al.*, 'Far from "just a poke": common painful needle procedures and the development of needle fear',

Clinical Journal of Pain, 31 (Supplement 10), 2015, pp.S3-11

13. Taddio, A., McMurtry, C. M., Shah, V. *et al.*, 'Reducing pain during vaccine injections: clinical practice guideline', *CMAJ*, 187(13), 2015, pp.975-82

14. Wang, Y., Wang, J. Y. and Luo, F., 'Why self-induced pain feels less painful than externally generated pain: distinct brain activation patterns in self- and externally generated pain', *PLOS ONE*, 6(8), 2011, p.e23536

15. Mowrer, O. H. and Viek, P., 'An experimental analogue of fear from a sense of helplessness', *Journal of Abnormal and Social Psychology*, 43(2), 1948, pp.193-200

16. Bowers, K. S., 'Pain, anxiety, and perceived control', *Journal of Consulting and Clinical Psychology*, 32(5) (Part 1), 1968, pp.596-602

17. Segal, Z. V., Kennedy, S., Gemar, M., Hood, K., Pedersen, R. and Buis, T., 'Cognitive reactivity to sad mood provocation and the prediction of depressive relapse', *Archives of General Psychiatry*, 63(7), 2006, pp.749-55

18. Berna, C., Leknes, S., Holmes, E. A., Edwards, R. R., Goodwin, G. M. and Tracey, I., 'Induction of depressed mood disrupts emotion regulation neurocircuitry and enhances pain unpleasantness', *Biological Psychiatry*, 67(11), 2010, pp.1083-90

19. Andersson, G. B., 'Epidemiological features of chronic low-back pain', *The Lancet*, 354(9178), 1999, pp.581-5

20. Vlaeyen, J. W. and Linton, S. J., 'Fear-avoidance and its consequences in chronic musculoskeletal pain: a state of the art', *Pain*, 85(3), 2000, pp.317-32

21. Hashmi, J. A., Baliki, M. N., Huang, L. *et al.*, 'Shape shifting pain: chronification of back pain shifts brain representation from nociceptive to emotional circuits', *Brain*, 136(Part 9), 2013, pp.2751-68

22. Price, D. D., 'Psychological and neural mechanisms of the affective dimen-

고통의 비밀

sion of pain', *Science*, 288(5472), 2000, pp.1769-72

23. Wertli, M. M., Burgstaller, J. M., Weiser, S., Steurer, J., Kofmehl, R. and Held, U., 'Influence of catastrophizing on treatment outcome in patients with nonspecific low back pain: a systematic review', *Spine*, 39(3), 2014, pp.263-73

24. Cherkin, D. C., Sherman, K. J., Balderson, B. H. *et al.*, 'Effect of mindfulness-based stress reduction vs cognitive behavioral therapy or usual care on back pain and functional limitations in adults with chronic low back pain: a randomized clinical trial', *JAMA*, 315(12), 2016, pp.1240-9

25. Hughes, L. S., Clark, J., Colclough, J. A., Dale, E. and McMillan, D., 'Acceptance and commitment therapy (ACT) for chronic pain', *Clinical Journal of Pain*, 33(6), 2017, pp.552-68

26. Lutz, A., McFarlin, D. R., Perlman, D. M., Salomons, T. V. and Davidson, R. J., 'Altered anterior insula activation during anticipation and experience of painful stimuli in expert meditators', *NeuroImage*, 64, 2013, pp.538-46

27. Lumley, M. A., Schubiner, H., Lockhart, N. A. *et al.*, 'Emotional awareness and expression therapy, cognitive-behavioral therapy, and education for fibromyalgia: a cluster-randomized controlled trial', *Pain*, 158(12), 2017, pp.2354-63

28. Lumley, M. A. and Schubiner, H., 'Psychological therapy for centralized pain: an integrative assessment and treatment model', *Psychosomatic Medicine*, 81(2), 2019, pp.114-24

29. C de C Williams, A., Fisher, E., Hearn L. and Eccleston, C., 'Psychological therapies for the management of chronic pain (excluding headache) in adults', *Cochrane Database of Systematic Reviews*, 8, 2020, CD007407

6장 ── 고통도 즐거울 수 있다

1. Bentham, J., *The Principles of Morals and Legislation*, Prometheus Books, 1988, pp.57-79

2. Leknes, S., Berna, C., Lee, M. C., Snyder, G. D., Biele, G. and Tracey, I., 'The importance of context: when relative relief renders pain pleasant', *Pain*, 154(3), 2013, pp.402-10

3. Ameriks, K. and Clarke, D. M., *Aristotle: Nicomachean Ethics*, Cambridge University Press, 2000

4. Price, D. D., Harkins, S. W. and Baker, C., 'Sensory-affective relationships among different types of clinical and experimental pain', *Pain*, 28(3), 1987, pp.297-307

5. Petrovic, P., Dietrich, T., Fransson, P., Andersson, J., Carlsson, K. and In-gvar, M., 'Placebo in emotional processing-induced expectations of anxiety relief activate a generalized modulatory network', *Neuron*, 46(6), 2005, pp.957-69

6. Harper, P., 'No pain, no gain: pain behaviour in the armed forces', *British Journal of Nursing*, 15(10), 2006, pp.548-51

7. Fields, H. L., 'A motivation-decision model of pain: the role of opioids', *Proceedings of the 11th World Congress on Pain*, IASP Press, 2006

8. Barbano, M. F. and Cador, M., 'Differential regulation of the consummatory, motivational and anticipatory aspects of feeding behavior by dopaminergic and opioidergic drugs', *Neuropsychopharmacology*, 31(7), 2006, pp.1371-81

9. Forsberg, G., Wiesenfeld-Hallin, Z., Eneroth, P. and Södersten, P., 'Sexual behavior induces naloxone-reversible hypoalgesia in male rats', *Neuroscience Letters*, 81(1-2), 1987, pp.151-4

10. Sharot, T., Shiner, T., Brown, A. C., Fan, J. and Dolan, R. J., 'Dopamine enhances expectation of pleasure in humans', *Current Biology*, 19(24), 2009, pp.2077-80

11. Budygin, E. A., Park, J., Bass, C. E., Grinevich, V. P., Bonin, K. D. and Wightman, R. M., 'Aversive stimulus differentially triggers subsecond dopamine release in reward regions', *Neuroscience*, 201, 2012, pp.331-7

12. Leknes, S., Lee, M., Berna, C., Andersson, J. and Tracey, I., 'Relief as a reward: hedonic and neural responses to safety from pain', *PLOS ONE*, 6(4), 2011, p.e17870

13. Zubieta, J. K., Heitzeg, M. M., Smith, Y. R. *et al.*, 'COMT val158met genotype affects μ-opioid neurotransmitter responses to a pain stressor', *Science*, 299(5610), 2003, pp.1240-43

14. Durso, G. R., Luttrell, A. and Way, B. M., 'Over-the-counter relief from pains and pleasures alike: acetaminophen blunts evaluation sensitivity to both negative and positive stimuli', *Psychological Science*, 26(6), 2015, pp.750-8

15. Forsberg, G., Wiesenfeld-Hallin, Z., Eneroth, P. and Södersten, P., 'Sexual behavior induces naloxone-reversible hypoalgesia in male rats', *Neuroscience Letters*, 81(1-2), 1987, pp.151-4

16. Roy, M., Peretz, I. and Rainville, P., 'Emotional valence contributes to music-induced analgesia', *Pain*, 134(1-2), 2008, pp.140-7

17. Gandhi, W. and Schweinhardt, P., 'How accurate appraisal of behavioral costs and benefits guides adaptive pain coping', *Frontiers in Psychiatry*, 8, 2017, p.103

18. Baliki, M. N., Petre, B., Torbey, S. *et al.*, 'Corticostriatal functional connectivity predicts transition to chronic back pain', *Nature Neuroscience*, 15(8), 2012, pp.1117-19

19. Kaneko, H., Zhang, S., Sekiguchi, M. *et al.*, 'Dysfunction of nucleus accumbens is associated with psychiatric problems in patients with chronic low back pain: a functional magnetic resonance imaging study', *Spine*, 42(11), 2017, pp.844-53

20. Taylor, A. M., Becker, S., Schweinhardt, P. and Cahill, C., 'Mesolimbic dopamine signaling in acute and chronic pain: implications for motivation, analgesia, and addiction', *Pain*, 157(6), 2016, p.1194

21. Loggia, M. L., Berna, C., Kim, J. *et al.*, 'Disrupted brain circuitry for pain-related reward/punishment in fibromyalgia', *Arthritis & Rheumatology*, 66(1), 2014, pp.203-12

22. Rozin, P., Guillot, L., Fincher, K., Rozin, A. and Tsukayama, E., 'Glad to be sad, and other examples of benign masochism', *Judgment and Decision Making*, 8(4), 2013, pp.439-47

23. McGraw, A. P., Warren, C., Williams, L. E. and Leonard, B., 'Too close for comfort, or too far to care? Finding humor in distant tragedies and close mishaps', *Psychological Science*, 23(10), 2012, pp.1215-23

24. Franklin, J. C., Lee, K. M., Hanna, E. K. and Prinstein, M. J., 'Feeling worse to feel better: pain-offset relief simultaneously stimulates positive affect and reduces negative affect', *Psychological Science*, 24(4), 2013, pp.521-9

25. Glenn, J. J., Michel, B. D., Franklin, J. C., Hooley, J. M. and Nock, M. K., 'Pain analgesia among adolescent self-injurers', *Psychiatry Research*, 220(3), 2014, pp.921-6

26. Kirtley, O. J., O'Carroll, R. E. and O'Connor, R. C., 'Pain and self-harm: a systematic review', *Journal of Affective Disorders*, 203, 2016, pp.347-63

27. Fox, K. R., O'Sullivan, I. M., Wang, S. B. and Hooley, J. M., 'Selfcriticism impacts emotional responses to pain', *Behavior Therapy*, 50(2), 2019, pp.410-

28. Niedtfeld, I., Schulze, L., Kirsch, P., Herpertz, S. C., Bohus, M. and Schmahl, C., 'Affect regulation and pain in borderline personality disorder: a possible link to the understanding of self-injury', *Biological Psychiatry*, 68(4), 2010, pp.383-91

29. Hooley, J. M. and Franklin, J. C., 'Why do people hurt themselves? A new conceptual model of nonsuicidal self-injury', *Clinical Psychological Science*, 6(3), 2018, pp.428-51

30. Hooley, J. M., Dahlgren, M. K., Best, S. G., Gonenc, A. and Gruber, S. A., 'Decreased amygdalar activation to NSSI-stimuli in people who engage in NSSI: a neuroimaging pilot study', *Frontiers in Psychiatry*, 11, 2020, p.238

31. Hooley, J. M. and St. Germain, S. A., 'Nonsuicidal self-injury, pain, and self-criticism: does changing self-worth change pain endurance in people who engage in self-injury?', *Clinical Psychological Science*, 2(3), 2014, pp.297-305

7장 —— 통증은 왜 전염성이 강할까

1. Salinas, J., *Mirror Touch: A Memoir of Synesthesia and the Secret Life of the Brain*, HarperCollins, 2017

2. Miller, L. and Spiegel, A., 'Entanglement', *Invisibilia* podcast, 20 January 2015

3. Ward, J., Schnakenberg, P. and Banissy, M. J., 'The relationship between mirror-touch synaesthesia and empathy: new evidence and a new screening tool', *Cognitive Neuropsychology*, 35(5-6), 2018, pp.314-32

4. Banissy, M. J., Kadosh, R. C., Maus, G. W., Walsh, V. and Ward, J., 'Preva-

lence, characteristics and a neurocognitive model of mirror-touch synaesthe-
sia', *Experimental Brain Research*, 198(2-3), 2009, pp.261-72

5. Blakemore, S. J., Bristow, D., Bird, G., Frith, C. and Ward, J., 'Somatosen-
sory activations during the observation of touch and a case of vision-touch
synaesthesia', *Brain*, 128(7), 2005, pp.1571-83

6. Goller, A. I., Richards, K., Novak, S. and Ward, J., 'Mirror-touch synaesthe-
sia in the phantom limbs of amputees', *Cortex*, 49(1), 2013, pp.243-51

7. Lamm, C., Decety, J. and Singer, T., 'Meta-analytic evidence for common
and distinct neural networks associated with directly experienced pain and
empathy for pain', *NeuroImage*, 54(3), 2011, pp.2492-502

8. Bekkali, S., Youssef, G. J., Donaldson, P. H., Albein-Urios, N., Hyde, C.
and Enticott, P. G., 'Is the putative mirror neuron system associated with
empathy? A systematic review and meta-analysis', *Neuropsychology Review*,
2020, pp.1-44

9. Rütgen, M., Seidel, E. M., Silani, G. *et al.*, 'Placebo analgesia and its
opioidergic regulation suggest that empathy for pain is grounded in
self pain', *Proceedings of the National Academy of Sciences*, 112(41), 2015,
pp.E5638-46

10. Decety, J., Michalska, K. J. and Akitsuki, Y., 'Who caused the pain? An
fMRI investigation of empathy and intentionality in children', *Neuropsycho-
logia*, 46(11), 2008, pp.2607-14

11. Decety, J. and Michalska, K. J., 'Neurodevelopmental changes in the cir-
cuits underlying empathy and sympathy from childhood to adulthood', *De-
velopmental Science*, 13(6), 2010, pp.886-99

12. Marsh, A. A., Finger, E. C., Fowler, K. A. *et al.*, 'Empathic responsiveness
in amygdala and anterior cingulate cortex in youths with psychopathic

traits', *Journal of Child Psychology and Psychiatry*, 54(8), 2013, pp.900-10

13. Lockwood, P. L., Apps, M. A., Roiser, J. P. and Viding, E., 'Encoding of vicarious reward prediction in anterior cingulate cortex and relationship with trait empathy', *Journal of Neuroscience*, 35(40), 2015, pp.13720-7

14. Jeon, D., Kim, S., Chetana, M. *et al.*, 'Observational fear learning involves affective pain system and $Ca_v1.2$ Ca^{2+} channels in ACC', *Nature Neuroscience*, 13(4), 2010, pp.482-8

15. Sapolsky, R. M., *Behave: The Biology of Humans at Our Best and Worst*, Penguin, 2017

16. Decety, J., Echols, S. and Correll, J., 'The blame game: the effect of responsibility and social stigma on empathy for pain', *Journal of Cognitive Neuroscience*, 22(5), 2010, pp.985-97

17. Xu, X., Zuo, X., Wang, X. and Han, S., 'Do you feel my pain? Racial group membership modulates empathic neural responses', *Journal of Neuroscience*, 29(26), 2009, pp.8525-9

18. Shen, F., Hu, Y., Fan, M., Wang, H. and Wang, Z., 'Racial bias in neural response for pain is modulated by minimal group', *Frontiers in Human Neuroscience*, 11, 2018, p.661

19. Cao, Y., Contreras-Huerta, L. S., McFadyen, J. and Cunnington, R., 'Racial bias in neural response to others' pain is reduced with other-race contact', *Cortex*, 70, 2015, pp.68-78

20. Cikara, M. and Fiske, S. T., 'Their pain, our pleasure: stereotype content and schadenfreude', *Annals of the New York Academy of Sciences*, 1299, 2013, pp.52-9

21. Takahashi, H., Kato, M., Matsuura, M., Mobbs, D., Suhara, T. and Okubo, Y., 'When your gain is my pain and your pain is my gain: neural correlates

of envy and schadenfreude', *Science*, 323(5916), 2009, pp.937-9

22. Singer, T., Seymour, B., O'Doherty, J. P., Stephan, K. E., Dolan, R. J. and Frith, C. D., 'Empathic neural responses are modulated by the perceived fairness of others', *Nature*, 439(7075), 2006, pp.466-9

23. Decety, J., Yang, C. Y. and Cheng, Y., 'Physicians down-regulate their pain empathy response: an event-related brain potential study', *NeuroImage*, 50(4), 2010, pp.1676-82

24. Lamm, C., Batson, C. D. and Decety, J., 'The neural substrate of human empathy: effects of perspective-taking and cognitive appraisal', *Journal of Cognitive Neuroscience*, 19(1), 2007, pp.42-58

25. Klimecki, O. M., Leiberg, S., Lamm, C. and Singer, T., 'Functional neural plasticity and associated changes in positive affect after compassion train-ing', *Cerebral Cortex*, 23(7), 2013, pp.1552-61

26. Cánovas, L., Carrascosa, A.J., García, M. *et al.*, 'Impact of empathy in the patient-doctor relationship on chronic pain relief and quality of life: a pro-spective study in Spanish pain clinics', *Pain Medicine*, 19(7), 2018, pp.1304-14

27. Gray, K., 'The power of good intentions: perceived benevolence soothes pain, increases pleasure, and improves taste', *Social Psychological and Person-ality Science*, 3(5), 2012, pp.639-45

28. Butler, D. and Moseley, G., *Explain Pain Supercharged*, NOI Group, 2017

8장 —— 사회적 통증에 주목하라

1. Eisenberger, N. I., Lieberman, M. D. and Williams, K. D., 'Does rejection hurt? An fMRI study of social exclusion', *Science*, 302(5643), 2003, pp.290-2

2. Eisenberger, N. I., Jarcho, J. M., Lieberman, M. D. and Naliboff, B. D., 'An experimental study of shared sensitivity to physical pain and social rejection', *Pain*, 126(1-3), pp.132-8

3. Murphy, M. R., MacLean, P. D. and Hamilton, S. C., 'Species-typical behavior of hamsters deprived from birth of the neocortex', *Science*, 213(4506), 1981, pp.459-61

4. MacLean, P. D. and Newman, J. D., 'Role of midline frontolimbic cortex in production of the isolation call of squirrel monkeys', *Brain Research*, 450(1-2), 1988, pp.111-23

5. Martin, L. J., Tuttle, A. H. and Mogil, J. S., 'The interaction between pain and social behavior in humans and rodents', *Behavioral Neurobiology of Chronic Pain*, 2014, pp.233-50

6. Holt-Lunstad, J., Smith, T. B. and Layton, J. B., 'Social relationships and mortality risk: a meta-analytic review', *PLOS Medicine*, 7(7), 2010, p.e1000316

7. Karayannis, N. V., Baumann, I., Sturgeon, J. A., Melloh, M. and Mackey, S. C., 'The impact of social isolation on pain interference: a longitudinal study', *Annals of Behavioral Medicine*, 53(1), 2019, pp.65-74

8. Cohen, E. E., Ejsmond-Frey, R., Knight, N. and Dunbar, R. I., 'Rowers' high: behavioural synchrony is correlated with elevated pain thresholds', *Biology Letters*, 6(1), 2010, pp.106-8

9. Launay, J., Grube, M. and Stewart, L., 'Dysrhythmia: a specific congenital rhythm perception deficit', *Frontiers in Psychology*, 5, 2014, p.18

10. Hopper, M. J., Curtis, S., Hodge, S. and Simm, R., 'A qualitative study exploring the effects of attending a community pain service choir on wellbeing in people who experience chronic pain', *British Journal of Pain*, 10(3), 2016,

pp.124-34

11. Dunbar, R. I., Baron, R., Frangou, A. *et al.*, 'Social laughter is correlated with an elevated pain threshold', *Proceedings of the Royal Society B: Biological Sciences*, 279(1731), 2012, pp.1161-7

12. Provine, R. R. and Fischer, K. R., 'Laughing, smiling, and talking: relation to sleeping and social context in humans', *Ethology*, 83(4), 1989, pp.295-305

13. Manninen, S., Tuominen, L., Dunbar, R. I. *et al.*, 'Social laughter triggers endogenous opioid release in humans', *Journal of Neuroscience*, 37(25), pp.6125-31

14. Johnson, K. V. A. and Dunbar, R. I., 'Pain tolerance predicts human social network size', *Scientific Reports*, 6, 2016, p.25267

15. Langford, D. J., Crager, S. E., Shehzad, Z. *et al.*, 'Social modulation of pain as evidence for empathy in mice', *Science*, 312(5782), 2006, pp.1967-70

16. Goldstein, P., Shamay-Tsoory, S. G., Yellinek, S. and Weissman-Fogel, I., 'Empathy predicts an experimental pain reduction during touch', *Journal of Pain*, 17(10), 2016, pp.1049-57

17. Huddy, J., 'A new hope: social prescribing in Cornwall', *British Journal of General Practice*, 69(682), 2019, p.243

18. Singhal, A., Tien, Y. Y. and Hsia, R. Y., 'Racial-ethnic disparities in opioid prescriptions at emergency department visits for conditions commonly associated with prescription drug abuse', *PLOS ONE*, 11(8), 2016, p.e0159224

19. Goyal, M. K., Kuppermann, N., Cleary, S. D., Teach, S. J. and Chamberlain, J. M., 'Racial disparities in pain management of children with appendicitis in emergency departments', *JAMA Pediatrics*, 169(11), 2015, pp.996-1002

20. Druckman, J. N., Trawalter, S., Montes, I., Fredendall, A., Kanter, N. and

Rubenstein, A.P., 'Racial bias in sport medical staff's perceptions of others' pain', *Journal of Social Psychology*, 158(6), 2018, pp.721-9

21. Hoffman, K. M., Trawalter, S., Axt, J. R. and Oliver, M. N., 'Racial bias in pain assessment and treatment recommendations, and false beliefs about biological differences between blacks and whites', *Proceedings of the National Academy of Sciences*, 113(16), 2016, pp.4296-301

22. Laurencin, C. T. and Murray, M., 'An American crisis: the lack of black men in medicine', *Journal of Racial and Ethnic Health Disparities*, 4(3), 2017, pp.317-21

23. Fillingim, R. B., King, C. D., Ribeiro-Dasilva, M. C., Rahim-Williams, B. and Riley III, J. L., 'Sex, gender, and pain: a review of recent clinical and experimental findings', *Journal of Pain*, 10(5), 2009, pp.447-85

24. Chen, E. H., Shofer, F. S., Dean, A. J. *et al.*, 'Gender disparity in analgesic treatment of emergency department patients with acute abdominal pain', *Academic Emergency Medicine*, 15(5), 2008, pp.414-18

25. Cepeda, M. S. and Carr, D. B., 'Women experience more pain and require more morphine than men to achieve a similar degree of analgesia', *Anesthesia & Analgesia*, 97(5), 2003, pp.1464-8

26. Bartley, E. J. and Fillingim, R. B., 'Sex differences in pain: a brief review of clinical and experimental findings', *British Journal of Anaesthesia*, 111(1), 2013, pp.52-8

27. England, C., 'Erectile dysfunction studies outnumber PMS research by five to one', *The Independent*, 15 August 2016

28. '10 things you should know about endometriosis', Royal College of Obstetricians and Gynaecologists, 2017

29. Lawesson, S. S., Isaksson, R. M., Ericsson, M., Ängerud, K. and Thylén,

I., 'Gender disparities in first medical contact and delay in ST-elevation myocardial infarction: a prospective multicentre Swedish survey study', *BMJ Open*, 8(5), 2018, p.e020211

30. Moser, D. K., McKinley, S., Dracup, K. and Chung, M. L., Gender differences in reasons patients delay in seeking treatment for acute myocardial infarction symptoms, *Patient education and counseling*, 56(1), 2005, pp.45-54

31. 'Naomi Musenga death: emergency operator blames pressure after mocking caller', BBC News, 14 May 2018

32. Boseley, S., '"Listen to women": UK doctors issued with first guidance on endometriosis', *Guardian*, 6 September 2017

33. McParland, J. L., Eccleston, C., Osborn, M. and Hezseltine, L., 'It's not fair: an interpretative phenomenological analysis of discourses of justice and fairness in chronic pain', *Health*, 15(5), 2011, pp.459-74

34. McParland, J. L., Knussen, C. and Murray, J., 'The effects of a recalled injustice on the experience of experimentally induced pain and anxiety in relation to just-world beliefs', *European Journal of Pain*, 20(9), 2016, pp.1392-1401

35. Trost, Z., Scott, W., Lange, J. M., Manganelli, L., Bernier, E. and Sullivan, M. J., 'An experimental investigation of the effect of a justice violation on pain experience and expression among individuals with high and low just world beliefs', *European Journal of Pain*, 18(3), 2014, pp.415-23

36. Bissell, D. A., Ziadni, M. S. and Sturgeon, J. A., 'Perceived injustice in chronic pain: an examination through the lens of predictive processing', *Pain Management*, 8(2), 2018, pp.129-38

37. Rodkey, E. N. and Riddell, R. P., 'The infancy of infant pain research: the experimental origins of infant pain denial', *Journal of Pain*, 14(4), 2013,

pp.338-50

38. Rovner S., 'Surgery without anesthesia: can preemies feel pain?', *Washington Post*, 13 August 1986

39. Anand, K. J., Sippell, W. G. and Green, A. A., 'Randomised trial of fentanyl anaesthesia in preterm babies undergoing surgery: effects on the stress response', *The Lancet*, 329(8527), 1987, pp.243-8

40. Raja, S. N., Carr, D. B., Cohen, M. *et al.*, 'The revised International Association for the Study of Pain definition of pain: concepts, challenges, and compromises', *Pain*, 161(9), 2020, pp.1976-82

41. Goksan, S., Hartley, C., Emery, F. *et al.*, 'fMRI reveals neural activity overlap between adult and infant pain', *eLife*, 4, 2015, p.e06356

42. Hartley, C., Goksan, S., Poorun, R. *et al.*, 'The relationship between nociceptive brain activity, spinal reflex withdrawal and behaviour in newborn infants', *Scientific Reports*, 5, 2015, p.12519

43. Williams, M. D. and Lascelles, B. D. X., 'Early neonatal pain — review of clinical and experimental implications on painful conditions later in life', *Frontiers in Pediatrics*, 8, 2020

44. van den Bosch, G. E., White, T., El Marroun, H. *et al.*, 'Prematurity, opioid exposure and neonatal pain: do they affect the developing brain?', *Neonatology*, 108(1), 2015, pp.8-15

45. Hartley, C., Duff, E. P., Green, G. *et al.*, 'Nociceptive brain activity as a measure of analgesic efficacy in infants', *Science Translational Medicine*, 9(388), 2017, p.eaah6122

46. Hartley, C., Moultrie, F., Hoskin, A. *et al.*, 'Analgesic efficacy and safety of morphine in the Procedural Pain in Premature Infants (Poppi) study: randomised placebo-controlled trial', *The Lancet*, 392(10164), 2018, pp.2595-

605

47. Brauer, J., Xiao, Y., Poulain, T., Friederici, A. D. and Schirmer, A., 'Frequency of maternal touch predicts resting activity and connectivity of the developing social brain', *Cerebral Cortex*, 26(8), 2016, pp.3544-52

48. Liljencrantz, J. and Olausson, H., 'Tactile C fibers and their contributions to pleasant sensations and to tactile allodynia', *Frontiers in Behavioral Neuroscience*, 8, 2014

49. Liljencrantz, J., Strigo, I., Ellingsen, D. M. *et al.*, 'Slow brushing reduces heat pain in humans', *European Journal of Pain*, 21(7), 2017, pp.1173-85

50. Gursul, D., Goksan, S., Hartley, C. *et al*, 'Stroking modulates noxious-evoked brain activity in human infants', *Current Biology*, 28(24), 2018, pp.R1380-1

9장 —— 인종, 문화, 신념과 통증의 관계

1. Clark, W. C. and Clark, S. B., 'Pain responses in Nepalese porters', *Science*, 209(4454), 1980, pp.410-12

2. Sargent, C. F., '*Maternity, Medicine, and Power: Reproductive Decisions in Urban Benin*', University of California Press, 1989

3. Sternbach, R. A. and Tursky, B., 'Ethnic differences among housewives in psychophysical and skin potential responses to electric shock', *Psychophysiology*, 1(3), 1965, pp.241-6

4. Kim, H. J., Yang, G. S., Greenspan, J. D. *et al.*, 'Racial and ethnic differences in experimental pain sensitivity: systematic review and meta-analysis', *Pain*, 158(2), 2017, pp.194-211

5. Nayak, S., Shiflett, S. C., Eshun, S. and Levine, F. M., 'Culture and gender

effects in pain beliefs and the prediction of pain tolerance', *Cross-Cultural Research*, 34(2), 2000, pp.135-51

6. Dragioti, E., Tsamakis, K., Larsson, B. and Gerdle, B., 'Predictive association between immigration status and chronic pain in the general population: results from the SwePain cohort', *BMC Public Health*, 20(1), 2020, pp.1-11

7. Kim, H. J., Greenspan, J. D., Ohrbach, R. *et al.*, 'Racial/ethnic differences in experimental pain sensitivity and associated factors — cardiovascular responsiveness and psychological status', *PLOS ONE*, 14(4), 2019, p.e0215534

8. Byrne, M., Callahan, B., Carlson, K. *et al.*, *Nursing: A Concept-Based Approach to Learning*, ed. Trakalo, K., vol. 1., 2014

9. Wiech, K., Farias, M., Kahane, G., Shackel, N., Tiede, W. and Tracey, I., 'An fMRI study measuring analgesia enhanced by religion as a belief system', *Pain*, 139(2), 2008, pp.467-76

10. Ferreira-Valente, A., Sharma, S., Torres, S. *et al.*, 'Does religiosity/spirituality play a role in function, pain-related beliefs, and coping in patients with chronic pain? A systematic review', *Journal of Religion and Health*, 2019, pp.1-55

11. Marx, K., *Critique of Hegel's 'Philosophy of Right'*, ed. O'Malley, J., Cambridge University Press, 2009

12. Brand, P. and Yancey, P., *Pain: The Gift Nobody Wants*, HarperCollins, 1995

13. Al-Bukhari, M., *Sahih al-Bukhari*, Mohee Uddin, 2020

14. Alembizar, F., Hosseinkhani, A. and Salehi, A., 'Anesthesia and pain relief in the history of Islamic medicine', *Iranian Journal of Medical Sciences*, 41(3 Suppl), 2016, p.S21

15. Sallatha, S., 'The Arrow', trans. Bhikkhu, T., *Access to Insight*, 1997

16. 1 Peter 4:13, *The Bible* (English Standard Version)

17. Revelation 21:4, *The Bible* (English Standard Version)

18. Chou, R., Qaseem, A., Snow, V. *et al.*, 'Diagnosis and treatment of low back pain: a joint clinical practice guideline from the American College of Physicians and the American Pain Society', *Annals of Internal Medicine*, 147(7), 2007, pp.478-91

19. Brinjikji, W., Luetmer, P. H., Comstock, B. *et al.*, 'Systematic literature review of imaging features of spinal degeneration in asymptomatic populations', *American Journal of Neuroradiology*, 36(4), 2015, pp.811-16

20. Vibe Fersum, K., O'Sullivan, P., Skouen, J. S., Smith, A. and Kvåle, A., 'Efficacy of classification-based cognitive functional therapy in patients with non-specific chronic low back pain: a randomized controlled trial', *European Journal of Pain*, 17(6), 2013, pp.916-28

21. Vibe Fersum, K., Smith, A., Kvåle, A., Skouen, J. S. and O'Sullivan, P., 'Cognitive functional therapy in patients with non-specific chronic low back pain-a randomized controlled trial 3-year follow-up', *European Journal of Pain*, 23(8), 2019, pp.1416-24

10장 —— 현대 사회의 역병

1. Fayaz, A., Croft, P., Langford, R. M., Donaldson, L. J. and Jones, G. T., 'Prevalence of chronic pain in the UK: a systematic review and meta-analysis of population studies', *BMJ Open*, 6(6), 2016, p.e010364

2. Shipton, E. E., Bate, F., Garrick, R., Steketee, C., Shipton, E. A. and Visser, E. J., 'Systematic review of pain medicine content, teaching, and assessment in medical school curricula internationally', *Pain and Therapy*, 7(2), 2018, pp.139-61

3. Blyth, F. M., March, L. M., Brnabic, A. J., Jorm, L. R., Williamson, M. and Cousins, M. J., 'Chronic pain in Australia: a prevalence study', *Pain*, 89(2-3), 2001, pp.127-34

4. Sá, K. N., Moreira, L., Baptista, A. F. *et al.*, 'Prevalence of chronic pain in developing countries: systematic review and meta-analysis', *Pain Reports*, 4(6), 2019, p.e779

5. McQuay, H., 'Help and hope at the bottom of the pile', *BMJ*, 336(7650), 2008, pp.954-5

6. Treede, R. D., Rief, W., Barke, A. *et al.*, 'Chronic pain as a symptom or a disease: the IASP Classification of Chronic Pain for the International Classification of Diseases (ICD-11)', *Pain*, 160(1), 2019, pp.19-27

7. Dyer, O., 'US life expectancy falls for third year in a row', *BMJ*, 363, 2018

8. 'Odds of dying', *Injury Facts*, https://injuryfacts.nsc.org

9. Olfson, M., Wall, M., Wang, S., Crystal, S. and Blanco, C., 'Service use preceding opioid-related fatality', *American Journal of Psychiatry*, 175(6), 2018, pp.538-44

10. Krebs, E. E., Gravely, A., Nugent, S. *et al.*, 'Effect of opioid vs nonopioid medications on pain-related function in patients with chronic back pain or hip or knee osteoarthritis pain: the SPACE randomized clinical trial', *JAMA*, 319(9), 2018, pp.872-82

11. King, A., 'Analgesia without opioids', *Nature*, 573(7773), 2019, pp.S4-S6

12. Rivat, C. and Ballantyne, J., 'The dark side of opioids in pain management: basic science explains clinical observation', *Pain Reports*, 1(2), 2016, p.e570

13. Colvin, L. A., Bull, F. and Hales, T. G., 'Perioperative opioid analgesia — when is enough too much? A review of opioid-induced tolerance and hyperalgesia', *The Lancet*, 393(10180), 2019, pp.1558-68

14. 'Opioids aware', Faculty of Pain Medicine, https://fpm.ac.uk/opioids-aware

15. Pavlovic, S., Daniltchenko, M., Tobin, D. J. *et al.*, 'Further exploring the brain-skin connection: stress worsens dermatitis via substance P-dependent neurogenic inflammation in mice', *Journal of Investigative Dermatology*, 128(2), 2008, pp.434-46

16. Liu, Y., Zhou, L. J., Wang, J. *et al.*, 'TNF-α differentially regulates synaptic plasticity in the hippocampus and spinal cord by microglia-dependent mechanisms after peripheral nerve injury', *Journal of Neuroscience*, 37(4), 2017, pp.871-81

17. Hayley, S., 'The neuroimmune-neuroplasticity interface and brain pathology', *Frontiers in Cellular Neuroscience*, 8, 2014, p.419

18. Araldi, D., Bogen, O., Green, P. G. and Levine, J. D., 'Role of nociceptor Toll-like Receptor 4 (TLR4) in opioid-induced hyperalgesia and hyperalgesic priming', *Journal of Neuroscience*, 39(33), 2019, pp.6414-24

19. Evers, A. W. M., Verhoeven, E. W. M., Kraaimaat, F. W. *et al.*, 'How stress gets under the skin: cortisol and stress reactivity in psoriasis', *British Journal of Dermatology*, 163(5), 2010, pp.986-91

20. Young, M. B., Howell, L. L., Hopkins, L. *et al.*, 'A peripheral immune response to remembering trauma contributes to the maintenance of fear memory in mice', *Psychoneuroendocrinology*, 94, 2018, pp.143-51

21. Goshen, I., Kreisel, T., Ounallah-Saad, H. *et al.*, 'A dual role for interleukin-1 in hippocampal-dependent memory processes', *Psychoneuroendocrinology*, 32(8-10), 2007, pp.1106-15

22. Michopoulos, V., Powers, A., Gillespie, C. F., Ressler, K. J. and Jovanovic, T., 'Inflammation in fear-and anxiety-based disorders: PTSD, GAD, and beyond', *Neuropsychopharmacology*, 42(1), 2017, pp.254-70

23. Burke, N. N., Finn, D. P., McGuire, B. E. and Roche, M., 'Psychological stress in early life as a predisposing factor for the development of chronic pain: clinical and preclinical evidence and neurobiological mechanisms', *Journal of Neuroscience Research*, 95(6), 2017, pp.1257-70

24. Bower, J .E. and Irwin, M. R., 'Mind-body therapies and control of inflammatory biology: a descriptive review', *Brain, Behavior, and Immunity*, 51, 2016, pp.1-11

25. Smith, K., 'The association between loneliness, social isolation and inflammation: a systematic review and meta-analysis', *Neuroscience & Biobehavioral Reviews*, 112, 2020, pp.519-41

26. Hussain, S. M., Urquhart, D. M., Wang, Y. *et al.*, 'Fat mass and fat distribution are associated with low back pain intensity and disability: results from a cohort study', *Arthritis Research & Therapy*, 19, 2017, p.26

27. Smuck, M., Schneider, B. J., Ehsanian, R., Martin, E. and Kao, M. C. J., 'Smoking is associated with pain in all body regions, with greatest influence on spinal pain', *Pain Medicine*, 21(9), 2020, pp.1759-68

28. Morin, C. M., LeBlanc, M., Daley, M., Gregoire, J. P. and Merette, C., 'Epidemiology of insomnia: prevalence, self-help treatments, consultations, and determinants of help-seeking behaviors', *Sleep Medicine*, 7(2), 2006, pp.123-30

29. Taylor, D. J., Mallory, L. J., Lichstein, K. L., Durrence, H. H., Riedel, B. W. and Bush, A. J., 'Comorbidity of chronic insomnia with medical problems', *Sleep*, 30(2), 2007, pp.213-18

30. Gerhart, J. I., Burns, J. W., Post, K. M. et al., 'Relationships between sleep quality and pain- related factors for people with chronic low back pain: tests of reciprocal and time of day effects', *Annals of Behavioral Medicine*, 51(3),

2017, pp.365-75

31. Krause, A. J., Prather, A. A., Wager, T. D., Lindquist, M. A. and Walker, M. P., 'The pain of sleep loss: a brain characterization in humans', *Journal of Neuroscience*, 39(12), 2019, pp.2291-300

32. Irwin, M. R., Wang, M., Ribeiro, D. *et al.*, 'Sleep loss activates cellular inflammatory signaling', *Biological Psychiatry*, 64(6), 2008, pp.538-40

33. Billari, F. C., Giuntella, O. and Stella, L., 'Broadband internet, digital temptations, and sleep', *Journal of Economic Behavior & Organization*, 153, 2018, pp.58-76

34. Lam, K. K., Kunder, S., Wong, J., Doufas, A. G. and Chung, F., 'Obstructive sleep apnea, pain, and opioids: is the riddle solved?', *Current Opinion in Anaesthesiology*, 29(1), 2016, pp.134-40

35. Moore, J. T. and Kelz, M. B., 'Opiates, sleep, and pain: the adenosinergic link', *Anesthesiology*, 111(6), 2009, pp.1175-76

11장 —— 통증이 사라지지 않는 이유

1. Woolf C. J., 'Evidence for a central component of post-injury pain hypersensitivity', *Nature*, 306, 1983, pp.686-8

2. Sandkühler, J. and Gruber-Schoffnegger, D., 'Hyperalgesia by synaptic long-term potentiation (LTP): an update', *Current Opinion in Pharmacology*, 12(1), 2012, pp.18-27

3. Jepma, M., Koban, L., van Doorn, J., Jones, M. and Wager, T.D., 'Behavioural and neural evidence for self-reinforcing expectancy effects on pain', *Nature Human Behaviour*, 2(11), 2018, pp.838-55

4. Soni, A., Wanigasekera, V., Mezue, M. *et al.*, 'Central sensitization in knee osteoarthritis: relating presurgical brainstem neuroimaging and Pain-DETECT-based patient stratification to arthroplasty outcome', *Arthritis & Rheumatology*, 71(4), 2019, pp.550-60

5. Tagliazucchi, E., Balenzuela, P., Fraiman, D. and Chialvo, D. R., 'Brain resting state is disrupted in chronic back pain patients', *Neuroscience Letters*, 485(1), pp.26-31

6. Apkarian, A. V., Sosa, Y., Sonty, S. *et al.*, 'Chronic back pain is associated with decreased prefrontal and thalamic gray matter density', *Journal of Neuroscience*, 24(46), 2004, pp.10410-15

7. Johnston, K. J., Adams, M. J., Nicholl, B. I. *et al.*, 'Genome-wide association study of multisite chronic pain in UK Biobank', *PLOS Genetics*, 15(6), 2019, p.e1008164

8. Khoury, S., Piltonen, M. H., Ton, A. T. *et al.*, 'A functional substitution in the L-aromatic amino acid decarboxylase enzyme worsens somatic symptoms via a serotonergic pathway', *Annals of Neurology*, 86(2), 2019, pp.168-80

9. Desmeules, J. A., Cedraschi, C., Rapiti, E. *et al.*, 'Neurophysiologic evidence for a central sensitization in patients with fibromyalgia', *Arthritis & Rheumatism*, 48(5), 2003, pp.1420-9

10. Cagnie, B., Coppieters, I., Denecker, S., Six, J., Danneels, L. and Meeus, M., 'Central sensitization in fibromyalgia? A systematic review on structural and functional brain MRI', *Seminars in Arthritis and Rheumatism*, 44(1), 2014, pp.68-75

11. Bäckryd, E., Tanum, L., Lind, A. L., Larsson, A. and Gordh, T., 'Evidence of both systemic inflammation and neuroinflammation in fibromyalgia patients, as assessed by a multiplex protein panel applied to the cerebrospinal fluid and to plasma', *Journal of Pain Research*, 10, 2017, pp.515-25

12. Albrecht, D. S., Forsberg, A., Sandström, A. *et al.*, 'Brain glial activation in fibromyalgia — a multi-site positron emission tomography investigation', *Brain, Behavior, and Immunity*, 75, 2019, pp.72-83

13. Stankevicius, A., Wallwork, S. B., Summers, S. J., Hordacre, B. and Stanton, T. R., 'Prevalence and incidence of phantom limb pain, phantom limb sensations and telescoping in amputees: a systematic rapid review', *European Journal of Pain*, 25(2), 2020

14. Weinstein, S. M., 'Phantom limb pain and related disorders', *Neurologic Clinics*, 16(4), 1998, pp.919-35

15. 15 Penfield, W. and Jasper, H., *Epilepsy and the Functional Anatomy of the Human Brain,* Little, Brown, 1954

16. Ramachandran, V. S., 'Perceptual Correlates of Neural Plasticity in the Adult Human Brain', *Early Vision and Beyond*, eds. Papathomas, T. V., Kowler, E., Chubb, C. and Gorea, A., MIT Press, 1995, pp.227-47

17. Flor, H., Nikolajsen, L. and Jensen, T. S., 'Phantom limb pain: a case of maladaptive CNS plasticity?', *Nature Reviews Neuroscience*, 7(11), 2006, pp.873-81

18. Flor, H., Elbert, T., Knecht, S. *et al.*, 'Phantom-limb pain as a perceptual correlate of cortical reorganization following arm amputation', *Nature*, 375(6531), pp.482-4

19. Ramachandran, V. S. and Blakeslee, S., *Phantoms in the Brain*, Fourth Estate, 1999

20. Doidge, N., *The Brain That Changes Itself: Stories of Personal Triumph from the Frontiers of Brain Science*, Penguin, 2008

21. Freeman, M. D., Nystrom, A. and Centeno, C., 'Chronic whiplash and central sensitization; an evaluation of the role of a myofascial trigger point in

pain modulation', *Journal of Brachial Plexus and Peripheral Nerve Injury*, 4(1),
2009, pp.1-8

22. Campo-Prieto, P. and Rodríguez-Fuentes, G., 'Effectiveness of mirror ther-
apy in phantom limb pain: a literature review', *Neurología*, English edition,
2018

23. McCabe, C. S., Haigh, R. C., Ring, E. F. J., Halligan, P. W., Wall, P. D.
and Blake, D. R., 'A controlled pilot study of the utility of mirror visual
feedback in the treatment of complex regional pain syndrome (type 1)', *Rheu-
matology*, 42(1), 2003, pp.97-101

24. Bowering, K. J., O'Connell, N. E., Tabor, A. *et al.*,'The effects of graded
motor imagery and its components on chronic pain: a systematic review and
meta-analysis', *Journal of Pain*, 14(1), 2013, pp.3-13

25. Kikkert, S., Mezue, M., O'Shea, J. *et al.*, 'Neural basis of induced phantom
limb pain relief', *Annals of Neurology*, 85(1), 2019, pp.59-73

26. Rutledge, T., Velez, D., Depp, C. *et al.*, 'A virtual reality intervention for the
treatment of phantom limb pain: development and feasibility results', *Pain
Medicine*, 20(10), 2019, pp.2051-9

12장 —— 새로운 희망을 찾아서

1. Corkhill, B., *Knitting for Health and Wellness*, Flatbear Publishing, 2014

2. Riley, J., Corkhill, B. and Morris, C., 'The benefits of knitting for personal
and social wellbeing in adulthood: findings from an international survey',
British Journal of Occupational Therapy, 76(2), 2013, pp.50-7

3. Jacobs, B. L. and Fornal, C. A., 'Activity of serotonergic neurons in behaving
animals', *Neuropsychopharmacology*, 21(1), 1999, pp.9-15

4. Draganski, B., Gaser, C., Busch, V., Schuierer, G., Bogdahn, U. and May, A., 'Changes in grey matter induced by training', *Nature*, 427(6972), 2004, pp.311-12

5. Gallace, A., Torta, D. M. E., Moseley, G. L. and Iannetti, G. D., 'The analgesic effect of crossing the arms', *Pain*, 152(6), 2011, pp.1418-23

6. McKay, J. H. and Tatum, W. O., 'Knitting induced frontocentral theta rhythm', *Epilepsy & Behavior Reports*, 12, 2019, p.100335

7. Corkhill, B. and Davidson, C., 'Exploring the effects of knitting on the experience of chronic pain — a qualitative study', poster at the British Pain Society Annual Scientific Meeting, 2009

8. Ponce-Alonso, M., de la Fuente, J. S., Rincón-Carlavilla, A. *et al.*, 'Impact of the coronavirus disease 2019 (COVID-19) pandemic on nosocomial *Clostridioides difficile* infection', *Infection Control & Hospital Epidemiology*, 2020, pp.1-5

9. Greenhalgh, T., 'Pondering whether COVID-19 will be evidence-based medicine's nemesis', Twitter post, 2 May 2020

10. Tremblay, M. S., Colley, R. C., Saunders, T. J., Healy, G. N. and Owen, N., 'Physiological and health implications of a sedentary lifestyle', *Applied Physiology, Nutrition, and Metabolism*, 35(6), 2010, pp.725-40

11. Hanna, F., Daas, R. N., El-Shareif, T. J., Al-Marridi, H. H., Al-Rojoub, Z. M. and Adegboye, O. A., 'The relationship between sedentary behavior, back pain, and psychosocial correlates among university employees', *Frontiers in Public Health*, 7, 2019, p.80

12. Heron, L., O'Neill, C., McAneney, H., Kee, F. and Tully, M. A., 'Direct healthcare costs of sedentary behaviour in the UK', *Journal of Epidemiolgy and Community Health*, 73(7), 2019, pp.625-9

13. Gopinath, B., Kifley, A., Flood, V. M. and Mitchell, P., 'Physical activity as a determinant of successful aging over ten years', *Scientific Reports*, 8(1), 2018, pp.1-5

14. Rice, D., Nijs, J., Kosek, E. et al., 'Exercise-induced hypoalgesia in pain-free and chronic pain populations: state of the art and future directions', *Journal of Pain*, 20(11), 2019, pp.1249-66

15. Dimitrov, S., Hulteng, E. and Hong, S., 'Inflammation and exercise: inhibition of monocytic intracellular TNF production by acute exercise via β2-adrenergic activation', *Brain, Behavior, and Immunity*, 61, 2017, pp.60-8

16. Puetz, T. W., Flowers, S. S. and O'Connor, P. J., 'A randomized controlled trial of the effect of aerobic exercise training on feelings of energy and fatigue in sedentary young adults with persistent fatigue', *Psychotherapy and Psychosomatics*, 77(3), 2008, pp.167-74

17. Nijs, J., Girbés, E. L., Lundberg, M., Malfliet, A. and Sterling, M., 'Exercise therapy for chronic musculoskeletal pain: innovation by altering pain memories', *Manual Therapy*, 20(1), 2015, pp.216-20

18. 'The Health and Wellbeing Benefits of Swimming', Swimming and Health Commission, 2017

19. Busch, V., Magerl, W., Kern, U., Haas, J., Hajak, G. and Eichhammer, P., 'The effect of deep and slow breathing on pain perception, autonomic activity, and mood processing-an experimental study', *Pain Medicine*, 13(2), 2012, pp.215-28

20. Anderson, B. E. and Bliven, K. C. H., 'The use of breathing exercises in the treatment of chronic, nonspecific low back pain', *Journal of Sport Rehabilitation*, 26(5), 2017, pp.452-8

21. Gerhart, J. I., Burns, J. W., Post, K. M. *et al.*, 'Relationships between sleep

quality and pain-related factors for people with chronic low back pain: tests of reciprocal and time of day effects', *Annals of Behavioral Medicine*, 51(3), 2017, pp.365-75

22. Brasure, M., Fuchs, E., MacDonald, R. *et al.*, 'Psychological and behavioral interventions for managing insomnia disorder: an evidence report for a clinical practice guideline by the American College of Physicians', *Annals of Internal Medicine*, 165(2), 2016, pp.113-24

23. Finan, P. H., Buenaver, L. F., Runko, V. T. and Smith, M. T., 'Cognitive-behavioral therapy for comorbid insomnia and chronic pain', *Sleep Medicine Clinics*, 9(2), 2014, pp.261-74

24. Sapolsky, R. M., *Why Zebras Don't Get Ulcers: The Acclaimed Guide to Stress, Stress-related Diseases, and Coping*, Holt, 2004

25. Doidge, N., *The Brain's Way of Healing: Remarkable Discoveries and Recoveries from the Frontiers of Neuroplasticity*, Penguin, 2016

26. Moseley, G. L., Parsons, T. J. and Spence, C., 'Visual distortion of a limb modulates the pain and swelling evoked by movement', *Current Biology*, 18(22), 2008, pp.R1047-8

27. Stanton, T. R., Gilpin, H. R., Edwards, L., Moseley, G. L. and Newport, R., 'Illusory resizing of the painful knee is analgesic in symptomatic knee osteo-arthritis', *PeerJ*, 6, 2018, p.e5206

28. Butler, D. S. and Moseley, G. L., *Explain Pain*, 2nd edition, NOI Group, 2013

29. Moseley, G. L., 'Evidence for a direct relationship between cognitive and physical change during an education intervention in people with chronic low back pain', *European Journal of Pain*, 8(1), 2004, pp.39-45

30. Moseley, G. L. and Butler, D. S., 'Fifteen years of explaining pain: the past,

present, and future', *Journal of Pain*, 16(9), 2015, pp.807-13

31. Louw, A., Zimney, K., Puentedura, E. J. and Diener, I., 'The efficacy of pain neuroscience education on musculoskeletal pain: a systematic review of the literature', *Physiotherapy Theory and Practice*, 32(5), 2016, pp.332-55

32. Lee, H., McAuley, J. H., Hübscher, M., Kamper, S. J., Traeger, A. C. and Moseley, G. L., 'Does changing pain-related knowledge reduce pain and improve function through changes in catastrophizing?', *Pain*, 157(4), 2016, pp.922-30

33. Corrigan, C., Desnick, L., Marshall, S., Bentov, N. and Rosenblatt, R. A., 'What can we learn from first-year medical students' perceptions of pain in the primary care setting?', *Pain Medicine*, 12(8), 2011, pp.1216-22

34. Mackey, C., 'Pain and the Brain', lecture at Stanford Back Pain Education Day 2016, Youtube.com

고통의 비밀

고통의 비밀

초판　1쇄 발행 2022년 11월　9일
초판 16쇄 발행 2024년　6월 25일

지은이　몬티 라이먼
옮긴이　박선영
펴낸이　고영성

책임편집 오은미　디자인 이화연　저작권 주민숙

펴낸곳 주식회사 상상스퀘어
출판등록 2021년 4월 29일 제2021-000079호
주소　경기도 성남시 분당구 성남대로 52, 그랜드프라자 604호
팩스　02-6499-3031
이메일　publication@sangsangsquare.com
홈페이지 www.sangsangsquare-books.com

ISBN 979-11-92389-05-9 03510